Susanna Länger • Die falschen Schuhe

Susanna Länger

Die falschen Schuhe

Ein Roman über Magersucht und Bulimie

verlags
haus
hernals

Gewidmet meinem Mann
und meinen drei wunderbaren Kindern

Die Handlungen und Personen dieses Romans sind frei erfunden.
Ähnlichkeiten mit lebenden oder verstorbenen Personen
sind reiner Zufall und keinesfalls beabsichtigt.

www.verlagshaus-hernals.at
Coverbild: Susanna Vrbka,
Universität für angewandte Kunst, Klasse Prof. Attersee
Grafik: Johannes Ebner
Satz: b+R satzstudio, Graz
ISBN 978-3-9502577-4-8

I.

Bereits beim Läuten an der Haustüre wusste Anna, ob es bei Sophie in der Schule gut oder weniger gut gelaufen war. Schlecht lief es ohnedies nie. Flüchtig und ein wenig unpersönlich erkundigte sie sich nach ihrem Tag. Es interessierte die Mutter nicht wirklich, denn sie wusste die Antworten, bevor das Kind antwortete. Etwas anderes hätte sie nicht akzeptiert und auch nicht verziehen.

So war sie nicht besonders überrascht, als Sophie, die eigentlich in der Familie immer Soferl, manchmal auch „das Soferl", genannt wurde, strahlend verkündete, dass sie den Chemie-Test zurückbekommen hatte.

Aber das hörte Anna schon gar nicht mehr. Versunken dachte sie an die Worte des Volksschullehrers, als sie das erste Mal zu ihm in die Sprechstunde kam. Sophie sei ja so ein liebes, gutes Kind, sie wäre eine Bereicherung für jede Gemeinschaft. Sie sei der personifizierte Ausgleich in der Klasse. Wenn irgendwo eine Unstimmigkeit herrschte, käme sie dazu und schon wäre der Streit geschlichtet. Was für ein Kind. Was für eine Bürde. Bei Soferl gab es noch nie Probleme, das konnte Anna mit Stolz behaupten. Wenn sie da an ihre eigene Schulzeit dachte ...

„Wasch dir die Hände, wir können gleich essen." Die Mutter versuchte einen ungezwungenen Ton in ihre Stimme zu legen, so als ob alles in Ordnung wäre.

„Danke nein, ich habe keinen Hunger, ich möchte jetzt nichts", Soferls gute Laune verdüsterte sich ein wenig. Sie wollte in ihr Zimmer gehen und keine endlosen Debatten mit ihrer Mutter führen, warum sie nun wieder nichts aß. Sie wurde dann in eine Erklärerrolle gedrängt und meistens auch zum Schwindeln verleitet. Es tat ihr jedes Mal leid, wenn sie ihre Mutter anlog, aber irgendeine Ausrede musste sie erfinden, warum sie schon wieder keinen Hunger beziehungsweise keine Lust aufs Mittagessen hatte. Sie wurde regelrecht gezwungen zum Lügen. Es fielen ihr dann Sätze ein, wie: „Ich habe mein Jausenbrot erst spät gegessen, oder die Luise hatte Geburtstag und du weißt ja, wie ihre Mutter ist. Sie bringt immer kiloweise Kuchen mit in die Schule, den wir dann in den Pausen essen."

Es war kein angenehmes Gefühl für Soferl ihre Mutter anzuschwindeln, aber es blieb ihr nichts anderes übrig und danach hatte sie überhaupt keinen Appetit mehr auf ein Mittagessen.

Am Nachhauseweg überlegte sie manchmal, doch etwas zu essen. Es roch oft lecker.

Mami kocht echt gut und jetzt auch meistens was ich mag, stellte sie mit einer gewissen Befriedigung fest.

„Was war in der Schule?", fragte die Mutter gedankenverloren noch einmal.

Nie hört sie zu, dachte das Mädchen, sagte aber freundlich, wie es ihre Art war: „Es war nichts besonderes in der Schule. Auf den Chemie-Test habe ich einen Zweier." Sie erhielt keine Antwort.

„Warum sagst nichts?" Nach kurzem Zögern fragte sie weiter: „Ich freu mich, hab alle Formeln gut hinschreiben können und es war auch schwer." Soferl wirkte nicht mehr so strahlend wie beim Heimkommen.

Ist ihr das jetzt nicht gut genug, dachte sie. „Na, ja, ein Einser ist es nicht, aber ich kann mir das noch ausbessern, ich mach ein Referat, dann bekomme ich den Einser ins Zeugnis."

„Ja, das wäre schön", erwiderte die Mutter halbherzig. Es sollte freundlich klingen, aber Soferl glaubte doch eine gewisse Enttäuschung herauszuhören. Die ganze Freude über die gute Note war ihr mit einem Mal genommen. Dann gab es auch noch Brokkoliauflauf und Paradeisersalat.

„Den kann ich von allen essbaren Dingen am wenigsten leiden", murmelte Soferl vor sich hin. Jetzt war ihr der Tag wirklich verdorben und um das Maß so richtig voll zu machen, fragte ihre Mutter, ob sie nicht endlich anfangen wolle für die Matheschularbeit zu lernen. Als ob Soferl schon je zu spät angefangen hätte, sich für eine Schularbeit vorzubereiten und zu wenig gelernt hatte sie überhaupt noch nie. Man konnte es ihrer Mutter halt sehr schwer recht machen. Den Chemie-Test sah sie sich gar nicht erst an und der Vater würde sich auch nicht danach erkundigen.

Wahrscheinlich weiß er nicht einmal mehr, dass ich einen Test geschrieben habe, dachte das Kind verbittert. Sie hatte ihn einige Tage zuvor nach fachspezifischen Dingen gefragt und er hatte es ihr auch weitschweifig, wie es seine Art war, erklärt, aber sich nicht weiter interessiert, wozu sie all das überhaupt wissen wollte. Im Kalender hatte sie den Test zwar vermerkt, aber wen interessierte das schon. Alle hatten sie große Dinge im Leben vor und Wichtiges zu tun, wen kümmerte da ein Minitest. Eine Schularbeit wäre schon etwas Anderes. Da geht 's schließlich um was. Da steht Sehr gut oder Gut drunter oder auch „Nicht genügend". Das war bei Soferl allerdings noch nie passiert. Voll Schaudern dachte sie an so eine Möglichkeit.

Gibt es auch Noten fürs Leben?, sinnierte das Kind. *Was passiert wenn man ein „Nicht genügend" bekommt? Fällt man dann durch? Aber wohin? Vielleicht ist das gar nicht so schlimm,* ging es ihr durch den Kopf. *Das ist dann wie bei Alice im Wunderland und man kommt in eine schöne neue Welt.* Soferl wäre manchmal gerne im Wunderland bei Alice und dem Hasen. Zum Schluss würde sie Königin werden, wie Alice, aber sie, das Soferl, würde es besser machen und alle wären glücklich.

Nur von dem Tee darf ich nicht trinken, sonst wachse ich und werde groß und immer größer, wie Alice. Ich will nicht groß werden. Das darf ich nämlich nicht. Dann werden sie böse und mich vielleicht überhaupt nicht mehr beachten. Oder sie werden sagen: Was ist auf einmal mit unserer süßen Soferl los? Gedankenverloren kramte sie in ihrer Schultasche nach Heften und Büchern und versuchte sich auf ihre Hausübung zu konzentrieren.

Der Mutter tat es später leid, dass sie nichts zu diesem Test gesagt hatte. Sie überlegte, ob sie ihn jetzt noch erwähnen sollte. Als sie ins Kinderzimmer hinein schaute, sah sie ihre Tochter über der Matheaufgabe brüten, da wollte sie nicht stören.

Soferl lernte aber nicht so angestrengt, wie ihre Mutter fälschlicherweise vermutet hatte. Sie hörte Anna sehr wohl kommen und hoffte inständig, diese würde doch noch etwas zu dem schönen Testergebnis sagen. Es war nämlich wirklich eine gelungene Arbeit.

Nur eine, die ewige Klassenbeste hatte einen Einser und ein Zweier ist doch wirklich toll. Das wollte sie ihrer Mama sagen. Aber diese schaute nur kurz ins Zimmer und verschwand gleich wieder. So war es oft. Dabei konnten sie sonst über viele Dinge reden. Soferl mochte ihre Mutter wirklich gerne und sie hatte auch viel Spaß mit ihr. Aber beim Thema Schule hörte der Spaß auf.

Als Anna vor der Kinderzimmertüre stand, musste sie plötzlich an ihre eigene Kindheit denken.

Sie selbst war eine sehr schlechte Schülerin gewesen. Anna hatte nicht viel Freude am Lernen gefunden, immer nur das Notwendigste gemacht und so war es nur verständlich, dass sie von den Lehrern nicht gemocht wurde. Jedes Jahr begann nach Ostern das große Zittern, ob sie es diesmal schaffen würde, in die nächste Klasse aufzusteigen oder nicht.

Einmal hatte sie es nicht geschafft und musste den ganzen Sommer lernen. Das fand sie damals nicht so tragisch. Viel schlimmer war für Anna die Tatsache, dass ihre damalige beste Freundin, mit der sie im Sommer gelernt hatte, diese entscheidende Prüfung nicht geschafft hatte und die Schule verlassen musste. Von da an wollte Anna auch nicht mehr weitermachen. Sie und ihre Freundin waren ein eingeschworenes Team gewesen, so dass sich Anna jetzt wirklich verwaist vorkam. Die Schule wurde ihr von Woche zu Woche mehr zur Qual. Sie begann immer öfter zu schwänzen und machte immer weniger Hausübungen. Das Lernen hatte sie fast gänzlich eingestellt.

Nachdem sie einige Male von ihrem Klassenvorstand für nicht gebrachte Hausübungen und unzählige Fehlstunden ermahnt wurde, teilte man ihr mit, dass ihre Mutter oder noch besser, beide Eltern in die Schule kommen mussten. Da war es wieder, die Erinnerung an „beide Eltern". Das schmerzte auch nach vielen Jahren noch. Die Schulzeit behielt sie fälschlicherweise recht lustig im Gedächtnis, an alles Andere dachte sie am besten so gut wie gar nicht mehr.

Plötzlich war sie wieder die kleine Anna von einst und fühlte die Panik, die sie gehabt hatte, als sie ihrer Mutter von der Vorladung erzählen musste. Diese wusste ja überhaupt nichts, weder von dem Schwänzen, noch von den vielen nicht gemachten Hausübungen. Einmal hatte sie auch eine Schularbeit unterschlagen. Jetzt würde alles ans Licht kommen. Was sollte sie ihrer Mutter sagen und wann wäre dazu die beste Gelegenheit? Gibt es überhaupt eine beste Gelegenheit für die Tatsache, dass man eine Schularbeit unterschlagen hatte und man so gut wie nie mehr in der Schule anwesend war. Die Mutter würde höchstwahrscheinlich nicht mit ihr schimpfen, das wusste Anna schon im Voraus. Sie würde nur unheimlich traurig sein und irgendwann einmal murmeln: „Ach, habe ich denn nicht schon genug Sorgen."

Später würde sie ihr dann doch Vorwürfe machen. Nicht direkte und klar ausgesprochene, damit hätte Anna etwas anfangen oder sich wenigstens rechtfertigen können. Es waren aber immer nur versteckte Botschaften, nie direkt auf die Sache bezogene. Vieles davon verstand Anna einfach nicht.

Dann ging es auch noch um die Schuldfrage. Wer war schuld? War dies erst einmal geklärt, konnte man daran gehen, das eigentliche Problem zu lösen. Wenn es dann überhaupt noch eines gab. Oft löste sich alles mit dem Schuldspruch auf und man hatte keine Sorgen mehr. Nur mehr einen Schuldigen, der musste dann sehen, wie er alleine mit dem Problem zurechtkam.

Obwohl all dies schon viele Jahre zurück lag, dachte Anna doch immer wieder daran. Manches Mal befiel sie wieder diese Angst und Verlassenheit, die sie schon als Kind erlebt hatte.

Das wird mir mit Soferl nicht passieren. Ich werde besser auf sie aufpassen, dachte sie trotzig, als sie so vor der verschlossenen Kinderzimmertüre stand. *Und außerdem: Sie hat einen Vater.*

Soferl wartete noch immer, dass ihre Mutter in ihr Zimmer käme. Gedankenverloren kritzelte sie kleine Püppchen an den Rand eines Heftes. Sie sollte eigentlich ihre Hausaufgaben machen, aber sie hätte spontan gar nicht sagen können, für welchen Gegenstand sie sich versuchte vorzubereiten. Sie wusste nur, dass sie schrecklichen Hunger hatte. Das war ja auch nicht verwunderlich, denn seit dem gestrigen Mittagessen hatte sie fast nichts mehr zu sich genommen. Und das war nicht wirklich viel gewesen. Eine kleine Portion Fisch und ein paar winzige heurige Kartoffel mit etwas Petersilie.

Voll Widerwillen hatte sie sich zu Tisch gesetzt, als ihre Mutter sie zum Essen überreden wollte. Noch letztes Jahr gehörte Fisch zu ihren Lieblingsspeisen. Jetzt fiel es ihr unsagbar schwer, diesen auch nur zu kosten. Je länger Soferl auf ihren Teller starrte, desto monströser und blässlicher wurden die Erdäpfel, das ganze Essen unappetitlich. Sie glaubte daran zu ersticken, wenn sie auch nur einen Bissen davon in den Mund stecken müsste. Anna hatte alles liebevoll angerichtet und den grünen Salat mit rotem Paprika garniert. Sie kochte gern und war überzeugt, wenn sie alles noch besser und noch netter machen würde, käme Soferls Appetit von ganz alleine zurück. Für das Kind aber war der Anblick der appetitlich hergerichteten Speisen eine einzige Katastrophe. Nicht nur, dass sie ohnedies wusste, dass ihr Essverhalten nicht richtig war, kam auch eine Portion Schuldbewusstsein hinzu. Die Mutter hätte gar nicht noch ausdrücklich sagen müssen: „Iss doch, Liebling, ich habe mich so bemüht, wenigstens mir zu liebe", der rote Paprika schrie es schon laut genug.

Das oder Ähnliches spielte sich fast jeden Tag in der Familie ab. Manchmal gingen Mutter und Tochter leichter darüber hinweg und fanden in ein unverfängliches Gespräch, manchmal schien Soferl die Situation jedoch zu erdrücken. Sie weinte dann meistens.

So war es auch diesmal. Immer wieder die gleichen Szenen beim Mittagessen und dann das fruchtlose Lernen waren zu viel für das geschwächte Mädchen. Sie lag schluchzend auf ihrem Bett, als ihre Mutter ein wenig später dann doch das Zimmer betrat.

„Warum weinst du denn? So schrecklich ist mein Essen?" Nicht zum ersten Mal versuchte Anna mit einem kleinen Spaß die Dinge wieder ins rechte Lot zu bringen. Dabei merkte sie gar nicht, dass sie damit alles nur noch schlimmer machte. Soferl war jetzt wirklich nicht zum Spaßen zumute, ganz im Gegenteil. *Warum kann sie nicht einmal ernst bleiben, immer versucht sie alles ins Lächerliche zu ziehen.* Die Mutter meinte es gut, als sie neben ihr auf dem Bett saß und sie streichelte, aber helfen konnte sie ihr in diesem Moment auch nicht. *Sie will immer nur alles wissen, damit sie es kontrollieren und meistens auch verbessern kann,* dachte Soferl unglücklich.

„Was ist denn gar so schlimm, dass du so verzweifelt bist?", fragte Anna noch einmal betrübt. Da war er wieder, dieser traurige Unterton in Mutters Stimme und damit meldete sich sofort Soferls schlechtes Gewissen: *Warum bin ich so ein böses Kind und mache Mama nur Kummer. Sie bemüht sich mit allem und ich schaffe dann nicht einmal einen Einser in einem lächerlichen Fach wie Chemie.*

Unter großer Willensanstrengung konnte Soferl ihren Tränenfluss unterdrücken. Sie schluckte und schluckte, bis all die vielen Tränen in ihrem Magen verschwanden. Dort bildeten sie einen tiefen See. Aber den sah ihre Mutter nicht, niemand konnte ihn sehen. Nur Soferl spürte ihn in ihrem Innersten. Dieses Gefühl hatte sie schon lange. Immer wenn Dinge eintraten, die sie nicht ändern konnte, kam diese Blase in ihrem Bauch. Manchmal dachte sie, wenn die eines Tages platzt, dann würde sie davonschwimmen.

Soferl blieb noch eine Weile auf ihrem Bett liegen. Es war ein schönes Gefühl, von ihrer Mutter gestreichelt zu werden. Sie genoss die Geborgenheit und fühlte sich wieder als kleines Mädchen. Der Druck in ihrem Bauch ließ auch ein wenig nach. Fast wäre sie eingeschlafen, so entspannt fühlte sie sich, hätte ihre Mutter nicht gerade da die raue Wirklichkeit wieder heraufbeschworen. In übertrieben heiterer Art sagte sie: „Geht doch wieder! Ich weiß, du bist mein braves Mädchen. Mach jetzt schnell die Aufgabe, dann gehen wir …“ Wohin sie gehen würden, hörte Soferl nicht mehr, denn das Telefon läutete und Anna stürzte hinaus. Es war ja auch egal, irgendetwas Lustiges würden sie schon unternehmen. Wenn das Soferl ein braves Mädchen war, wurde es auch belohnt.

So setzte sie sich wirklich wieder an ihren Schreibtisch um sich der Aufgabe zu widmen. *Über den Chemietest freut sie sich nicht,* dachte das Kind ein wenig verbittert, *nicht einmal angeschaut hat sie ihn sich, aber als ich vorhin nichts gegessen habe, ist sie gleich angerannt und hat mich getröstet. Was ist ihr wirklich wichtig? Vielleicht sollte ich mich noch mehr anstrengen in der Schule.*

Bedauerlicherweise fiel Soferl das Lernen in letzter Zeit immer schwerer. Sie hatte schon selbst den Eindruck, dass sie sich manche Dinge nicht mehr so schnell merken konnte und dass sie auch rasch ermüdete. Irgendwie konnte sie sich nicht mehr so gut konzentrieren, wie noch einige Monate zuvor. Dabei machte ihr das Lernen an und für sich große Freude. Sie beschäftigte sich gerne mit den Dingen, die ihr in der Schule geboten wurden und es machte ihr Spaß, sich zu Hause mit dem am Vormittag Gehörten noch einmal zu befassen. Sie liebte es, Referate auszuarbeiten oder Plakate zu entwerfen und mit den Fremdsprachen hatte sie so gut wie keine Probleme. Alles war ihr bis vor Kurzem noch gut von der Hand gegangen.

Heute war es leider nicht so. Sie konnte sich nicht konzentrieren, auf die Matheaufgabe nicht und die Vokabeln merkte sie sich ebenso wenig. Sie wollte wieder auf der Couch liegen und von ihrer Mutter gestreichelt werden. Aber sie wusste, dass dies nicht möglich war.

Obwohl sie jetzt nicht weinte, fühlte sie plötzlich wieder die Wasserblase in ihrem Bauch. Diese wurde immer größer und größer. Soferl glaubte jetzt gleich zerplatzen zu müssen. Als sie es nicht mehr aushielt, rannte sie aufs Klo und kotzte in die Klomuschel. Sie dachte, es würde jede Menge Wasser sein, das sie da von sich gab, aber es war nur der Rest von dem wenigen Mittagessen. Ein paar rote Stückchen Paradeiser konnte sie erkennen. Da musste sie wieder weinen, denn die erinnerten sie nur zu deutlich, was sie doch für ein böses Mädchen war.

Sie blieb noch eine Weile am Klodeckel sitzen. Der kleine, in sich geschlossene Raum schien sie auf eigentümliche Art zu beruhigen.

Als sie nach einer Weile wieder herauskam, fragte die Mutter: „Ist dir schlecht?"

„Nein, warum?"

„Nur weil du so lange am Klo warst." Soferl hatte nicht einmal gelogen, als sie die Frage der Mutter verneinte. Es war ihr wirklich nicht schlecht, im Gegenteil, sie fühlte sich sogar besser als zuvor. Der Druck und die Belastung waren verschwunden. Sie fühlte sich auf einmal leicht, fast beschwingt.

„Gehen wir jetzt?", fragte sie und schlüpfte in blaue Ballerina, die ihr die Mutter unlängst aus der Stadt mitgebracht hatte. *Lieb schaut sie aus, so klein und zart,* dachte diese, als sie zusammen das Haus verließen. *Ich kann stolz auf sie sein.* Da hörte sie ihre eigene Mutter sagen: „Es fällt alles auf dich zurück."

Es wurde wirklich ein sehr vergnüglicher Nachmittag. Sie hatten, wie so oft, viel Spaß miteinander und Anna beharrte nicht auf einem Kaffeehausbesuch. Sie wollten dann zu Hause jausen oder gar nicht. *Am besten gar nicht,* dachte das Kind.

Am Abend versuchte Anna ein Gespräch mit ihrem Mann zu beginnen. Die Szene am Nachmittag mit Soferl hatte sie doch nachdenklich gemacht und ein wenig beunruhigt. Irgendetwas war mit dem Kind nicht in Ordnung. Auch wenn Anna es nicht wirklich wahrhaben wollte, musste sie sich doch eingestehen, dass sie sich verändert hatte.

Darüber wollte sie mit Heinrich reden, schließlich war er Soferls Vater und Arzt überdies. Vielleicht würde er wissen, ob dies Anlass zur Besorgnis wäre und was man gegebenenfalls am besten unternehmen könnte. Doch soweit, dass Anna einen Rat erhalten hätte, kam es bei dem Gespräch zwischen den Ehepartnern gar nicht.

„Was willst du eigentlich", fuhr Heinrich seine Frau gleich unsanft an. „Es läuft doch alles bestens. Was soll sie schon für großartige Probleme haben? Du machst immer aus einer Mücke einen Elefanten. Hättest du erst meine Sorgen, würdest du dich um solche Firlefanzen gar nicht kümmern!" Dann rauchte er hastig eine Zigarette, dann noch eine, dann ging er in sein Zimmer. Für ihn gab es keine Probleme. Zumindest nicht zu Hause. Da war alles in Ordnung. Die Frau kümmerte sich um den Haushalt und die Kinder, er wollte nicht belästigt werden. Er hatte wichtigeres zu bedenken, als die überspannten Probleme einer Pubertierenden und deren unausgelasteten Mutter.

Für ihn bedeutete alles was mit der Familie zu tun hatte eine Last, die er neben seinem anstrengenden Beruf nicht bereit war zu tragen. Nicht einmal mitzutragen. Er stand auf dem Standpunkt, dass dies die Aufgabe seiner Frau wäre. Er verdiente schließlich das Geld und nicht wenig, wie er oft und mit Stolz betonte. Er fand es nur natürlich, dass er ein Recht darauf hatte von allen, wie er meinte, unwichtigen Dingen des Alltags verschont zu bleiben. Anna war in den vielen Jahren, die sie nun schon mit Heinrich verheiratet war, nie dahintergekommen, was für ihn eigentlich je wichtig gewesen war, ausgenommen seinen Berufen. Den liebte er wirklich und sie musste zugeben, dass er ein sehr guter Arzt war. Immer wieder sprachen Patienten von seinem Können und auch in der Kollegenschaft galt er als sehr angesehen.

Anna fühlte sich immer öfter hinten angereiht. Sie hatte in seinem Berufsleben keinen Platz, auch gedanklich nicht, denn er hatte sie von Anfang an nie an diesem teilhaben lassen. Sie war immer nur die Hüterin seines häuslichen Feuers gewesen. Das beliebte er auch zu sagen: „Die Frau gehört ins Haus!“, dann fügte er noch, „gell Bärli!“ hinzu. Alle lachten, auch Anna. Am Anfang hatte sie stolz gelacht, er war ein aufstrebender Arzt, ganz im Sinne ihrer Mutter. So hatte sich wenigstens deren Wunschvorstellung erfüllt: Mädchen genügt die Matura, den Titel bringt der Mann in die Ehe ein, sie die Tisch- und Bettwäsche, aber mit Monogramm!

Später hat sie nur mehr gequält gelächelt, wenn er seine Spielchen in der Öffentlichkeit mit ihr trieb und versucht das Thema zu wechseln. Jetzt sagt sie gar nichts mehr. Was war aus der Wäsche geworden? Manchmal dachte sie traurig, dass ein paar Laken und Damasttischtücher doch nicht für ein glückliches Leben ausreichen, selbst wenn schöne Servietten dabei sind.

Es hatte auch an diesem Abend keinen Sinn mit Heinrich ein ernsthaftes Gespräch zu führen. Er wollte es nicht wahrhaben, dass in seiner Familie etwas nicht nach Plan lief. Deshalb verschloss er die Augen und Ohren. Was er nicht sah und hörte, konnte ihn auch nicht belasten. Das war schon immer sein Leitspruch gewesen, warum sollte er jetzt, nachdem er so viele Jahre damit gut zurechtgekommen war, diesen aufgeben und sich mit Dingen befassen, die wahrscheinlich keine gravierenden Probleme darstellten oder sich bald von alleine lösen würden. Während er sich eine weitere Zigarette anzündete, war er in Gedanken schon nicht mehr bei seiner Familie.

Gerade als Anna im Begriffe war noch einen kurzen Spaziergang zu machen, um den Hund Gassi zu führen und dabei ihre Gedanken ein wenig zu ordnen, läutete das Telefon. Eigentlich wollte sie jetzt mit niemandem reden. Das fruchtlose Gespräch mit Heinrich hatte sie doch sehr belastet. Sie ließ es einige Male läuten und wollte schon gehen, dann hob sie doch ab und meldete sich. Es war Georg, ihr ältester Sohn.

„Hallo, Mama, wie geht 's euch?", Anna freute sich immer wenn er anrief. Georg war seit drei Jahren mit einer Französin verheiratet und lebte mit seiner Frau in Paris. Beide waren Journalisten und sehr engagiert in ihren Berufen. Georg reiste viel in der Weltgeschichte herum, so hatte er wenig Zeit und Gelegenheit seine Familie zu treffen. Aber auch wenn er nicht all zu oft nach Wien kam oder auch nicht häufig mit seiner Mutter telefonierte, wusste er doch über die meisten Dinge Bescheid, die sich in seiner Stammfamilie ereigneten. Trotz der großen räumlichen Entfernung waren sich Mutter und Sohn nahe.

Eigentlich wollte Anna ihrem Sohn nichts von ihren Sorgen wegen Soferl am Telefon erzählen. Er hatte die Absicht in den nächsten Wochen für einige Tage nach Wien zu kommen. Da wäre, so glaubte Anna, eine bessere Gelegenheit über all das zu sprechen, was sie beunruhigte. Vielleicht bildete sie sich auch manches nur ein und Soferls Veränderung war mit der beginnenden Pubertät ganz logisch erklärt. Daher antwortete sie übertrieben enthusiastisch: „Gut, mein Lieber! Und wie geht es dir? Wann kommst du nach Wien? Kommt Yvonne auch mit?"

Georg konnte gar nicht so schnell auf all die Fragen seiner Mutter antworten. Als guter Journalist, der er nun einmal war, nicht umsonst hatte er schon Interviews mit allen führenden Politikern dieser Erde gemacht und war für seine Schlagfertigkeit und subtile Art Fragen zu stellen, gefürchtet, hörte er sofort am hektischen Tonfall seiner Mutter, dass irgendetwas nicht in Ordnung war. Seine Mutter wollte offensichtlich von einer unangenehmen Sache ablenken, das spürte er genau. Sonst hätte sie nie mit unpersönlichen Floskeln das Telefonat begonnen. Sie redeten kurz über Georgs Arbeit und als das Gespräch ins Unpersönliche abzugleiten drohte, stockten beide und für kurze Zeit war es ganz still, so als ob die Leitung tot wäre. Noch bevor Anna etwas sagen konnte, fragte Georg: „Mama, was ist los? Sag jetzt nicht, nichts und du willst mich nicht belasten." Anna war den Tränen nahe, warum musste ihr Sohn auch tausend Kilometer entfernt leben. Jetzt hätte sie ihn am liebsten umarmt. Beherrscht, wie es ihre Art war, sagte sie: „Ich weiß auch nicht recht was bei uns eigentlich los ist. Das Soferl ist in letzter Zeit so verändert, so still und lustlos und sie weint auch wegen jeder Kleinigkeit. Am liebsten ist sie in ihrem Zimmer und träumt vor sich hin." Georg konnte darauf nicht allzu viel erwidern. Er liebte seine jüngste Schwester sehr, aber da er sie nicht oft sah, konnte er nicht beurteilen, ob ihre jetzige Veränderung wirklich besorgniserregend wäre oder einfach nur pubertätsbedingt. Er wollte seiner Mutter aber unter gar keinen Umständen das Gefühl geben, er würde die Angelegenheit bagatellisieren. „Vielleicht ist sie einfach nur müde. Das Schuljahr ist lang und anstrengend. Die Ferien werden sicher eine Besserung bringen."

„Ja, hoffentlich. Leider dauert es bis dahin noch eine Weile“, antwortete Anna zögernd. „Aber da ist doch noch etwas, das dich bedrückt“, ließ Georg das Thema nicht fallen. „Ich hätte auch gerne mit deinem Vater über Soferl geredet, aber du weißt ja, wie er ist, nur keine Probleme in der eigenen Familie. Du hast sicher recht, die Ferien werden uns allen gut tun. Und zum Reden hab ich ja euch! Gut, dass ihr so viele seid!“, fügte sie etwas fröhlicher hinzu.

Obwohl Mutter und Sohn noch einige organisatorische Dinge wegen seines bevorstehenden Wienaufenthaltes besprachen, war das Gespräch nicht oberflächlich oder gar unpersönlich und sie trennten sich in der Vorfreude auf ein baldiges Wiedersehen. Vielleicht, so hofften beide, hatte sich dann schon wieder alles in Wohlgefallen aufgelöst.

Einige Tage später überraschte Soferl ihre Familie mit einem bombastischen Abendessen. Sie hatte keine Mühe gescheut und für acht Personen ein warmes Nachtmahl gekocht. Es gab mehrere Gänge, warme und kalte Speisen wechselten sich ab, Fleisch, Fisch und Salate. Da sie auch beim Einkaufen keine Hilfe annehmen wollte, bedeutete der Abend eine gewaltige Anstrengung für sie. Soferl hatte nichts dem Zufall überlassen, alles aufs Sorgfältigste geplant, sowohl das Kochen, als auch die Dekoration des Tisches. Alles musste perfekt sein. Eine überaus aufwendige Nachspeise, köstlich zubereitet und wunderschön angerichtet, bildete, mit einem Mokka den Abschluss des Mahles. Die ganze Familie war begeistert und voll des Lobes. Niemandem, außer vielleicht der älteren Schwester, war aufgefallen, dass Soferl selbst nichts von all den Köstlichkeiten gegessen hatte. Sie wurde zwar mehrmals aufgefordert mit am Tisch Platz zu nehmen, aber sie hatte sich immer mit „Küchenarbeit“ entschuldigt. Später, als alle satt und zufrieden beim Kaffee und einem letzten Glas Wein saßen, räumte sie die Küche auf. Diesmal sollten einmal wirklich alle zufrieden mit ihr sein.

So war es auch. Es war ein schöner, entspannter Abend im Kreise der ganzen Familie gewesen, auch Freunde der Zwillinge, sowie die Großmama waren zugegen. Die Gespräche waren lustig, etwas oberflächlich, aber ungezwungen gewesen, selbst Heinrich war guter Laune. Der Wein war vorzüglich und das Essen ohnedies von höchster Qualität, Chrisi meinte sogar, es sei haubenverdächtig. Lachend sagte er zu seiner Zwillingsschwester Elisabeth: „Gell Lilly, gut, dass wir das Soferl haben, sonst gäbe es Fertigpizza!“ Da war Soferl dann sehr stolz! Dies aus dem Munde ihres Bruders, der als der Kritischste in der Familie galt, zu hören, bedeutete ihr ungemein viel. Obwohl sie zum Umfallen müde war, fühlte sie sich sehr gut. Allen hatte es geschmeckt, sie wurde gelobt und sie hatte nicht mitessen müssen. So war es auch für sie selbst ein toller Abend. Unerwartet ernst fragte Elisabeth plötzlich: „Warum macht die Kleine das eigentlich?“

„Sie kocht halt gerne", war die eher schnippische Antwort, obwohl Anna selbst ein wenig verwundert über die allzu große Hilfsbereitschaft ihrer Jüngsten war.

Später sagte Lilly zu ihrer Mutter: „Aber normal ist es nicht, dass sich eine Fünfzehnjährige so viel Arbeit für ihre Familie macht." Plötzlich herrschte betretenes Schweigen und niemand wusste darauf etwas zu erwidern. Anna ärgerte sich ein wenig über ihre Tochter. Es war ein toller Abend, warum musste sie jetzt so provokant sein.

Aber was genau hatte die Schwester gesagt, dass Anna so verärgert reagierte? Die Mutter wusste selbst nicht, woher plötzlich ihre schlechte Laune kam. Lilly war nur verwundert, dass sich eine Fünfzehnjährige freiwillig die viele Arbeit antat, um ihre Familie zu erfreuen.

Die Mutter wollte sich keine Gedanken machen, sie hatte genug andere Sorgen, sie wollte einfach darüber hinwegsehen, wie es auch Heinrich des Öfteren tat. Es wäre so einfach gewesen. Hatten denn nicht auch all die befragten Fachärzte einfach darüber hinweg gesehen?

Als Soferl vor einem halben Jahr immer öfter über Übelkeit und Schwindelanfälle klagte, hatte der wenig später konsultierte Arzt auch nichts von einer ernsthaften Bedrohung im Sinne einer Essstörung vermuten lassen. Heinrich hatte ihn sogar darauf angesprochen: „Mit dem regelmäßigen Essen gibt es halt Probleme", sagte er damals. Doch der Arzt wollte davon offensichtlich nichts wissen: „Das ist Elternsache, da mische ich mich nicht ein." Und da auch Heinrich immer dachte, Elternsache wäre Müttersache, mischte er sich auch nicht mehr ein.

Eine Zeit lang später konsultierten die Eltern noch eine zweite Internistin. Soferls Magenschmerzen waren in letzter Zeit immer schlimmer geworden und das Essen schmeckte ihr gar nicht mehr.

Anna dachte, dass eine Frau vielleicht mehr Einfühlungsvermögen hätte. Aber die Dame, selbst sehr schlank, wunderschön geschminkt und mit viel Schmuck dekoriert, konnte auch keinen brauchbaren Rat geben, außer den, dass regelmäßiges Essen mit magerem Fleisch, Fisch und viel Salat keinesfalls dick mache.

„Du willst nicht dick werden, habe ich das richtig verstanden?", fragte sie das Kind provokant.

Soferl nickte, die Mutter sagte schnell, dass es aber in erster Linie um die ewigen Magenschmerzen ginge. *Warum hört uns denn keiner wirklich zu,* dachte sie frustriert. Die Ärztin sprach kurz über ausgewogenes Essen und keine schweren Mahlzeiten am Abend. Anschließend wurde Soferl noch abgemessen und gewogen, aber alle ihre Maße wurden für nicht besonders besorgniserregend befunden. Nur, dass sie noch keine Menstruation hatte, verwunderte ein wenig.

Doch dafür hatte wiederum Anna eine Erklärung, denn alle in der Familie wären spät dran gewesen mit der Regelblutung. „Ja, ja, das kommt vor", meinte daraufhin auch die Ärztin zustimmend.

Soferl hörte sich alles ein Weile still an, dann sagte sie plötzlich: „Ich bin froh, dass ich keine Regel habe. Ich möchte auch keine Frau werden, mit Hüften und Fett am Bauch und überall das Dicke." Die Doktorin schaute erstaunt und indigniert auf das Kind. Was sollte das dumme Gerede, das Mädchen war ja so klein nun auch wieder nicht, man könnte etwas mehr Intelligenz und Verständnis erwarten. Sie meinte daher auch eher unfreundlich:

„Aber jedes Mädchen wird einmal eine Frau. Du wirst bald deine Regel bekommen, das ist ganz normal, dass sich der Körper verändert. Du musst nicht dick werden, aber du wirst dich verändern. Alles wird runder und weiter, damit du einmal ein Kind empfangen und gesund zur Welt bringen kannst. Deshalb wird sich dein Körper verändern ..."

Das alles hörte Soferl schon nicht mehr. Sie hörte nur die Worte, du wirst dich verändern und runder werden, runder, runder, runder. Die Worte hallten immer mehr in ihren Ohren und dann glaubte sie fett, fett, fett zu hören. Sie konnte förmlich sehen, wie in einem Spiegelkabinett im Prater, in dem sie einmal mit ihrem Vater gewesen war, wie sich ihr Körper veränderte und die Hüften, die Beine, ja sogar ihre Finger anschwollen und ihr schöner, zarter Körper zu einer fetten schwammigen Masse wurde. Alles an ihr war teigig und fühlte sich ekelig an. Es grauste ihr regelrecht vor ihr selbst.

Die Ärztin redete noch eine Weile auf Soferl ein, obwohl diese gar nicht mehr aufpasste und eigentlich nur den Wunsch hatte, die Praxis möglichst schnell verlassen zu können. Jedoch die Mutter hörte aufmerksam zu und war offensichtlich von dem Vortrag sehr beeindruckt. Die attraktive Internistin war überzeugt das Richtige zu raten. Was weiter mit der jungen Patientin geschehen sollte, interessierte sie offensichtlich aber bald nicht mehr und sie erteilte Anna keine konkreten Ratschläge wie sie gegen die Übelkeit und Magenschmerzen vorgehen sollte. Wozu waren sie hierher gekommen?

Nur um zu hören, das Soferl solle sich vernünftig ernähren und viel Sport betreiben. „Ich verschreibe dir noch Vitamintabletten, dann wird schon alles wieder werden!" Während sie mit ihrer goldenen Füllfeder, einer Parker, wie Anna ein wenig neidvoll dachte, *ob sie die wohl von ihrem Mann oder von einem zufriedenen Patienten erhalten hatte,* das Rezept schrieb, zwinkerte die Ärztin Heinrich kollegial und vielsagend zu. Dann plauderten beide noch über einige andere gemeinsame Fälle. Das Mädchen schien sie nicht mehr zu interessieren. Es gab aber auch wirklich spektakulärere Patienten, als ein verwöhntes Arztkind.

Auf der Heimfahrt schimpfte Soferl über den vergeudeten Nachmittag. Die Konsultation hatte keine Klarheit gebracht, außerdem war ihr die Ärztin sehr unsympathisch gewesen.

„Die hat ja mehr Schmuck auf sich hängen als wir am Christbaum!“ Das fand auch Anna und sie musste herzlich über ihre schelmische Tochter lachen. Noch lieber hätte sie allerdings mit Heinrich besprochen, was jetzt weiter gegen die ewigen Magenschmerzen unternommen werden sollte. Dieser war aber nicht mit seinen beiden Damen nach Hause gefahren, sondern an der Klinik geblieben, schließlich hatte er ja auch einen Beruf. Man könne am Abend reden. An welchem Abend hatte er nicht dazu gesagt. Obwohl sich Anna von dieser Internistin mehr Hilfe versprochen hatte, versuchte sie ihre Tochter auf der Heimfahrt von der Richtigkeit des Gesagten zu überzeugen.

„Das verstehst du doch. Das hat dir die Frau Doktor doch gut erklärt. Findest du nicht, dass sie mit allem recht hatte, was sie sagte.“

„Ja, ja, wird schon so sein“, murmelte Soferl.

„Na eben, ich weiß ja, dass du mein braves, gescheites Mädchen bist. Du wirst sehen, du wirst dich bald besser fühlen und alles wird gut.“

„Ich mach alles, was ihr von mir wollt“, murmelte sie, dachte aber hingegen: *Aber was wollen die eigentlich wirklich von mir, dass ich noch dicker werde und das Gerede von Frau sein interessiert mich überhaupt nicht. Aber ich werde das schon schaffen, ich habe schon so viel alleine geschafft, und meine ganze Familie hat sich nur so gewundert, damals, als ich vierzig Tage fastete, wie Jesus in der Wüste. Manche Menschen können das nicht einmal vier Tage. Es ist ein wunderbares Gefühl, wenn man etwas kann, das den meisten Menschen schwerfällt. Ich glaube, sie waren dann plötzlich alle sehr stolz auf mich. Warum eigentlich? Was war so besonderes daran? Ich habe nur keine Schokolade gegessen und keinen Kakao getrunken. Mit jedem Mal dies nicht zu tun, habe ich mich toll gefühlt, viel besser, als nach den Schokoladefressorgien, die ich sonst manchmal veranstalte. Es ist einfach schön, dieses Gefühl, das man hat, wenn die Schokolade so vor einem liegt, man braucht nur ein kleines Stückchen abbrechen, auf die Zunge legen und langsam im Mund zergehen lassen. Erst dann schlucke ich es hinunter. Es breitet sich ein feiner, süßer Geruch um mich aus. Ein winziger Rest Schokolade liegt noch auf meinen Lippen, ich lecke ihn vorsichtig mit der Zunge weg und schlucke noch das letzte Stückchen hinunter. Es ist nur mehr ein Hauch von Schokolade, aber ich kann es fühlen und schmecken. Dann nehme ich noch ein kleines Stückchen, lege es wieder auf meine Zunge, diesmal kann ich aber nicht abwarten, bis dieses von meiner eigenen Körperwärme zu schmelzen beginnt. Ich beiße fest darauf und abermals spüre ich das süße Gefühl in meinem Mund. Ich kann nicht mehr so geduldig warten, ich schlucke alles auf einmal hinunter und schon nehme ich mir ein neues Stück. Diesmal ein etwas Größeres. Ich habe nicht mehr so viel Muße und kann es kaum erwarten, dass sich dieses wohlige Gefühl in meinem Mund ausbreitet. Ich werde immer hastiger und schneller, schon stopfe ich zwei Stücke gleichzeitig in mich hinein, kaue einige Male und schlucke den ganzen Schokoladebrocken hinunter. Jetzt geht es immer schneller, noch ein Stück und noch eines, dann habe ich die ganze Tafel aufgegessen. Das warme, gute Gefühl ist aber auch nicht mehr da. Plötzlich ist es verschwunden, und eigentlich ist mir nur mehr schlecht.*

Aber jetzt habe ich das gute Gefühl noch vor mir. Ich habe nicht einmal ein winziges Stückchen gegessen, nicht mal ein Bröslein gekostet und trotzdem ist dieses besondere Gefühl gekommen. Vielleicht gerade deshalb, weil alles noch vor mir liegt. Ich kann das, dieses Hinauszögern, um den Genuss zu erhöhen. Denn das kann nur der wahre Genießer, nämlich selbst bestimmen, wann man für den echten Genuss bereit ist. Das verstehen die wenigsten Menschen. Alle wollen immer alles sofort, aber das ist ja gerade das Tolle, es nicht zu bekommen oder erst später, wenn man wirklich bereit dazu ist. Wenn man sich selbst bereit dazu gemacht hat. Ich bin noch ganz am Anfang, aber ich weiß jetzt, dass ich viel weiter kommen kann.

Ich kann mir so viele Freuden bereiten, wie ich selber will. Ich habe die Macht über mich. Das habe ich jetzt ganz deutlich erkannt. Und das ist ein großartiges, erhebendes Gefühl. Mir kann nur mehr wenig geschehen, denn ich kann bestimmen, was mit mir passiert. Ich fühle mich stark und stolz. Auch wenn sie oft an mir herumkritisieren, kann ich doch Dinge, die sie nicht können. Ich habe Macht über meinen Körper. Ich weiß jetzt, dass ich alles kann, wenn ich es nur wirklich will.

Dieser Satz sollte noch viel Unglück hervorrufen und der tragische Leitsatz für lange Zeit von Soferl werden.

All diese Gedanken lagen schon einige Monate zurück und es verging wieder eine Woche nach der anderen in der nichts Besonderes geschah.

Georg war für einige Tage nach Wien gekommen. Er war ohne seine Frau Yvonne angereist und wohnte zu Hause, bei seinen Eltern.

Obwohl die ganze Familie Yvonne ausgesprochen nett und sympathisch fand, bedeutete es für die Familie immer etwas Besonderes, Georg ganz für sich zu haben, auch wenn es meistens nur für einige Tage war. Es war wieder so wie früher, als noch alle Kinder zu Hause lebten.

Georg hatte zwar beruflich sehr viel zu tun, aber trotzdem fand er Zeit mit seiner Mutter in der Küche zu sitzen und über all das zu reden, wofür sonst das Telefon herhalten musste. Sie tranken dann heißen Milchkaffee in riesigen Schalen ohne Untertassen. Die hatte er aus Paris mitgebracht, als er das erste Mal auf Urlaub nach Hause kam.

Anna hatte sie in sentimentaler Weise immer dann verwendet, wenn sie ihrem Sohn nahe sein wollte. Es war dann in Wien ein bisschen Paris und sie konnte sich in das Leben, das ihr ältester Sohn im Ausland führte noch besser hineinversetzen. Mittlerweile hatte sie sich an den Zustand gewöhnt und da sie auch den innigen Kontakt zu Georg nicht verloren hatte, fand sie die Trennung nicht mehr so schlimm. Aber am Anfang war sie sehr unglücklich gewesen.

Er war gleich nach der Matura das erste Mal für ein Jahr ins Ausland gegangen um Englisch und Politologie zu studieren. Das hatte sie nicht so sehr beunruhigt. Viele Kinder in ihrem Freundeskreis studierten eine Weile im Ausland. Das würde den Horizont erweitern und sie wollte keine Mutter sein, an deren Rockzipfel die Kinder ewig hingen.

Als Georg nach einem knappen Jahr wieder nach Wien zurückkehrte, war er seltsam verändert. Er war ernster und verschlossener, vielleicht auch nur reifer, als ein Jahr zuvor. Er wolle jetzt in Wien bleiben, teilte er seinen Eltern mit und möglichst schnell sein Studium beenden, um dann bei einer Zeitung als freier Journalist zu arbeiten. Er war voller Enthusiasmus und stellte sich vor, auch politisch einiges aufdecken zu können, wenn er genau recherchierte und mit den richtigen Leuten in Kontakt käme. Er hatte das oberflächliche, nur auf materielle Werte bezogene Leben satt. Zu viel hatte er davon im Ausland kennengelernt und sich bald mit den meisten Kommilitonen nicht mehr verstanden.

Für viele bedeutete das ganze Leben einen einzigen Spaß, er aber wollte mehr. Er hatte auch durch verschiedene Projekte viel Leid gesehen. Da wollte er ansetzen, um möglicherweise eine Änderung herbeizuführen.

Die Eltern waren mit der Berufswahl ihres Ältesten zufrieden. Obwohl er nicht mehr zu Hause wohnte und, um sich eine Einzimmerwohnung leisten zu können, bei einer Zeitung arbeitete, studierte er fleißig. Dann traf er Yvonne. Sie kam aus Paris und machte ein Auslandsjahr in Wien um Deutsch zu lernen. Es war Liebe auf den ersten Blick. Anna erinnerte sich noch genau, als ihr Sohn das erste Mal von der „hübschen Pariserin“ schwärmte. Er imitierte ihren französischen Akzent und strahlte dabei über das ganze Gesicht. Anna erzählte Heinrich von ihre Vermutung, dass hier eine ernste Liebesgeschichte im Anfangsstadium steckte, doch ihr Mann meint nur lachend:

„Das glaube ich nicht, es gibt so viele hübsche Studentinnen, da wird er schon noch eine andere finden.“ Aber Anna sollte recht behalten, es wurde eine ernste Sache und eine große Liebe überdies.

Die Schwestern waren am Anfang von Yvonne begeistert. Ihr Stil, ihre Frisur, die dunklen Augen, immer mit schwarzem Kajal umrandet und natürlich ihr Akzent. Obwohl sie mittlerweile gut Deutsch sprach, konnte sie ihre Muttersprache nicht verleugnen.

Als Georg eines abends erklärte, er wolle jetzt auch Französisch studieren, war die Familie nicht mehr so begeistert. Er hatte zwar in der Schule Französisch gehabt, aber das lag nun schon einige Jahre zurück und Anna fragte sich besorgt, warum er jetzt diese Sprache weiter studieren wollte. Als Journalist wäre englisch doch viel gebräuchlicher.

„Natürlich hast du recht, Mama. Aber Yvonne wird nur mehr ein halbes Jahr in Wien bleiben und dann möchte ich mit ihr nach Paris gehen."

Jetzt war es gesagt und obwohl Anna versuchte, sich nichts anmerken zu lassen, war diese Ankündigung ein arger Schock für sie. Georg wollte schon vor Längerem mit seinen Eltern über eine mögliche Übersiedlung seinerseits nach Frankreich sprechen, aber er hatte es immer wieder aufgeschoben.

„Hast du dir das gut überlegt", fragte Anna. „Es ist sicher schwierig als Journalist in einer fremden Sprache tätig zu sein und die Franzosen sind sehr engstirnig, vor allem wenn es um ihre Sprache geht." All das habe er schon bedacht und wenn es nicht geht, dann komme er eben wieder zurück. Georg wollte keine Grundsatzdiskussionen. Er wolle vor allem Yvonne nicht verlieren. Anna war geneigt zu fragen: „Was wird aus all deinen Idealen, die du noch vor kurzer Zeit hattest? Was wolltest du alles verändern mit den richtigen Worten." Aber sie sagte es nicht. Es hätte doch nur geklungen wie: „Ich will nicht, dass du weggehst."

So verging das halbe Jahr sehr rasch und Georg übersiedelte mit Yvonne nach Paris. Die Geschwister waren damals untröstlich. Lilly hatte tagelang geschluchzt und beim Abschied konnte sie sich gar nicht von ihrem ältesten Bruder lösen. Immer wieder stammelte sie unter Tränen: „Jetzt sehen wir dich nie wieder!"

Inzwischen lebte er schon drei Jahre in Frankreich und die Geschwister hatten trotzdem einen herzlichen Kontakt zueinander. Natürlich erzählten sie Georg nicht alle ihre kleinen alltäglichen Sorgen und Freuden, aber sie wussten doch immer über die wichtigen Dinge die sie gegenseitig betrafen, Bescheid. Außerdem fanden sie es weltmännisch, dass sie einen Bruder in Paris hatten, zu dem sei gelegentlich reisen konnten. So war es nur natürlich, dass sich die ganze Familie über Georgs Wienaufenthalt freute und sie versuchten möglichst viel Zeit miteinander zu verbringen. Die Nächte wurden da oft kurz, denn es gab jede Menge Gesprächsstoff.

Als Mutter und Sohn spät abends alleine bei ihrer Bol mit heißem Kaffee saßen, kam Georg unverzüglich auf seine jüngste Schwester zu sprechen. Er fragte unumwunden: „Was ist mit Soferl? Du hast schon am Telefon gesagt, sie wäre irgendwie verändert."

„Findest du nicht, dass sie anders ist, als früher", fragte Anna, „und sie ist sehr schlank ist geworden." „Ja, das stimmt, sie ist dünn, aber sie schaut super aus. Viele Mädchen in ihrem Alter wollen sehr dünn sein." Er hatte sich bis dahin keine Gedanken über das Aussehen seiner jüngsten Schwester gemacht. Er hatte sie immer lieb und hübsch gefunden, sie ist halt die Kleine, wie er liebevoll dachte. Aber jetzt, als er mit seiner Mutter über sie sprach, war er nicht mehr so felsenfest überzeugt, dass sie sich nicht doch in gewisser Weise verändert hätte.

„Hast du konkrete Befürchtungen, denkst du an etwas Bestimmtes?“, fragte er zögernd.

„Ich weiß auch nicht so genau. Es wird so viel über Magersucht geredet, überall, in den Medien hört man davon“, antwortete Anna.

„Da brauchst du dir, glaube ich, keine Sorgen zu machen“, versuchte Georg sie zu beruhigen. „Sie kommt jetzt in die Pubertät, denk an Lilly, die war auch nur Haut und Knochen!“

Er dachte eine Weile nach und versuchte sich die letzten Tage in Erinnerung zu rufen. Er war mit Soferl in der Stadt, dann waren sie zusammen in eine Ausstellung gegangen. Es stimmte zwar, was seine Mutter gesagt hatte, dass sie in letzter Zeit sehr wenig aß, in Gesellschaft anderer fast gar nichts. Er wollte sie in ein Kaffeehaus einladen, das war früher immer ihre Leidenschaft gewesen, vor allem mit Georg zusammen. Da kam sie sich richtig erwachsen vor. Einmal hatte sie ihren Bruder gefragt, ob die Leute wohl dächten, er wäre ihr Freund. Er hatte herzlich gelacht und gemeint, da käme er wahrscheinlich mit dem Gesetz in Konflikt. Das hatte sie aber nicht recht verstanden und ein wenig beleidigt reagiert, weil er es ihr nicht erklären wollte. Jetzt schien sie so gar keine Lust auf eine gute Jause zu haben, er konnte sie nicht einmal auf ein Eis einladen. Er hatte dem Ganzen keine Bedeutung beigemessen, aber als seine Mutter über Soferls Essgewohnheiten zu sprechen begann, fiel ihm der Nachmittag wieder ein und jetzt wunderte er sich doch ein wenig darüber. Aber er wollte die Begebenheit nicht aufbauschen und da Anna ohnedies schon in Sorge war, ihr nicht noch mehr Kummer bereiten. Wahrscheinlich konnte man das Ganze als eine Marotte einer pubertierenden Fünfzehnjährigen durchgehen lassen und in einigen Wochen sollte alles wieder in Ordnung sein.

So ganz überzeugt war er aber scheinbar doch nicht, denn als er tags darauf mit Chrisi eine kleine Radtour machte, kam er auch auf seine jüngste Schwester zu sprechen. Die Brüder radelten am Donaukanal entlang, Chrisi erzählte von seiner Arbeit, die er jetzt neben dem Studium aufgenommen hatte und dass damit zur Zeit jede Menge Stress verbunden war. Er wäre daher nicht soviel zu Hause. „Da weißt du wahrscheinlich auch nicht, ob mit Soferl etwas ernstlich nicht in Ordnung ist?“, fragte Georg.

„Nein, eigentlich nicht so genau. Sie ist nur anders als wir alle in ihrem Alter waren“, er lachte. Aber es klang nicht wirklich fröhlich, als er sagte: „Sie ist schon übertrieben hilfsbereit!“

„Was meinst du damit?" Georg wurde neugierig. Er verstand nicht so ganz, was sein Bruder damit andeutete.

„Sie streitet nie, ist nie zornig, nicht einmal unfreundlich. Wenn bei Tisch das Salz fehlt, springt sie auf und holt es, auch für mich und Lilly."

„Ist doch nett oder?"

„Ja schon, aber hallo, wir sind ihre Geschwister, sie müsste sagen ‚hol 's dir selber'. Aber das macht sie nicht. Vor einigen Tagen hat sie mir unaufgefordert ein Hemd gebügelt. Sie ist immer lieb und brav. Sie ist auch, glaube ich, fast immer zu Hause, liest oder lernt."

„Hat sie Freunde?" Georg klang jetzt auch verwundert, konnte aber nicht genau sagen, was ihn beunruhigte. Er hatte zwar beruflich manchmal mit Jugendlichen zu tun, aber die waren meistens aus ganz anderem sozialen Milieu und lebten teilweise von der Fürsorge. Da war natürlich ein Vergleich schwierig und sonst kannte er keine Mädchen, die in etwa in Soferls Alter waren. Unvermittelt fragte er: „Glaubst du, ist sie magersüchtig? Mama ließ gestern so etwas anklingen."

„Nein, das glaube ich nicht", erwiderte der Jüngere spontan, „so dünn ist sie auch gar nicht. Sie schaut nicht schlecht aus. Und wenn ich, als der Frauenkenner, das sage, wird es schon stimmen! Ich habe ihr jahrelang gesagt, sie muss auf ihren Hintern aufpassen, der ist jetzt jedenfalls kleiner!", fügte er lachend hinzu. Dann überlegte er: „Wenn du mich so direkt fragst, muss ich aber sagen, dass sie schon einige Kilo abgenommen hat. Aber magersüchtig ... nein, das kann ich mir nicht vorstellen. Sie hat immer gerne gegessen."

Dann redeten sie von anderen Dingen, von Paris und von Georgs Arbeit in der Redaktion. Er hoffe eine eigene Glosse in einer renommierten Zeitung zu erhalten.

„Das wäre für mich wirklich von großer Wichtigkeit", erklärte er seinem Bruder, der ihm interessiert zuhörte. Er wolle sich mit aktuellen Problemen, vor allem in der Außenpolitik, auseinandersetzen und in wöchentlichen Artikeln an eine breit gefächerte Leserschaft herantreten. Chrisi bewunderte seinen großen Bruder, aber er hatte genug Selbstbewusstsein um zu wissen, dass er selbst auch auf dem richtigen Weg war.

„Wie geht 's dir mit Yvonne?" wollte Christoph später wissen.

„Da läuft alles super. Wir verstehen uns wirklich prima, auch wenn wir hin und wieder streiten. Aber das bezieht sich immer nur auf unsere Arbeit. Yvonne findet, dass mein Französisch für einen aufstrebenden Starjournalisten ziemlich mies ist!"

„Hauptsache deine Leser verstehen, was du ihnen sagen möchtest und finden keine Grammatikfehler in deinen Texten!" Die Brüder lachten fröhlich.

Sie hatten beide die Stunden, die sie zusammen verbrachten, sehr genossen und sie würden von den intensiven Gesprächen, die sie während des Radfahrens geführt hatten, lange zehren. Von Soferl wurde nicht mehr gesprochen, aber beide machten sich Gedanken, vor allem, als ihnen am Abend auffiel, dass sie wieder nichts aß.

Es war ein warmer Frühlingsabend, fast schon sommerlich und Anna hatte sich spontan entschlossen, im Garten zu grillen. Es gab jede Menge Fleisch, Gemüse, Kartoffeln und Saucen. Es wurde ein opulentes Mahl und alle hatten großen Hunger. Soferl huschte zwischen Küche und Garten mehrmals hin und her, immer in der Hoffnung, dass ihr Nichtessen unbemerkt bliebe.

Dies gelang ihr zwar nur teilweise, aber es wurde trotzdem ein sehr netter Abend. Alle verstanden sich gut, es wurde viel geredet, über Politik, den Frieden und Unfrieden auf dieser Welt, über den bevorstehenden Sommer und es wurde vor allem auch viel gelacht. Das war das schönste an dieser Familie, sie konnten herzlich lachen.

Heinrich fand manchmal, dass sie zu viel lachten, er fühlte sich dann ausgeschlossen, aber heute war er selber gut gelaunt. Er genoss offensichtlich die Anwesenheit seines Ältesten. Er konnte wieder einmal stolz auf seine wohlgeratene Familie sein. Bis spät am Abend saßen sie in der Gartenlaube.

Als Georg tags darauf nach Paris zurückfliegen musste, drückte er beim Abschied seine jüngste Schwester ganz fest und murmelte leise in ihr Ohr: „Mach 's gut, Kleine und pass auf dich auf. Ich hab dich lieb."

Dann hielt er sie noch eine Weile fest, so als ob er sie dadurch beschützen könnte. Soferl weinte, aber das war nicht ungewöhnlich, denn sie hasste Abschied nehmen und konnte sich nur schwer von ihrem Bruder lösen. Als Georg seine Mutter zum Abschied küsste, versuchte er sie noch kurz zu trösten: „Mach dir keine all zu großen Sorgen, es wird alles bald wieder gut." Anna wollte jedoch jetzt, so unmittelbar vor dem Abflug nicht mehr ein so belastendes Thema diskutieren und wünschte ihm nur guten Flug und sonst auch alles Liebe. Die Zwillinge sagten nur: „Tschüss, wann kommst wieder?"

Obwohl alle Familienmitglieder mittlerweile an die Abschiedsszenen gewöhnt waren, fiel es ihnen immer noch schwer, wenn sie Georg zum Flughafen begleiteten. Für Anna war es eine doppelte Belastung. Mit jedem Weggehen ihres Sohnes wurde sie an die traurigen Abschiede ihrer eigenen Kindheit erinnert. Damals verließ sie der Vater und wenn er ging, dann immer in eine andere Welt, zu der sie keinen Zutritt hatte.

Jetzt am Flughafen war die Abschiedssituation für Anna nicht so dramatisch wie Jahrzehnte zuvor, als sie selbst ein Kind war, aber wenn Georg von zu Hause mit dem Auto weg fuhr, was manches Mal vorkam, fühlte sie sich wieder in ihre Kindheit zurückversetzt. Sie begleitet dann ihren Sohn vor die

Haustür zum Auto, sie sagten sich Lebewohl, er stieg ein, ließ das Fenster herunter, rief ihr noch etwas zu, was sie aber nicht mehr verstand, denn er fuhr bereits langsam los. Dann winkte er noch mit der rechten Hand, doch nur kurz, denn er schaltete rasch in den nächsten Gang und bog kurz darauf in die Hauptstraße ein.

Seltsamerweise war sie immer alleine, jetzt und als Kind auch. Nie hatte sie jemand begleitet, immer musste sie den Abschied alleine durchstehen, um dann verlassen zum Haus zurückzu kommen. Immer wenn Georg wegfuhr, sah sie ihren Vater. Einmal fuhr er zum letzten Mal, sie hatte ihn nicht mehr gesehen, denn seine neue Frau hatte vergessen sie, Anna, von seinem Herzinfarkt zu benachrichtigen. Aber da sie ja zu seinem neuen Leben ohnedies nicht gepasst hatte, war es nur natürlich, dass sie von seinem bevorstehenden Ende nichts zu wissen brauchte. Das war nicht ihr Vater, der dann einige Tage später zu Grabe getragen wurde. Sie hätte da gar nicht erscheinen sollen. Wer war sie denn eigentlich, dass sie so knapp hinter dem Sarg herschritt. Hineingezwängt hatte sie sich, gleich in die dritte Reihe, obwohl sie doch gar nicht dazugehörte. Sie stand ja nicht einmal auf der Parte. Als was hätte sie auch stehen sollen: Ein Kind aus einem vergangenen Leben.

Die Tochter, die geliebte, ging da vorne, im weißen Kleid mit schwarzen Schleifen im Haar. So jung und schon Waise, er hat sie so geliebt, sie wollte gar nicht Abschied nehmen von ihrem geliebten Papa. Anna hatte auch nicht Abschied nehmen wollen von ihrem geliebten Papa, aber das hatte keiner gesehen. Wie viele Male sie Abschied nehmen musste, interessiert die Leute auf der Beerdigung nicht.

All das war schon viele Jahre her, aber an das letzte Winken ihres Vaters würde sie sich immer erinnern und auch an die Worte, bevor er sie verließ: „Vergiss mich nicht …“ Damit war sie gefangen, für immer und ewig oder bis er nach ein paar Wochen oder Monaten, das konnte niemand so genau vorhersagen, plötzlich wieder da war. Das Abschiedsspiel wiederholte sich immer auf die gleiche, traumatische Weise. Dazwischen schrieb er gelegentlich und kündigte sein Kommen an, manchmal blieb er dann nur für einen kurzen Nachmittag, manchmal war er einige Tage in Wien. Ob er sie aber wirklich jedes Mal traf, wenn er in der Stadt weilte, wusste Anna nicht. Hatte sie nie hinterfragt, es war schließlich auch belanglos. Aber mit diesem einen Satz: *Vergiss mich nicht,* hielt er sie in seinem Bann. So konnte er kommen und gehen wie es ihm beliebte, sie aber musste immer an ihn denken, das hatte sie ihm beim Abschied versprochen. Nie sollte sie ihn vergessen, er war ihr Vater.

2.

Eines Tages lag im Wohnzimmer das Buch „Ich will dünn sein".
„Lest ihr das in der Schule?", fragte Anna ihre Tochter, als sie es sah.

„Ja, haben wir einmal gelesen", kam die zögernde Antwort. „Willst du es auch lesen?"

„Gerne, wenn ich mit meinem Buch fertig bin, werde ich es lesen!"

Eine Zeit lang später, die Mutter war längst mit ihrem Roman fertig, dachte sie wieder einmal an den Vorfall. Wo war das Büchlein jetzt eigentlich? Es war eine Weile im Wohnzimmer herumgelegen, dann war es plötzlich verschwunden. Die Mutter hatte nicht mehr daran gedacht. Wovon handelte es überhaupt? Ist das nicht das Buch, wo ein junges Mädchen Bulimie oder so etwas Ähnliches bekommt? Warum lesen sie das jetzt in der Schule? Sie würde Soferl gelegentlich danach fragen. Aber sie vergaß es und fragte nicht.

Sonst mischt sie sich so ziemlich in alles was ich tue hinein, dachte das Kind, als sie das Buch wieder in ihrem Zimmer in einer Lade verstaute. *Aber das Buch hat sie nicht gelesen, mich nicht einmal gefragt, warum mich so etwas interessiert. Es ist ihnen ohnedies egal, wie ich mich fühle, habe ich mir schon oft gedacht. Alles nur eine riesige Farce, dass ich ihnen so wichtig bin und sie mich über alles lieben, aber was ich mir wirklich denke, wissen sie überhaupt nicht.*

Gut schaust aus, hat Lilli unlängst gesagt. Na bitte. Wenigstens einem fällt auf, dass ich schon sechs Kilo abgenommen habe. Die Beine sind jetzt wirklich dünn. Ob Chrisi das je bemerken wird? Der ist immer sehr kritisch. Wenn mir nur nicht immer schlecht wäre, würde ich mich wirklich super fühlen. Aber der ewige Druck im Magen ist sehr schwer zu ertragen.

Soferl lag auf dem Bett in ihrem Zimmer und ließ ihre Gedanken schweifen. Das tat sie jetzt öfter, nur so daliegen und nachdenken, manchmal auch an gar nichts. Da war ihr Kopf ganz leer und die Arme und Beine fühlten sich leicht an, fast als ob sie schwebte.

„Geh mit dem Hund spazieren, der war schon seit Stunden nicht mehr Gassi", hörte sie ihre Mutter unwillig rufen.

Das ist wieder typisch, nie kann ich einmal etwas nur für mich machen, aber gut.

„Ich komme schon", sagte sie dann laut, stand auf, zog eine andere Jeans an und ging mit dem Hund hinaus. Zu ihrer großen Freude hatte sie beim

Anziehen bemerkt, dass ihr die Hose wieder etwas zu weit geworden war. Nicht viel zu weit, dass es aufgefallen wäre, aber sie selbst hatte es wohlwollend zu Kenntnis genommen. *Es geht ja doch voran. Mit ein bisschen Willen schaffe ich noch ein paar Kilo,* dachte sie begeistert.

Plötzlich fiel ihr ein, dass sie vergessen hatte für die Schule noch einige Sachen zu kopieren. Sie rannte heim, holte rasch die Unterlagen und betete im Geiste, dass der Copyshop noch geöffnet hätte. Ja, sie hatte Glück, sie durfte die Unterlagen noch rasch kopieren.

„Das nächste Mal kommst ein bisschen früher“, meinte die Verkäuferin. Soferl war diese kleine Rüge furchtbar peinlich, sie entschuldigte sich tausendmal und versprach, nie wieder so spät zu kommen.

„Ist nicht so schlimm, ich war ja noch da. Habt ’s alle viel im Kopf, ihr jungen Mädchen“, fügte sie lächelnd hinzu. Soferl schwieg stumm und gekränkt auf die vermeintliche Zurechtweisung. Rasch verließ sie den Laden und rannte nach Hause. Erst hatte sie sich gefreut, dass sie ihre Unterlagen doch noch rechtzeitig fertig machen konnte, jetzt war ihr die ganze Freude verflogen. Wieder war sie gerügt worden. Und sogar zu Recht! Warum war sie nur so lange untätig auf ihrem Bett gelegen oder dann nicht gleich mit Bella kopieren gegangen. Immer machte sie etwas falsch. Sie wollte doch alles so besonders richtig machen. Sie konnte es anstellen wie sie wollte, irgendjemand würde immer finden, dass sie es noch besser oder anders machen hätte können.

Beim Kochen war es genauso. Wussten die eigentlich, was das alles für eine Arbeit war, wenn sie für die ganze Familie ein Abendessen bereitete? Mama wollte zwar immer helfen, aber das passte ihr auch nicht. Die konnte alles noch ein bisschen besser als das Soferl und dann war es wieder nicht ihr Werk und Chrisi würde sagen, wer hat ’s gemacht, hat die Mama geholfen und dann musste sie sagen *ja, die Mama hat eigentlich die ganze Arbeit gemacht.* Mama würde es zwar bestreiten, sie hätte nur ganz wenig geholfen, aber das war auch schon zu viel. Sie war eben die kleine dumme Dickmadam.

Heute könnte sie wieder einmal kochen oder etwas backen, überlegte sie und ihre Laune besserte sich ein klein wenig. Für Lilly, der schmeckt es immer.

Wie sie sich am Heimweg vorgenommen hatte, bereitete Soferl wirklich das Nachtmahl für ihre Familie vor. Sie machte Nudelsalat und in der Tiefkühltruhe fand sie ein schmackhaftes Bauernbrot. Das taute sie rasch auf, buk es in der Mikrowelle, dass es schön knusprig wurde. Den Tisch deckte sie besonders liebevoll mit bunten Servietten und farblich abgestimmten Blumen. Sie fand immer etwas im Garten oder einige Zweige, wenn sie mit Bella unterwegs war. Anna lobte sie meistens überschwänglich, „unsere kleine Ästhetin“, sagte sie dann.

Warum sie eigentlich immer die Kleine war, wusste sie selbst nicht, denn sie war nur wenige Zentimeter kleiner als Mutter und Schwester. Wenn sie die hohen Schuhe anhatte, die ihr selbst so gut gefielen, war sie sogar größer als die beiden. Aber mit den Schuhen war das auch so eine Sache, das sah man zu Hause nicht so gerne, wenn sie mit High Heels herumstolzierte. Angeblich könne sie damit nicht richtig gehen.

Aber vielleicht waren die zwei nur neidig, denn sie, Soferl, hatte viel kleinere Füße als die anderen Damen in ihrer Familie und auf diese kleinen zarten Füße war sie unheimlich stolz.

Bevor Soferl ihre Familie zum Essen rief, kostete sie den Salat in der Küche, dann leerte sie noch rasch eine große Portion Olivenöl darüber und eine halbe Tube Mayonnaise und damit der fette Geschmack nicht vorschmeckte, gab sie noch etwas Senf hinzu.

„Ich hoffe es schmeckt euch, fangt an, ich hole noch Butter!“ Die Vorstellung, wie die Familie das üppige Essen in sich hineinstopfen würde, gab Soferl ein Gefühl der Überlegenheit.

Es schmeckte wirklich vorzüglich. Alle waren zufrieden und niemand hatte bemerkt, dass Soferl von dem fetten Salat, wie sie ihn selbst im Geiste bezeichnete, nichts gegessen hatte. So war es für alle ein friedlicher, harmonischer Abend.

Später im Bett machte Sophie noch 100 Sit-ups. Das tat sie oft, das hatte ihr Anna schon vor langer Zeit geraten, dann bliebe der Bauch flach. Sehr wichtig. Die schlechte Laune vom Nachmittag war jetzt gänzlich verschwunden. Sie hatte nur ein wenig Joghurt und ein Kornweckerl gegessen und war mit Bella laufen gewesen. Auch ihr leerer Magen störte sie diesmal nicht so besonders.

Sophie hatte oft großen Hunger, vor allem am Abend. Aber da hatte sie eine Methode gefunden, dieses Gefühl zu unterdrücken. Wenn sie sich besonders viel mit Nahrung beschäftigte, konnte sie das Hungergefühl besser akzeptieren. Noch wirkungsvoller klappte dies, wenn sie selbst kochte. Aber so spät am Abend hätte ihre Mutter nie erlaubt, dass sie noch in der Küche hantierte. Jetzt lag sie im Bett, machte ihre Turnübungen und las dabei ein Kochbuch. Das war fast so schön, wie selbst kochen, sie konnte zufrieden sein. So schlief sie ein.

Einige Tage später sagte Lilly übergangslos zu ihrer Mutter: „Ich glaube, unser Soferl ist magersüchtig.“

„So ein Blödsinn!“ Anna war wie vom Donner gerührt.

„Was redest du da, wie kannst du so etwas sage. Sie will ein bissl abnehmen. Du warst auch so dünn in dem Alter und ich auch, das sind die Gene, niemand ist dick bei uns und überhaupt, wie kommst du auf Magersucht. Da haben die Kinder 35 Kilo, schütteres Haar, sind hohläugig und schauen aus wie aus der dritten Welt!“ Anna übersprudelte sich fast. Was hatte ihre Tochter da Schockierendes gesagt. Das ist doch diese irre Krankheit, die nur Models haben. Doch nicht ihr Soferl, das herzige Kind. Obwohl sie vor Kurzem selbst einmal daran dachte und auch Georg gegenüber eine Erwähnung machte, reagierte sie jetzt, als Lilly davon sprach, überaus schockiert.

„Na, ja, weißt du, ich habe mit einer Freundin über Soferl geredet, deren Schwester war auch magersüchtig und da hat es so ähnlich begonnen, wie jetzt bei Soferl.“

„Was willst du damit sagen: Wie jetzt bei Soferl?“, fuhr Anna ihre Tochter an.

„Bitte Mami, reg dich nicht auf, lass uns in Ruhe reden.“

Lilly war über die Reaktion ihrer Mutter ehrlich überrascht. Sie hatte natürlich nicht angenommen, dass Anna über die Möglichkeit einer solchen Krankheit bei einem ihrer Kinder begeistert sein werde, aber, dass sie derart abweisend reagieren würde, hatte Lilly nicht erwartet.

Lilly wollte ihre Mutter auf gar keinen Fall mehr als notwendig beunruhigen, aber sie war überzeugt mit ihr reden zu müssen. Ihre eigene Freundin hatte auf die Dringlichkeit hingewiesen.

„Bitte versteh mich nicht falsch, ich möchte dich nicht aufregen, aber Magersucht besteht nicht ausschließlich aus dem Parameter des Gewichtes. Es gibt viele Faktoren, die darauf hin deuten, dass Soferl nicht gesund ist. Und sie hat auch wirklich deutlich abgenommen. Ich habe schon einiges über Magersucht gelesen und da trifft leider sehr viel auf die Soferl zu, zum Beispiel ihre Leidenschaft für Kochbücher und das Bekochen anderer, wobei sie selbst nie etwas zu sich nimmt.

Sie versucht mit einem Minimum an Nahrung auszukommen. Überlege einmal wie wenig sie isst. Sie möchte unter allen Umständen ihre körperlichen Bedürfnisse so gering wie möglich halten und die Kontrolle über sich selbst nicht verlieren. Bitte lass uns nicht streiten, aber denk darüber nach.“

Anna war sehr bestürzt. Sie, die sonst alles über ihre Kinder wusste, sollte so versagt und eine wirkliche Bedrohung nicht erkannt haben. Sie war ehrlich entsetzt, konnte aber doch nicht wirklich glauben, was ihre Tochter ihr versuchte begreiflich zu machen.

„Gut, sie hat drei, vier Kilo abgenommen, vielleicht auch fünf, aber sie war ja auch ein bisschen pummelig! Der Babyspeck geht eben weg. Das ist ganz normal, alle Mädchen wollen in diesem Alter dünn werden!“

„Leider ist das nicht nur der Babyspeck, der weggeht“, widersprach Lilly ihrer Mutter jetzt doch sehr energisch. „Ich habe sie unlängst im Badezimmer überrascht, da konnte ich sehen, wie mager sie inzwischen ist.“

Anna gab ihrer Tochter keine Antwort. Sie suchte verzweifelt nach einer möglichen Erklärung für Soferls Gewichtsverlust und deren, wie sie zugeben musste, eigenartigen Essgewohnheiten. Die Tatsache einer Erkrankung, noch dazu einer psychischen, wollte und konnte sie an diesem Abend noch nicht akzeptieren, obwohl sie wusste, dass Lilly mit vielem, was sie gesagt hatte, nur allzu richtig lag. Alles wäre ihr im Augenblick lieber gewesen, als die Diagnose Anorexia nervosa.

Sie wollte sich vorerst einmal genauere Informationen über die Krankheit verschaffen und mehr über das Krankheitsbild erfahren. Sie begann fast sofort das Internet zu durchforsten, musste aber leider nur zu bald erkennen, dass das, was sie dort zu lesen bekam, alles andere als erfreulich war. Es wurde von lang dauernden und lebensgefährlichen Krankheitsprozessen geschrieben, von Rückbildungen des Gehirns und der Eierstöcke. Und immer wieder stand das Wort Sucht im Zentrum des Geschriebenen. Sonderbarerweise war gerade das zu akzeptieren für Anna besonders schlimm.

Je mehr sie las, desto öfter stellte sie sich auch die Frage, warum die mehrmals konsultierten Ärzte nie von einer derartigen Erkrankung oder wenigstens von einer akuten Bedrohung einer solchen gesprochen hatten. Warum hatten die Ärzte damals nicht reagiert, als sie keine gravierenden organischen Ursachen für Soferls Gewichtsverlust feststellen konnten?

„Vielleicht ist es doch nicht so schlimm, wie Lilly vermutet", sinnierte sie, als sie vor dem Bildschirm saß. Sie hoffte bei ihren Recherchen verzweifelt auf einen Hinweis, dass sich alles nur um eine pubertäre Marotte handeln würde.

Immer wieder hatte sie von Jugendlichen, vor allem von Mädchen gehört, die versuchen schlanker zu werden, obwohl kein echtes Übergewicht vorhanden ist. Viele wollen sich in der Pubertät auf recht eigenartige Weise verändern. Darin liegt noch nichts Ungewöhnliches. So etwas Ähnliches hatte auch Georg vermutet.

Aber was wirklich in dem Kind vorging, wusste Anna nicht.

Auch wenn Soferl nicht über Übelkeit und Kopfweh klagte, lag sie am liebsten auf ihrem Bett und döste vor sich hin. Nur hin und wieder blätterte sie in einem Kunstbuch oder widmete sich ihren Zeichnungen.

Dann malte sie winzige Püppchen, mit großen Augen, einem kleinen Mund und wirren Haaren. Die Gesichter glichen sich sehr, waren, obwohl recht hübsch, auf eigenartige Weise beunruhigend. Etwas Beängstigendes ging von diesen Zeichnungen aus, die Soferl auch auf Zeitungsränder oder winzige Papierstreifen rasch hinkritzelte.

Sie hatte immer schon gut gemalt und gezeichnet und ihr ganzes Interesse galt der Kunst. So war es nicht weiter verwunderlich, dass sie auch eine begeisterte Museumsbesucherin war. Schon als kleines Mädchen reiste sie einmal mit Mutter und Schwester nach Paris und war von den vielen Kunstwerken, die sie sah, hellauf begeistert. Einen unvergesslichen Eindruck machten auf sie von Monet in der Orangerie die Seerosen. Sie stand wie hypnotisiert vor den riesigen Gemälden und wollte sich lange nicht trennen. Einige Tage später fuhren die drei dann mit dem Zug nach Giverny. Dort hatte Monet viele Jahre seines Lebens verbracht und einige seiner größten Kunstwerke gemalt, unter anderem die berühmte japanische Brücke, die im Garten noch original erhalten ist. Soferl spazierte darüber, bewunderte die vielen Blumen und durfte sich in der Küche des Malers ein wenig auf einem Stuhl ausrasten. Die Führerin sagte freundlich zu dem Kind: „Hier hat Monsieur Monet seinen Kaffee getrunken." Soferl war begeistert, „wo ist Herr Monet jetzt", fragte sie artig. Die Besucher lachten. „Aber Kindchen", sagte eine Dame, „er ist doch schon seit vielen Jahren tot." Da war das Soferl sehr traurig, sie hatte wirklich gedacht, sie würde ihn treffen, so sehr hatte sie sich in sein Leben hier, in diesen Garten und sein Haus hineinversetzt. Es war für alle ein unvergesslicher Tag und sie sollten noch viele Jahre davon erzählen.

Für das Kind war es ein Meilenstein in ihrer kindlichen Entwicklung. Es hatte eine Wendung ausgelöst und vielleicht ihre Liebe zur Kunst geweckt. Sie war zwar nie mehr in den Garten des Malers gekommen, aber seine Bilder faszinierten sie doch fortan. Später lernte sie andere Maler kennen, da Anna ihre Neigung zur bildenden Kunst sehr liebevoll und geschickt förderte. Bald kannte sie viele bedeutende Gemälde, konnte Vergleiche zwischen ihnen erkennen und die einzelnen Epochen gut zuordnen.

Ihre Leidenschaft galt aber weiterhin den Impressionisten. Einige Male hatte sie ihren Bruder Georg besucht und verbrachte viele Stunden im Musée d'Orsay, der Orangerie oder im Musée Marmottan. Sie mied die Touristenströme und konnte stundenlang durch die einzelnen Säle wandern. Manchmal kam sie auch nur wegen einiger weniger Bilder, machte sich gelegentlich Notizen, „damit ich mir besser merke, was ich mir ansehe", sagte sie dann lachend, wenn sie gefragt wurde, was sie da aufschreibe. Sie lebte ganz für die Malerei und obwohl sie erst fünfzehn Jahre alt war, besaß sie ein großes Wissen auf theoretischem Gebiet. Sie selbst malte in dieser Zeit nicht allzu viel.

„Je mehr ich von großen Künstlern sehe, desto dilettantischer empfinde ich mich selbst", sagte sie einmal zu ihrer Schwester. Das war typisch für Soferl, entweder machte sie eine Sache hundertprozentig oder gar nicht. Noch bevor sich Anna klar werden konnte, was mit ihrer jüngsten Tochter los war und ob die Lage wirklich so ernst wäre, wie Lilly und leider auch das Internet es darstellte, wurde sie von Soferls Klassenlehrerin zu einer Unterredung in die Schule gebeten. Anna hatte noch am Abend zuvor das weitere Vorgehen überlegt. Sie war sich bewusst, dass sie mit Heinrich reden sollte, wusste aber wieder einmal nicht wie. Er negierte die ganze Angelegenheit, war selten bei gemeinsamen Mahlzeiten zu Hause und so war es für ihn ein Leichtes nichts zu sehen und daher auch keine Stellung beziehen zu müssen. Anna hatte in dieser schwierigen Zeit niemanden, dem sie sich anvertrauen konnte. Sie sprach auch mit Lilly nicht mehr über ihre Sorgen.

Als Anna von der Vorladung hörte, war sie nicht eigentlich beunruhigt, nur etwas verwundert, denn Soferl war eine sehr gute Schülerin, die alle ihre Aufgaben gewissenhaft erledigte. Was konnte man von ihr wollen? Die Lehrerin, die sie treffen sollte, war eine junge Frau, die sehr engagiert ihrem Job nachging und die Kinder ihrer Klasse geradezu liebte. Sie bat Anna ins Besprechungszimmer, bot ihr Platz an und kam augenblicklich zum Grund ihres Anliegens.

„Ich hoffe", sagte sie höflich, „Sie finden mich nicht anmaßend, aber ich glaube", jetzt stutzte sie doch ein wenig, „also, es wird Ihnen ja sicherlich auch schon aufgefallen sein, aber ich fürchte, Sophie ist magersüchtig."

So das war es also. Anna konnte gar nichts sagen. Fieberhaft rasten ihre Gedanken: Magersucht, Magersucht!!! Das Wort hallte in ihren Ohren.

„Bitte verzeihen Sie, wenn ich die Angelegenheit vielleicht zu deutlich anspreche, aber ich glaube, Sophie braucht wirklich Hilfe." Die Lehrerin war jetzt auch ein wenig verunsichert. Hatte sie sich zu viel herausgenommen und sich in Dinge eingemischt, die sie nichts angingen, die ausschließlich Sache der Eltern waren? Aber sie hatte es als ihre Pflicht erachtet, mit der Mutter zu reden. Sie sah Sophie fast jeden Tag und es war nicht unbemerkt geblieben, dass es dem Kind wirklich nicht gut ging. Die Klassenkameradinnen sagten auch, wie schlecht Sophie aussehe und, dass sie so gut wie nichts in der Schule esse, selbst an Tagen, da sie Nachmittagsunterricht hätten. Es war ihr auch oft schwindlig und schlecht und sie klagte des Öfteren über schreckliche Magenschmerzen. All diese Symptome erwähnte das Kind gelegentlich auch zu Hause, aber Anna hatte immer gedacht, in der Schule würde dies nicht auffallen oder, was eigentlich noch schlimmer war, gemeint, das Soferl spiele ihre Leiden zu Hause auf, um sich ein wenig in den Mittelpunkt zu bringen. Sie hatte ernstlich angenommen, dass sie in der Schule recht fidel und munter wäre.

„Meine große Tochter hat auch schon in diese Richtung vermutet" gab sie zerknirscht zu, „aber ich habe nicht gewusst, dass es derart schlimm um meine Tochter steht. Ich bin Ihnen sehr, sehr dankbar, dass sie so offen mit mir sprachen. Jetzt weiß ich, dass ich so rasch wie möglich Hilfe organisieren muss." Trostlos fügte sie hinzu: „Aber an wen kann ich mich wenden?"

Dann erzählte sie der Lehrerin ausführlich, von den frustrierenden Arztbesuchen, die sie mit Soferl in den letzten Monaten absolviert hatte und, dass sie von allen Seiten immer nur abgewiesen wurden.

Nachdem sich Anna von der Klassenlehrerin verabschiedete, konnte sie kaum einen klaren Gedanken fassen. Jetzt war klar und deutlich verbalisiert, was wochenlang nur ein stummer Verdacht gewesen war. Nicht einmal als Lilly allzu deutlich darauf hingewiesen hatte, wollte sie eine ernsthafte Bedrohung zur Kenntnis nehmen. Aber nun, nachdem eine relativ fremde Person offen und deutlich ihre Vermutung äußerte, musste sie sich wohl oder übel mit der Problematik dieser heimtückischen Krankheit auseinandersetzen.

Plötzlich fielen der Mutter viele Begebenheiten in der jüngsten Vergangenheit ein. Wie war das, als das Buch „Ich will dünn sein" im Wohnzimmer lag? War das nicht auch ein Hilfeschrei gewesen? Aber sie hatte nicht darauf geachtet. Und an all die vielen Ausreden, wenn Soferl nicht zu Mittag essen wollte. Jetzt musste sie hören, dass sie gar nichts in der Schule zu sich genommen hatte. Wie lange dauerte der Zustand schon an? Anna versuchte sich, so weit es ging zurückzuerinnern. Aber es gelang ihr nicht wirklich. Immer wieder sah sie ihre liebe, kleine Tochter, mit roten Wangen, glücklich lachen. Sie war doch von allen, das am wohlsten geratene Kind, immer angepasst, höflich, pflegeleicht, ein fröhliches Kind, das nie Probleme machte.

Was ging in dem Kind vor, dass sie so einer Krankheit bedurfte, um sich mitteilen zu können? Was wollte sie sagen?

Am Nachhauseweg fiel Anna immer wieder ein Satz der Lehrerin ein. Was hatte diese gemeint, als sie sagte: „Steht Sophie bei Ihnen oder Ihrem Mann unter starkem Leistungsdruck? Sie macht sich bei allem was sie tut, einen unheimlichen Stress, will nicht nur gut, sondern immer besser sein. Es scheint, als ob es für sie selbst nie gut genug wäre."

Mache ich ihr den Stress?, fragte sich die Mutter besorgt.

Aber ich finde doch alles super, was das Soferl tut, rechtfertigte sie sich im Geiste.

War dies aber tatsächlich so? Wurde Soferl nicht vor allem dann geschätzt, wenn sie das Leben der Eltern und vor allem der Mutter reicher und glänzender machte? Wollte Anna nicht in erster Linie das perfekte Kind, das sie selber nie war und das sie ihrem Mann und auch ihrer Mutter so gerne präsentiert hätte?

Sie ging langsam den Weg zu ihrem Haus, hörte den Frühlingswind in den Blättern rauschen und roch den Duft des Flieders und war wieder das junge Mädchen von einst, in Gedanken versunken, voll Glück und Trauer gleichzeitig. Sie war wieder die kleine Anna, die alles lustig fand, was das Leben und der Alltag mit sich brachte und doch so todtraurig, weil sie ein ganz anderes Kind sein wollte, eines mit Eltern, mit einem richtigen Vater, der einen von der Schule abholte und schimpfte, wenn man einen Fleck kassierte und in die Schule kam, um die Sache wieder ins rechte Lot zu bringen und hinterher mit einem essen ging und sagte, dass es knapp war und schwierig, aber er, der Papa, der liebe, der tolle, hätte alles geschafft. So hat das alles die Mutter gemacht, aber nicht richtig und immer mit dem traurigen, anklagenden Unterton. Da hatte sich Anna dann selber weder toll noch behütet gefühlt, sondern wieder nur schuldig. Wegen mir sind all die Probleme, hatte sie gedacht. Später war der Zorn auf den Papa gekommen, aber weil er ja nicht da war, konnte sie es ihm nicht sagen, was ihr wichtig wäre und wenn er dann kam, war sie so selig, dass sie die wenigen schönen Stunden nicht verderben wollte. Einmal hatte sie von ihren Sorgen zu sprechen begonnen, aber er hatte sie nicht verstanden.

„Du bist doch mein vernünftiges, großes Mädchen", hatte er nur gesagt und das war sie dann auch und hatte geschwiegen. So hatte er nie erfahren, was sie ihm sagen wollte. Obwohl er schon lange nicht mehr lebte, musste sie ihm doch noch so vieles sagen. Er hätte sie nicht verlassen dürfen und einfach weggehen. Warum hatte er nicht auf sie aufgepasst? Die Mutter hatte alles übernommen, die große Verantwortung, wie sie oft betonte, als Alleinerzieherin. Aber aufgepasst, dass Anna nichts passiert, hatte sie auch nicht. Und genau das wollte Anna. Die Kinder sollten ihr einmal keinen Vorwurf machen, dass sie sie allein gelassen hätte, wie sie selbst alleine gelassen wurde. Dafür hatte sie gut gesorgt, hatte ihnen Geschwister zur Seite gestellt, sie eingebettet in eine große Familie, hatte sie nicht dem Alleinsein ausgesetzt. Und sie hatten vor allem einen Vater.

Aber war es in Annas Kindheit wirklich so anders, als jetzt bei Soferl? Immer war es die Mutter, damals wie heute, die stets half, alles wusste und zur rechten Zeit regelte.

Wie betäubt ging Anna nach Hause. Zu gern hätte sie jemandem erzählt, was in der Schule vorgefallen war. Aber sie wusste nicht wem. Sie versuchte, Heinrich in der Klinik zu erreichen, aber er war nicht zu sprechen. Er würde zurückrufen, ließ er ihr ausrichten.

Kaum zu Hause angekommen, kochte sich Anna eine große Kanne starken Kaffee. Immer, wenn sie angespannt war, brauchte sie Kaffee.

Sie kochte ihn dann nicht in ihrer neuen Nespresso-Maschine, einem Weihnachtsgeschenk von Heinrich, eines der wenigen, über das sie sich wirklich gefreut hatte, sondern in ihrer alten italienischen Maschine, obwohl, wenn man einmal vergaß, unten Wasser einzufüllen, der Dichtungsring abschmorte, was Anna natürlich schon einige Male passierte und dann das ganze

Haus stank und Heinrich am Abend fragen musste: „Was stinkt denn da so fürchterlich?" Einmal hatte Soferl gesagt, dass Mama die Wohnung abfackeln wollte, aber das hatte er nicht lustig gefunden.

Während der Kaffee aufkochte, schaltete Anna das Internet ein. Je länger sie über das Gespräch mit der Lehrerin nachdachte, desto heftiger wurde ihr Widerwille, das Gehörte zu akzeptieren. Die Dame hatte es offensichtlich nur gut gemeint und es war, das musste Anna zugeben, mutig und verantwortungsvoll, die Dinge konkret beim Namen zu nennen. Aber es kam doch immer noch einer Vermutung gleich und war weit davon entfernt eine medizinische Diagnose zu sein.

Die Mutter wollte einfach nicht an die Tatsache einer ernsten Erkrankung glauben und schon gar nicht an so eine furchtbare Sache wie Magersucht.

Diesmal, so war sie überzeugt, würde sie einige objektive Informationen finden, die ihr dann einen besseren Zugang zu der Krankheit vermitteln würden. Sie musste nur intensiver als bisher das Netz durchforsten, dann würde sie Informationen finden, die sie beruhigten. Da sollte sie sich aber sehr täuschen, denn das genaue Gegenteil war der Fall.

Magersucht und Bulimie, fast jeder kannte diese Begriffe, spätestens nachdem Lady Di daran erkrankte, aber seit Anna so unmittelbar davon betroffen war, musste sie erkennen, dass sie so gut wie gar nichts über diese Krankheiten wusste. Als sie den Begriff Magersucht im Google eingab, erschienen mindestens zehn Seiten mit einschlägigen Informationen. Sie tippte gleich die erste an: Allgemeine Informationen zur Magersucht. Ja, das hatte sie gesucht, jetzt würde sie bald klarer sehen. Sie las: *Wörtlich übersetzt bedeutet Anorexie: Appetitverlust oder -verminderung – eine irreführende Bezeichnung, da nicht unbedingt der Appetit, sondern in erster Linie das Essverhalten gestört ist …* Die nächsten Zeilen überflog sie mehr, ohne sie wirklich zu lesen. Weiter unten stach ihr dann ein Absatz ins Auge, den sie, wie gebannt, immer wieder las: *Magersüchtige streben für gewöhnlich nach Perfektion und stellen sehr hohe Ansprüche an sich selbst. Sie genießen das irrige Gefühl, ihren Körper „unter Kontrolle" zu haben und sehen in der Gewichtsabnahme eine Bestätigung ihrer Leistung.*

Anna starrte lange diese Zeilen an, sie war zu erschüttert, als dass sie weiter suchen hätte können. Schon diese wenigen Sätze passten voll und ganz auf Soferl. Sie wusste gar nicht mehr zu sagen, wie lange sie schon so am Computer gesessen war, als das Telefon läutete. Es war Elisabeth.

„Bist du zu Hause?", rief sie fröhlich und wartete die Antwort gar nicht ab. „Ich komme zum Essen!"

„Das ist aber eine gute Idee! Ich freu mich!" erwiderte Anna, so heiter, wie sie es eben konnte. Dann schaltete sie den Computer aus und ging in die

Küche. Sie musste jetzt anfangen zu kochen, Lilly würde in einer halben Stunde zu Hause sein.

Anna war über die unerwartete Unterbrechung ihrer Recherchen froh. All das Gelesene hatte sie, anstatt zu beruhigen, nur noch mehr verunsichert. Sie hatte sich Klarheit erhofft, jetzt fühlte sie sich noch aufgewühlter. Sie überlegte, wen sie um Rat fragen könnte, denn Heinrich hatte noch nicht zurückgerufen und ein zweites Mal wollte sie nicht stören. Er wurde immer ärgerlich, wenn sie zu oft anrief. Sie würde doch mit Elisabeth reden. Ihre momentanen deprimierenden Gefühle hätte sie auch vor der Tochter nur sehr schwer verheimlichen können.

Als Elisabeth aufsperrte, war das Essen fertig und da es unerwartet heiß geworden war, auf der Terrasse gedeckt. Anna hatte die Markise herab gelassen, das weiße Service mit grünen Servietten gewählt. Es gab Spargel, den wollte sie auch für das Soferl machen, eine Kräutersauce und Salat. Da Anna ein Faible für Farben hatte und auch den einfachsten Mahlzeiten eine kleine besondere Note geben wollte, bestreute sie den Spargel und den Salat noch mit frischen Kräutern.

Um alles noch ein wenig mehr abzurunden, stellte sie Minzesaft in hohen Gläsern auf den Tisch. All dies würde nur Lilly auffallen und wirklich sagte sie, als sie hinaus auf die Terrasse kam, zu ihrer Mutter: „Das schaut wieder schön aus. Typisch Mama, auch der Saft passt farblich zu den Servietten!" Beide mussten lachen und sie spürten das besondere Verhältnis, welches sie miteinander verband.

Soferl sollte erst zwei Stunden später von der Schule nach Hause kommen und so warteten sie nicht auf das Kind, sondern begannen gleich mit dem Mittagessen.

„Was verschafft mir die unerwartete Ehre deines Mittagsbesuches?" wollte Anna wissen. Lilly kam sonst nie vor vier oder gar fünf Uhr von ihrer Arbeit nach Hause. Sie jobbte neben ihrem Studium zwei Mal die Woche bei einem Tierarzt.

„Ich soll nächste Woche einmal öfter arbeiten und als Ausgleich hat er mir heute früher frei gegeben. Ich bin froh, denn am Abend habe ich Praktikum und da will ich am Nachmittag noch etwas lernen." Sie wollte nach Absolvierung ihres Studiums unbedingt Tierärztin werden und war schon jetzt eine ausgesprochen fleißige und gewissenhafte Studentin. Wenn sie von ihrer Arbeit in der Ordination erzählte, konnte man ihre Begeisterung und Liebe, die sie Tieren entgegenbrachte, deutlich spüren. Soferl himmelte ihre große Schwester geradezu an. Manchmal sagte sie dann verträumt: „So toll wie du werde ich nie."

Manches Mal lachten alle, die es hörten oder sagten: „Du bist ja auch noch klein!" Aber es klang immer irgendwie herablassend und war für

Soferl kein Trost, sondern sie fühlte sich im Gegenteil unbedeutend und hilflos.

Als Mutter und Tochter eine kleine Weile über alles Mögliche geplaudert hatten, fragte Lilly übergangslos, was los sei. Anna kam direkt zur Sache und erzählte Lilly von dem Gespräch mit der Klassenlehrerin.

„Das ist wirklich schlimm", sagte Elisabeth nach einer langen Pause. Sie hatte ohne ihre Mutter zu unterbrechen, schweigend zugehört, als diese schilderte, was sich am Vormittag in der Schule zugetragen hatte.

Sie beratschlagten lange was sie tun könnten und waren schließlich überzeugt, dass bei sofortiger Hilfe die Krankheit rasch zum Erliegen gebracht werden könnte. Allerdings wussten beide nicht, wie diese Hilfe auch nur annähernd aussehen sollte.

Anna war es gewöhnt, rasch und zielstrebig an die Lösung von Problemen heranzugehen. Sie hatte schon als junges Mädchen an dem Grundsatz festgehalten, dass sie fast alles erreichen könne, wenn sie sich nur ordentlich anstrenge. In diesem Bewusstsein bedeutet die Tatsache, ein Problem nicht lösen zu können, eine Niederlage, die Anna nur sehr schwer ertrug.

Das Gespräch an diesem Mittag drehte sich unausgesetzt darum, was jetzt zu tun wäre? Gut, sie wussten Bescheid, doch wie sollten sie Soferl helfen, an wen konnten sie sich wenden? Lilly wusste von ihrer Freundin, dass es in Wien einige staatliche Hilfsorganisationen gab.

Diese, so beschloss Anna, sollten tags darauf einmal telefonisch kontaktiert werden. Zuvor wollte sie aber unbedingt mit Heinrich sprechen.

Am Abend, Soferl schlief schon, erzählte Anna ihrem Mann von dem Gespräch mit der Klassenlehrerin und dem begründeten Verdacht einer ernsten Erkrankung. Er hörte sich alles geduldig an, bis zu dem verhängnisvollen Satz: „Lilly hat leider schon vor geraumer Zeit einen ähnlichen Verdacht geäußert." Anna merkte sofort, dass sie dies nicht hätte sagen sollen.

Heinrich versteifte sich ruckartig, seine Augen wurden eine Spur dunkler und seine Mimik eisig. Ganz leicht bewegte er die Backenknochen hin und her, so als ob er mit den Zähnen knirschte. Er sagte minutenlang kein Wort, dann leise und schneidend: „Ach, so ist das, du hast wieder einmal schon alles mit den Kindern abgesprochen."

„Nein, überhaupt nicht."

„Unterbrich mich nicht immer." Er wurde einige Nuancen lauter und sein Ton noch einige Grade unfreundlicher.

„Bitte schrei nicht so, das Soferl schläft schon und sie sollte unter keinen Umständen von unserem Gespräch etwas hören." Anna war sichtlich verzweifelt. Es wäre so wichtig gewesen, mit Heinrich konstruktiv reden zu können, aber jetzt waren sie wieder, wie schon so oft, in die alten Bahnen geraten, wo dies unmöglich war. Mit einem einzigen Satz hatte sich der Inhalt des Gespräches verändert. Sie redeten nicht mehr über das Kind, was sie machen sollten, an wen sie sich wenden und wie sie sich einfach selbst unterstützen könnten. Nein, sie stritten nur, wer wen unterbrochen hatte und, dass Heinrich so wie so nie etwas wusste, da er nicht rechtzeitig darüber informiert wurde.

Ihr Argument, dass sie ihn in der Klinik nicht erreicht hätte, ließ er nicht gelten.

„Ha", schrie er höhnisch, „jetzt weißt du nicht weiter, du bist doch sonst immer die ‚Frau Schlau', die alles kann, aber jetzt brauchst du mich offensichtlich doch. Wieso gerade jetzt? Ich werde normalerweise auch nie gefragt und du schaltest und waltest nach deinem Gutdünken!"

Damit hatte er leider nicht unrecht.

Plötzlich stand Soferl in der Wohnzimmertür. Sie hatten sie, ob der hitzigen Debatte, nicht kommen gehört. Wie lange sie schon mitgehört hatte, wusste Anna nicht zu sagen. Sie stand in der Türe, verschlafen, in einem alten, viel zu weiten Pyjama, der einmal einem ihrer Brüder gehört hatte und starrte nur schweigend ihre Eltern an. Sie sah so unglaublich klein und verletzlich aus, dass Anna fast die Tränen kamen. Soferl wirkte wie ein kleines Kind, es fehlte ihr nur ihre Schlafpuppe, die sie bis vor wenigen Jahren immer mit sich herumgeschleppt hatte. Anna fasste sich als erste von den Eltern, ging auf Sophie zu und fragte: „Was ist, Baby, kannst nicht schlafen?"

„Nein, es war plötzlich so laut, da bin ich aufgewacht. Aber ich geh jetzt wieder ins Bett", murmelte sie und verschwand in ihrem Zimmer.

Die Mutter wusste, dass sie einiges, wenn nicht sogar das ganze unerfreuliche Gespräch ihrer Eltern mit angehört hatte. Anna ging ihr nach und fand sie weinend in ihrem Bett. Sie setzte sich zu ihr, wollte sie streicheln, aber Soferl drehte sich nur abweisend zur Wand: „Lass mich in Ruhe."

Dann zog sie die Decke über den Kopf und schluchzte, wie ein Baby, in ihrem kleinen, weichen Polster. Anna wusste, warum Soferl gar so heftig reagierte. Sie hatte offensichtlich doch viel von dem Streit ihrer Eltern gehört, wahrscheinlich auch, dass sie selbst quasi die Ursache dieser Auseinandersetzung war. Anna war wirklich verzweifelt. Sie konnte das Kind nicht so weinen sehen, sie hatte das alles wieder einmal nicht gewollt und doch fühlte sie, dass es ihre Schuld war. Hätte sie Lilly aus dem Spiel gelassen, wäre das Gespräch sicherlich nicht derart eskaliert. Es war immer der gleiche Vorgang, ein falsches Wort und die Dinge bekamen eine ungewollte Eigendynamik. Hatte Annas Mutter vielleicht doch recht, mit ihren Ermahnungen, lieber zu schweigen, als sich in Diskussionen mit dem Ehepartner zu verstricken?

Anna streichelte das Kind und murmelte immer wieder Trostworte, fast mehr zu sich selbst, als zu ihrer Tochter. Plötzlich riss Soferl die Decke weg und rief unerwartet erbost: „Immer müsst ihr streiten. Nie könnt ihr vernünftig miteinander reden. Lasst mich einfach in Ruhe, alle beide!"

„Soferl, Baby, bitte sei nicht so verzweifelt, wir haben nicht gestritten, wir haben uns nur unterhalten, etwas heftiger diskutiert", aber was Anna da sagte, klang nicht wirklich überzeugend.

Unvermutet stand Heinrich in der Kinderzimmertüre. Soferl sah ihn, wischte sich so gut es ging die Tränen fort und lächelte ihren Vater erwartungsvoll an. Er sagte freundlich und unverbindlich „Gute Nacht" und ging in sein Zimmer.

Die nächsten Tage waren schrecklich für Anna. Mit Heinrich hatte sie, seit diesem verunglückten Gespräch am Abend, keine weitere Aussprache mehr gehabt. Einmal versuchte sie noch mit ihm zu reden, ob er nicht doch einen Arzt wüsste, der ihnen weiterhelfen könnte. Aber er hatte nur ausweichend geantwortet, eine Ansprechperson hatte er nicht genannt. Vielleicht wusste er auch nicht, was in dieser Situation am besten zu tun wäre oder er wollte es einfach nicht. Einmal hatte er durchblicken lassen, dass alle, die von ihm empfohlenen Mediziner in den Augen seiner Frau ohnedies nur inkompetente Fachidioten seien und er einfach keine Lust mehr hätte, sich eine weitere Abfuhr zu holen. Anna hatte darauf geantwortet, aber es ginge doch um ihrer beider Kind, worauf Heinrich spöttisch lächelnd erwiderte: „Wenn 's Probleme gibt, ist sie plötzlich *unser* Kind, sonst aber immer nur *deine* Tochter." Darauf hatte Anna nur schuldbewusst geschwiegen.

Die Stimmung, wenn Soferl zu Mittag von der Schule nach Hause kam, war nun noch ein wenig angespannter, als sie ohnedies schon die letzten Monate gewesen war. Anna musterte ihre Tochter, wie sie glaubte, unbemerkt, ob sie irgendwelche Spuren eines drohenden Verfalls bei ihrem Kind erkennen könne. Sie begann die kleinen Mahlzeiten, die Soferl zu sich nahm mit Butter oder ungeschlagenem Obers etwas zu verbessern, beziehungsweise mit versteckten Nährwerten anzureichern und führte heimlich Buch über ihre zu sich genommenen Kalorien. Wenn Soferl nach dem Essen auf die Toilette ging und nicht sofort wieder erschien, ging sie ihr nach und horchte an der Türe, ob sie sich vielleicht erbrach. Es war ein ständiges gegenseitiges Nachspüren und Ausweichen. In kurzer Zeit konnten sie überhaupt nicht mehr mit einander umgehen. Je stärker Soferl das Gefühl hatte, kontrolliert zu werden, desto verzweifelter versuchte sie ihrer Mutter auszuweichen. Sie erfand mehr und mehr Ausreden, um nicht essen zu müssen. Ihre Lügen, wie viel sie schon zu einem früheren Zeitpunkt zu sich genommen hätte, wurden immer vielfältiger und ausgeschmückter, obwohl sie genau wusste, dass Anna all dies nicht glaubte.

Manchmal versicherte sie ihrer Mutter auch wortreich, dass sie zu einem späteren Zeitpunkt etwas essen würde. Irgendwie schaffte sie es dann doch immer, dass es zu diesem „später“ nie wirklich kam. Anna sollte nie erfahren, ob Soferl je dahinter gekommen war, dass ihre Mutter versuchte, die Speisen kalorienreicher zu machen und sie daher fast nichts mehr essen wollte oder, ob dies eben der ganz normale Krankheitsverlauf war. Es gab aber immer mehr Tage, da lebte sie buchstäblich von zwei Äpfeln oder einigen Bissen Magerjoghurt.

Die Waage wurde Soferls ständiges Stimmungsbarometer. Manchmal kam sie fröhlich lachend aus dem Badezimmer, zog eines ihrer winzigen T-Shirts und einen Minirock an und ging gut gelaunt in die Schule. Es konnte aber auch sein, dass sie wütend die Türe hinter sich zuschmiss, in ihr Zimmer stürmte, lange in ihrem Kasten nach einem geeigneten Kleidungsstück suchte, vieles heraus riss, um dann irgendeine alte Hose und einen weiten Pulli anzuziehen. Obwohl für Anna diese Zornesausbrüche ihrer jüngsten Tochter völlig überraschend und neu waren, ertrug sie all das mit einer bewundernswerten Ruhe und Geduld. Sie räumte die Sachen, die das Soferl im Zimmer verteilt hatte, wieder ordentlich in den Kasten, legte Pullis zusammen und Socken, Haarbänder und all die tausend Dinge, die so im Kinderzimmer herum lagen. Nie schimpfte sie oder zeigte ihren Unmut, sie war den Launen ihrer Tochter völlig hilflos ausgeliefert. Sie sagte sich zwar manches Mal, sie sollte sich das nicht so gefallen lassen, aber dann hatte sie gleich wieder ein schlechtes Gewissen und fand, dass sie möglicherweise an Soferls Zustand bis zu einem gewissen Grade schuld wäre.

Wie oft hatte sie bei ihren Recherchen über die Krankheit gelesen, dass Magersucht immer auch ein Mutter-Tochter-Konflikt sei und so fühlte sie sich wieder einmal als Hauptverantwortliche.

Aus diesen Schuldgefühlen heraus traute sie sich nicht, der Tochter die nötigen Grenzen zu setzen und sei es nur, sie um ein wenig Ordnung bei ihren Sachen zu bitten. Soferl hätte dann antworten können, dass sie es aber nicht störe, die schmutzige Wäsche und den ganzen Kram im Zimmer verstreut zu sehen. Aber auch das war ihr verwehrt, denn Anna ging förmlich auf in ihrer Dulderrolle, immer in dem vermeintlichen Bewusstsein oder vielmehr Irrglauben, dass Soferl eben doch geschont werden müsste, da sie schließlich nicht gesund war.

Sophie spürte Annas krampfhaftes Bemühen es dem Kind in allen Dingen recht machen zu wollen und gleichzeitig wusste sie, dass sie den Wünschen ihrer Mutter nie voll und ganz gerecht werden könne. So geriet sie unweigerlich immer mehr unter Druck. Einem Druck, dem sie nicht gewachsen war.

Es kam, wie es kommen musste: Sie brach in der Schule zusammen.

Als sie das Bewusstsein wieder erlangte lag sie am Boden, hatte einen Sessel unter ihren kalkweißen Beinen und die halbe Klasse stand im Bogen um sie herum und starrte sie von oben an. Als sie die Augen aufschlug, schrien fast alle Freundinnen gleichzeitig: „Sie kommt wieder zu sich!" Am liebsten hätte Soferl die Augen gleich wieder zugemacht, aber da stand auf einmal ihre Klassenlehrerin neben ihr und machte ein so verzweifeltes Gesicht, dass Sophie sie nicht noch mehr beunruhigen wollte. Es war eben jene Lehrerin, die schon einige Zeit zuvor Anna auf Soferls schlechte Gesundheit aufmerksam gemacht hatte. Sie beugte sich zu ihr herab, streichelte das Kind sanft, legte ihr ein nasses Tuch auf die Stirn und sagte: „Wir haben schon deine Mama angerufen und die Schulärztin kommt auch sofort. Bleib nur ruhig liegen, es wird bald alles wieder besser." Sie sagte das so lieb, dass Soferl fast zu weinen angefangen hätte, wäre nicht gerade die Schulärztin mit lautem Getöse in die Klasse gestürmt. Außer einen etwas zu niedrigen Blutdruck konnte sie nichts feststellen. Beim Weggehen sagte sie nur: „Etwas Speck auf den Rippen könnte nicht schaden!"

Noch am selben Nachmittag fuhr Anna mit Soferl in ein bekanntes Wiener Kinderspital. Den Tipp hatte ihr eine Freundin gegeben. Zuvor rief sie bei einigen Beratungsstellen für anorektische Mädchen an, aber überall hörte sie die gleiche traurige Nachricht. Sie solle mit ihrer Tochter in die Universitätsklinik kommen, dort würde man sie aufnehmen. Das wollte Anna aber unter gar keinen Umständen. Daher war sie sehr, sehr froh, als ihre Freundin dieses Spital vorschlug.

„Dort behandeln sie auch ambulant, da musst du sie nicht aufnehmen lassen", versicherte sie ihr und wünschte beiden alles Gute.

Die nächsten Tage waren sowohl für Soferl, als auch für ihre Mutter überaus anstrengend. Die behandelnde Ärztin, eine ältere Dame, die offensichtlich auf viele arbeitsreiche Jahre mit Kindern zurückblicken konnte und große Erfahrung in der Pädiatrie besaß, war sehr nett und einfühlsam, ordnete aber sofort eine Unzahl von Untersuchungen für Soferl an. Es wurde ein richtiger Plan angelegt, nachdem sie vorgehen wollten. Einige Tage würde es aber dauern, ließ sie wissen, dann könnten man klarer sehen, ob eine organische Ursache für den drastischen Gewichtsverlust vorlag oder ob es sich wirklich um eine psychische Störung handelte.

Anna stand der ganzen Vorgangsweise bald sehr positiv gegenüber, das hatte alles „Hand und Fuß", wie sie sagte, „da wissen wir jetzt, wie wir dran sind."

„Du wirst sehen, die finden die Ursache und alles wird wieder gut." Anna war fest davon überzeugt, dass es doch einen kleinen Anhaltspunkt geben würde und ein winziges organisches Gebrechen für Soferls Zustand verantwortlich wäre. Diesen müssten die Ärzte so rasch es ginge, beheben und alles wäre wieder in Ordnung. Jetzt, wo die Sache einmal in die richtigen Hände gelegt wurde, war Anna wieder entspannter und vor allem hoffnungsvoller.

Das Soferl sah die ganze Prozedur ganz anders. Sie lehnte dieses Spital und auch die Ärztin von der ersten Minute an total ab. Sie war, ganz gegen ihre Gewohnheit, sehr unfreundlich, grüßte gerade mal knapp und gab auf die an sie gestellten Fragen nur schnippische Antworten. Ihr Verhalten war Anna äußerst peinlich. Alle, auch die Schwestern waren sehr hilfsbereit und hatten so ein Benehmen nicht verdient. Was war nur mit Soferl los, sie war doch sonst immer freundlich, noch nie hatte sie sich Erwachsenen gegenüber unhöflich benommen? Immer hatten alle ihre guten Manieren gelobt und manchmal auch gesagt: sie wäre halt wirklich gut erzogen. Das war Anna besonders wichtig. Es war wie eine Auszeichnung.

Als die Ärztin einmal kurz das Untersuchungszimmer verließ, stellte Anna ihre Tochter zur Rede: „Warum bist du so unfreundlich, die Ärztin ist doch wirklich nett, sie hat dir nichts getan, sie will dir nur helfen, das kannst du nicht machen." Das Kind erwiderte nichts auf die ermahnenden Worte ihrer Mutter. Sie hörte nur stumm zu, wie so oft.

Als die Ärztin ein paar Minuten später aufs Neue das Zimmer betrat, war sie wieder das liebe brave Mädchen, für das sie normalerweise auch gehalten wurde. Sie war wie ausgewechselt, höflich beantwortet sie alle Fragen, auch wenn diese möglicherweise unangenehm für sie waren.

„Sophie, bitte", sagte die Frau Doktor, „erzähle mir einmal ein bisschen aus deinem Alltag. Was machst du den Tag über?"

Sie lehnte sich zurück und wartete. Soferl wusste nicht, was sie sagen sollte. Was tat sie so immer, blöde Frage von der Ärztin. *Ich mag die nicht, die ist nicht ehrlich.* Das sagte sie natürlich nicht laut, schaute nur ein wenig Hilfe suchend zu ihrer Mutter.

„Soferl ist am Vormittag in der Schule", beantwortete diese die Frage.

Die Ärztin überging geflissentlich, dass nicht Soferl selbst geantwortet hatte, wandte sich aber neuerlich, diesmal eine Spur deutlicher, an das Kind.

„Gut, und was machst du dann, am Nachmittag und am Abend?" Da sich Soferl nun direkt angesprochen fühlte, musste sie auch selbst antworten.

„Am Nachmittag", kam zögernd die Antwort, „da mache ich meine Aufgabe und lerne." Sie überlegte, was sie sonst noch machte, aber es fiel ihr nicht viel ein. In den letzten Wochen hatte sie auch jede Menge Stress gehabt. Eine Schularbeit nach der anderen und so viele Referate und Präsentationen. Das sagte sie dann auch der Ärztin. Es klang stolz, denn sie war es auch.

„Bist du eine gute Schülerin?", wollte die Frau Doktor noch wissen. Da strahlte Soferl: „Ja, eine sehr gute, ich bin Vorzugsschülerin!"

„Na, da gratuliere ich dir!", sagte die Ärztin und Anna fügte stolz hinzu: „Wir sind alle sehr stolz auf unser Soferl, so gute Noten hatten ihre Geschwister nicht, obwohl sie dann doch alle gut im Beruf und Studium geworden sind!" Die Doktorin sollte nicht glauben, dass die anderen Kinder nicht auch wunderbare Menschen wären, dachte sie im Stillen, fügte dann strahlend hinzu: „Soferl hat dadurch ganz tolle Vorbilder!" Die Ärztin schrieb einiges in ihre Karteikarte, wandte sich aber sofort wieder an das Kind: „Verstehst du dich gut mit deinen Geschwistern?" Wie aus der Pistole geschossen kam: „Ja sehr gut. Vor allem mit meiner Schwester. Wir machen viel zusammen, fahren auch im Sommer immer alleine auf Urlaub. Das ist ganz toll!"

„Und mit den Brüdern, wie steht es da? Du hast zwei, oder?"

„Meinen ältesten Bruder sehe ich nicht so viel, weil er in Paris lebt, aber mit Chrisi habe ich auch viel Spaß. Mit ihm gehe ich an die Donau, rollerbladen oder Rad fahren, der ist immer lustig." Sie war sichtlich froh, einmal nicht nur von sich reden zu müssen und da sie sich wirklich sehr gut mit ihren Geschwistern verstand, war es für Soferl nicht schwer, über ihre Beziehung zu ihnen zu erzählen.

„Du findest deine Geschwister offensichtlich sehr toll. Das ist wunderbar. Nicht alle Kinder verstehen sich mit ihren Brüdern oder Schwestern so gut, wie es offensichtlich bei dir der Fall ist", sagte die Ärztin und fügte dann noch hinzu: „Und sie finden dich sicher auch toll, sonst würden sie nicht so gerne mit dir zusammen sein, oder?"

Soferl überlegte eine Weile. Das hatte sie noch gar nicht bedacht. Wie finden mich die Geschwister, von Georg einmal abgesehen?

„Ich bin halt die Kleine", und dann wurde sie plötzlich sehr still.

Was geht in dem Kind vor, dachte die Ärztin. *Wird sie nicht so angenommen, wie sie es sich wünscht? Will sie gar nicht die Kleine sein?*

Zögernd fuhr Sophie fort: „Sie finden mich schon toll, aber nicht toll genug."

„Wie meinst du das?" Soferl wollte nicht antworten, sie wollte ihre Geschwister auf gar keinen Fall anschwärzen, sie meinten alles auch immer nur lustig, da war sich Sophie ganz sicher. Dann sagte sie aber doch leise: „Chrisi fand, dass mein Hintern zu dick war ... aber nur im Spaß," setzte sie gleich hinzu.

„Findest du das auch?", bohrte die Ärztin in dem unangenehmen Thema weiter.

„Nein, jetzt nicht mehr", *und fett wie du bist, kannst du das gar nicht beurteilen,* dachte sie.

„Ist deine Schwester auch dünn?" wollte diese noch wissen.

„Ja, die war immer dünn, schon als kleines Kind, sie kann sich so viel Schokolade reinstopfen, wie sie will", Soferls Ton wurde jetzt eine Spur ungehaltener, allerdings erinnerte sie sich an die Rüge ihrer Mutter und wollte unter gar keinen Umständen als unhöflich gelten.

„Lilly, das ist der Kosename meiner Schwester", fügte sie wieder ausgesprochen freundlich hinzu, „kann überhaupt alles. Sie studiert auch super."

„Sie ist quasi dein Vorbild. Wärst du auch gerne so wie sie?"

„Ja, schon", kam die zögernde Antwort.

„Aber wenn du so gut lernst, wie ich hörte, wird das wohl nicht schwer für dich sein, beruflich so viel zu erreichen, wie deine Schwester."

„Vielleicht, ich weiß nicht." Soferl fühlte sich plötzlich erschöpft, sie wollte nicht mehr über sich und ihre Familie ausgefragt werden. Ein seltsam unangenehmes Gefühl stieg in ihr auf.

Später wurde sie gewogen und gemessen, ihr Darm mit einer speziellen Röntgenmethode untersucht und jede Menge Blut aus ihrer Vene abgezapft. All das dauerte fast eine Woche in der sie nicht zur Schule ging, dafür jeden Tag mit ihrer Mutter ins Spital fahren musste.

Am Ende der Woche, als alle Untersuchungen abgeschlossen waren, bat die Ärztin Anna alleine zu einer Unterredung in ihr Büro. Sie kam ohne Umschweife zum Kern ihrer Aussage. Die erhobenen Befunde hatten keine organische Störung ergeben, aber Soferl war ernstlich in Gefahr. Sie hatte so ziemlich alle Anzeichen, die zur Diagnose Anorexia nervosa passten.

Obwohl Anna damit gerechnet hatte, war sie, als die Ärztin dies klar und deutlich aussprach, wirklich entsetzt.

„Sie hat zwar abgenommen, aber gar so dünn ist unser Soferl doch gar nicht."

„Leider stimmt das nicht so ganz, denn sie hat sehr viel an Gewicht verloren und außerdem ist das nicht der einzige Parameter, der mich an diese Diagnose denken lässt. Abgesehen von dem viel zu niedrigen Wert des Body-Maß-Index und dem Ausbleiben der Regelblutung, deuteten auch Blutdruck und Körpertemperatur auf Anorexie hin."

„Was können wir jetzt dagegen unternehmen?", wollte Anna wissen. „Was muss ich tun, um ihr helfen zu können?" Augenblicklich fühlte sie sich wieder gefordert. Eine Woche hatte sie die Verantwortung an die Ärztin abgeben dürfen, aber da sie nichts organisches gefunden hatten, war es, so war Anna fest überzeugt, wieder ihre Pflicht Sophie zu helfen. Egal um welche Sache es sich handelte, es war immer ihre Aufgabe, die sie alleine bewältigen musste. Das hatte sie schon vor vielen Jahren gehört, nicht nur im Zusammenhang mit der jetzigen Krankheit. Zuerst hatte es ihre Mutter gesagt und dann Heinrich. So ist das eben, wenn man Kinder hat. Jeder Mensch trägt Verantwortung, dozierte er gerne. Er war für seine Patienten zuständig, sie für alles andere. So war es nicht weiter verwunderlich, dass auch jetzt die ganze Sorge um das Kind auf Anna lastete. Heinrich vermittelte seiner Frau deutlich, auch ohne es laut aus zu sprechen, dass die Bewältigung dieses neuerlichen Problems eindeutig in ihren Kompetenzbereich fiele.

Auf die dringende Frage des weiteren Vorgehens, empfahl die Kinderärztin, Sophie noch bei der Hauspsychologin vorzustellen.

„Bei Magersucht geht es nicht nur um ein gestörtes Essverhalten. In den meisten Fällen ist es eine psychische Erkrankung. Ich bin keine Psychologin, aber ich glaube, dass ihre Tochter zu Hause unter großem Druck steht, obwohl oder gerade, weil sie sich sehr angenommen fühlte."

„Soferl ist doch überall so beliebt, hat viele Freundinnen, ist in der Klasse so etwas wie eine Trendsetterin", sagte Anna, „bis vor Kurzem war sie auch immer lustig und voller Tatendrang. Wie kann sich alles so schnell ändern?"

„Wie ich schon sagte, Magersucht ist eine komplizierte, komplexe Erkrankung, die Ursache kann viele Monate vor dem eigentlichen Ausbrechen zurückliegen. Aus diesem Grund möchte ich ihre Tochter Frau Mag. L. vorstellen, dann sehen wir möglicherweise klarer."

„Aber vielleicht hat alles harmlosere Ursachen", Anna konnte sich mit dieser Diagnose, die außerdem noch von keiner Psychologin erhärtet war, nur schwer abfinden.

„Wenn sie etwas zur Appetitsteigerung bekommen könnte, würde sie vielleicht wieder mehr essen." Anna war zwar nicht wirklich überzeugt, von dem, was sie sagte, aber vielleicht war es doch eine Hilfe.

„Leider nein", erwiderte die Ärztin, noch immer um einen freundlichen Ton bemüht: „Magersucht kann man nicht mit Sanostol heilen."

Damit war das Gespräch beendet. Anna war sehr verzweifelt. Sie wusste, dass die alte Ärztin, mit allem was sie sagte, recht hatte. Was sie nicht wusste, war, dass es ein langer, mühsamer Weg werden würde.

Noch in derselben Woche hatten sie einen Termin bei der Psychologin.

Soferl hatte sich, zu Annas großer Verwunderung, kaum gegen den Besuch gewehrt. Es war fast so, als ob sie wollte, dass über ihre Krankheit geredet wurde. Es bedeutete offensichtlich eine Erleichterung für das Kind, dass sie nach monatelangem Schweigen nun darüber sprechen konnte.

3.

Es sollte sich nur allzu bald herausstellen, dass Soferls Krankheit leider keine so harmlose Ursache zugrunde lag, wie Anna noch immer insgeheim gehofft hatte. Die Diagnose stand nach der Konsultation bei der Psychologin sehr rasch fest: Es handelte sich um eine ausgeprägte Form von Anorexia nervosa. Es wurde beschlossen, dass Soferl ab sofort eine Liste mit den zu sich genommenen Nahrungsmitteln führen sollte. Je genauer sie dies schaffe, desto besser, so sagten jedenfalls die zuständigen Fachleute. Es möge bitte alles aufgeschrieben werden, aufs Gramm genau.

„Soll ich die Salatblätter abwiegen oder abmessen?“, fragte Soferl spöttisch. Aber niemand verstand die Selbstironie. Dann wurde vereinbart, dass sie vorerst einmal die Woche zum Abwiegen und Blutdruckmessen ins Spital kommen sollte. Mit der Psychotherapeutin wurden fürs erste einige Termine fixiert, damit man sich ein genaueres Bild machen könne. Später wollten die zuständigen Fachleute entscheiden, wie die Therapie gestaltet werden würde. Zu Annas großer Verwunderung opponierte Soferl nicht besonders, obwohl sie über den Behandlungsplan gerade einmal informiert wurde. Niemand fand es der Mühe wert, sie zu fragen, ob sie mit dem weiteren Vorgehen wirklich einverstanden war. Sie sagte nur halbherzig: „Ich mag da nicht immer hingehen“, aber als ihr Anna die Dringlichkeit vor Augen hielt, war sie einverstanden. Sie wirkte irgendwie hilflos, fast willenlos.

Andererseits war sie insgeheim froh, dass jetzt ausgesprochen wurde, was sie selbst Monate lang mit sich herumgeschleppt hatte. Mit einem Schlag brauchte sie nicht mehr ihr Nichtessen strikt verheimlichen und Lügengeschichten erfinden, wie sie es all die Monate gemacht hatte, um ihr Fasten vor allem vor ihrer Mutter zu verheimlichen. Jetzt war sie magersüchtig und deshalb aß sie auch nichts.

Plötzlich war die Sache für Soferl sehr einfach geworden. Und dass dies auch noch als Krankheit durchging, war gar keine so schlechte Sache. Damit hatte alles einen legalen Anstrich. Mit einem Mal fühlte sie sich befreit und zufrieden wie schon lange nicht mehr. Jetzt würde ihr auch das rigide Fasten wieder leichter fallen, dachte sie, als sie mit ihrer Mutter vom Krankenhaus nach Hause fuhr. Manchmal hatte Soferl nämlich wirkliche Probleme mit dem Nichtessen. Es war ja nicht so, dass sie nie Hunger verspürte. Ganz im Gegenteil, sie wurde oft, besonders vor dem Einschlafen, von schmerzhaften Hungergefühlen gequält. Tagsüber kam sie damit leichter zurecht. Sie brauchte sich nur fettes Essen anzusehen oder den vollen Kühlschrank aufzumachen, dann war sie wieder geheilt, dann fühlte sie sich wieder so weit gestärkt, dass sie das Hungergefühl überwinden konnte. Besonders leicht fiel es ihr, wenn sie dicke Menschen betrachtete. Die brauchten nicht wirklich übergewichtig zu sein, denn für Soferl war jeder dick, der nicht an der Grenze zum Untergewicht lebte. Dann verging ihr ganz von alleine der Appetit. Wenn sie aber in ihrem Bett lag, nicht einschlafen konnte, weil ihr tausend trübe Gedanken durch den Kopf jagten, hatte sie der Hunger fest im Griff. Ihr Magen knurrte laut und es wurde ihr manchmal, obwohl sie flach im Bett lag, schwarz vor den Augen. Wenn sie aber dann über ihren eingefallenen Bach strich, die Beckenknochen spitz herausragend betastete, ihre Oberschenkel fast beim Poansatz mit beiden Händen umgreifen konnte, dann ergriff sie ein derartiges Glücksgefühl, welches das Hungern rechtfertigte und die damit verbundenen Schmerzen erträglich machten. Da wusste sie, dass sie es geschafft hatte.

Nur manchmal stellte sie sich heimlich die Frage, was sie eigentlich geschafft hatte.

Immer öfter fragte sie sich voll Bangigkeit: *Nimmt irgendwer in meiner Familie wirklich wahr, dass ich jetzt schön und dünn bin? Bin ich jetzt etwas Besonderes? Wahrscheinlich nicht,* sagte sie sich resignierend.

Da wurde sie dann sehr traurig und all die Anstrengungen und Qualen der letzten Monate erschienen ihr sinnlos. Oft weinte sie beim Einschlafen, weil sie nicht wusste, wie sie es weiter schaffen sollte, das Abnehmen, die Schule, die viele Arbeit, die sie sich zu Hause aufbürdete und die doch keiner würdigte. Manchmal kam Anna noch in ihr Zimmer und wenn sie ihr Soferl so verzweifelt sah, setzte sie sich zu ihr ans Bett und versuchte sie zu trösten. Aber während Anna ihre Tochter streichelte, fragte sie immer nur, was denn los sei, warum sie traurig wäre?

„Kannst du es mir nicht sagen. Was ist denn gar so schlimm?“ Anna meinte es ohne Zweifel gut, sie wollte Soferl trösten, aber ihre eigene Verzweiflung war doch überdeutlich aus ihrer Stimme heraus zu hören.

Dann musste das Kind noch viel mehr weinen, denn die Traurigkeit ihrer Mutter machte ihr ein riesiges schlechtes Gewissen. So fühlte sie sich schuldig am Kummer der Mutter. Sie war nicht die brave Soferl, die sich ihre Mutter immer gewünscht und auch verdient hatte. Und Anna war nicht die Mutter, die das Kind gebraucht hätte. Dann weinten beide, die eine laut, die andere im Stillen und beide waren überzeugt, versagt zu habe und Schuld am Unglück der anderen zu tragen. So entstand ein Teufelskreis, aus dem ein Entkommen nur sehr schwer möglich war.

Anna versuchte, anders als Soferl, Unterstützung in Form von handfesten Dingen zu erhalten. Sie brauchte etwas, an dem sie sich festhalten konnte, „etwas zu tun" gab ihr ein wenig Sicherheit in dieser Zeit der totalen Unsicherheit, dabei wäre mit „nicht tun" viel mehr geholfen. Aber gänzlich tatenlos zusehen, konnte sie nicht. Die Form der aktiven Unterstützung entsprach eben noch am ehesten ihrem Naturell und so begann sie sofort energisch mit der Führung einer Liste zur Nahrungskontrolle. Sie maß buchstäblich jede noch so kleinste Menge, die Sophie zu sich nahm und schrieb diese akribisch in ein dafür vorgesehenes Protokoll. Dieses bestand aus mehreren Spalten, für Frühstück, Mittagessen und Nachtmahl und zwei Zwischenmahlzeiten.

Soferl arbeitete begeistert mit, obwohl am Anfang Anna die Eintragungen machte, aber je mehr weiße Flecken sichtbar wurden, desto genauer wollte Soferl alles selbst aufschreiben. Am Abend sagte sie bisweilen: „Heute war ich nicht brav." Da hatte sie dann fast nichts gegessen, nur ein wenig Joghurt und eine Semmel. Es schwang aber immer stolze Zufriedenheit in ihrer Stimme.

Einmal hatte sie eine kleine Portion Nudeln mit Sugo gegessen, seit Wochen das erste Mal wieder etwas Warmes. Es hatte ihr sehr gut geschmeckt, sie ging dann, unter dem Vorwand Getränke zu holen, in die Küche, um noch die Reste aus dem Reindl zu kratzen. Beim Eintragen in die Liste sagte Anna: „Heute hat es dir aber geschmeckt!"

„Nein, eigentlich nicht", antwortete das Soferl trotzig. Das hörte sie nicht gerne, wenn sie auf Essen angesprochen wurde und schon gar nicht, wenn es ihr geschmeckt haben sollte. Das hieße, dass sie nicht stark genug wäre, sich dem Hungergefühl voll und ganz hingeben zu können. Soferl wollte sowohl ihrer Mutter, als auch sich selbst einreden, dass sie das Hungergefühl als angenehm empfand und nicht mehr darunter litt, wie noch eine Zeit davor. Manches Mal betonte sie, dass sie nie hungrig sei und eben keine Nahrung brauche. Gelegentlich erwähnte sie, das Gefühl des Hungerns auch wieder zu genießen, sie fühle sich sehr wohl dabei, einen flachen, leeren Bauch zu haben. Nur sich selbst gestand sie mitunter ein, dass, sich hungrig zu fühlen, ihr auch das Gefühl dünner zu sein, verschaffe. Was Soferl leider nicht wusste und man auch Anna nicht gesagt hatte, war die Tatsache, dass chronische Unterernährung mit biochemischen Veränderungen einhergeht. Dies wiederum beeinflusste ihr Denken, Fühlen und Handeln in erheblichem Maße. Dadurch wurde auch ihre körpereigene Wahrnehmung getrübt. Sie konnte sich gar kein objektives Bild mehr von sich selbst machen. Magersüchtige Mädchen sehen sich immer dicker, als sie es in Wahrheit sind, egal wie dünn sie tatsächlich erscheinen. Selbst Mädchen, die wegen drohender Lebensgefahr mittels Sonde ernährt werden, finden sie sich oftmals als noch zu dick. Dies scheint eine Marotte zu sein, ist aber in Wahrheit ein Symptom der Krankheit. Die betroffenen Mädchen leiden an einer massiven Wahrnehmungsstörung.

Das Führen der Nahrungsliste fand Soferl nur dann angenehm, wenn nichts oder nur wenig einzutragen war. Als sie aber an diesem Mittag die gegessene Menge Nudeln schwarz auf weiß auf der Liste sah, war es um ihre Beherrschung verloren. Sie schlug heftig die Kuchentür hinter sich zu und wollte mit Bella laufen gehen. Dies erlaubte Anna aber nicht. Man hatte sie im Kinderspital ausdrücklich davor gewarnt, Soferl Sport betreiben zu lassen, um dadurch dem ohne dies schon geschundenen Körper nicht noch weitere lebenswichtige Kalorien zu entziehen.

„Ich fühle mich fett und träge, ich brauche die Bewegung, und Bella muss auch raus“, versuchte sie ihre Mutter umzustimmen.

„Nein, das kommt gar nicht in Frage. Du hast doch nicht viel gegessen, das bisschen Pasta. Ich mach dir einen Salat zum Nachtmahl, der hat auch nicht viele Kalorien“, damit wollte Anna ihre Tochter besänftigen, aber sie erreichte nur das Gegenteil.

„Ich bin also doch dick“, schrie diese jedoch sofort.

Anna konnte noch so hartnäckig betonen, dass dies natürlich nicht der Fall war, sie beharrte weiter auf ihrem Standpunkt.

„Warum betonst du dann die wenigen Kalorien, wenn ich angeblich so dünn bin?“ Sie verzog spöttisch das Gesicht. „Aber dem ist offensichtlich nicht so, du hast es eben selbst bestätigt!“

Jetzt war es ganz mit Soferls Fassung vorbei. Sie verzog sich, wie so oft, beleidigt ihr Zimmer. Erst am Nachmittag besserte sich ihre Laune.

Später schaffte sie es aber doch mit Bella „Gassi“ zu gehen. In eine große Umhängetasche hatte sie schon vorsichtshalber heimlich ihre Sportschuhe eingepackt, denn, das wusste sie, laufen würde ihr die Mutter nie erlauben. Im Stillen dachte sie, wie leicht es doch sei, frustrierende Diskussionen zu umgehen. Kaum war sie außer Sichtweite ihres Elternhauses, tauschte sie rasch ihre Schuhe mit den Sportschuhen, stopfte die Bluse, die sie über ihr Sportleibchen gezogen hatte, in die Umhängetasche, verstaute alles sorgfältig unter einem Busch und rannte mit ihrer kleinen Hündin in den nahe gelegenen Wald. Gleich zu Beginn ging es ein Stückchen bergauf. Aber das war Soferl gerade Recht, denn da konnte sie sich so richtig auspowern, wie sie das Laufen im Geiste nannte. Obwohl sie ansonsten rasch ermüdete, schien sie aber die Bewegung eher zu erfrischen. Sie hatte keine Probleme die beträchtliche Steigung zu bewältigen. Als dann das ebene Stück kam, versuchte sie immer ihr Tempo ein wenig zu steigern. Hätte sie Bella nicht mit gehabt, wäre ihr das sicher noch besser gelungen, aber die kleine Hündin blieb manchmal stehen, teils um zu schnüffeln, manchmal wollte sie aber offensichtlich nicht so rasend schnell durch den Wald hetzten. Soferl lief dann am Stand oder ein Stück zurück, stehenbleiben wollte sie unter gar keinen Umständen. Das hätte sie aus dem Rhythmus gebracht, wie sie sich sagte. In Wahrheit wollte sie aber nicht rasten. Sie hatte Angst, dass sie dann nicht hätte weiter laufen können.

Je strenger und disziplinierter ihr das Fasten gelang, desto intensiver versuchte sie auch ihr Sportprogramm durchzuziehen. Aber gerade das war sehr schwer konstant zu schaffen. Insgeheim verfluchte sie die Ärztin, die das Sportverbot ausgesprochen hatte. Sie hatte Soferl nur Unannehmlichkeiten bereitet. Manches wäre der Mutter vorerst gar nicht aufgefallen, Dinge die sie jetzt besonders strikt beachtete und ausdrücklich verbot, wie eben das Laufen. Aber Soferl fand immer einen Weg ihre Mutter auszutricksen. Aber noch war nicht alles geschafft! War nämlich schon das Wegrennen von zu Hause schwierig, so war das Heimkommen noch viel problematischer. Auch wenn sie das letzte Stück bis zu ihrem Elternhaus langsam zurücklegte, Schuhe und Bluse wieder ordentlich anhatte, war sie doch oft verschwitzt und hatte rote Wangen. Jedem der sie so sah, musste auffallen, dass sie nicht nur mit Bella um den Häuserblock gegangen war. Der Hund schien sie auch oft zu verraten, denn er stürzte zu seiner Wasserschüssel, trank gierig, um dann erschöpft auf sein Schlafplätzchen zu sinken. Soferl versuchte meistens rasch ihre geröteten Wangen zu kühlen und war froh, wenn sie unbemerkt in ihr Zimmer kam, um sich hinter irgendwelchen Schulsachen verstecken zu können. Hin und wieder wurde sie von Anna oder einem ihrer Geschwister beim Heimkommen überrascht.

„Wo warst du? Du bist ja ganz rot im Gesicht“, hatte Lilly verwundert gefragt, aber die Antwort gar nicht abgewartet, sondern gerufen, „du spinnst ja total, dass du jetzt auch noch laufen gehst!“

„Lass mich in Ruhe“, antwortete Soferl patzig, „das geht dich gar nichts an.“ Dann ging sie ins Bad, duschte, zog sich um und war wieder ein liebes, gutes Kind. Sie hatte ein schlechtes Gewissen, wenn sie Mutter oder Schwester hinterging oder gar anlog, aber dann zeigte ihr die Waage, dass sie auf dem richtigen Wege war und das rechtfertigte ihr Verhalten.

Als Anna mit ihrer Tochter in den nächsten Tagen wieder ins Kinderspital zur Kontrolle kam, wurden beide wie alte Bekannte begrüßt. Das vermittelte ihnen ein Gefühl der Sicherheit. Anna fühlte, dass sei einen Teil der Verantwortung an die dort behandelnden Ärzte abgeben konnte und Soferl genoss es offensichtlich auch, ganz im Mittelpunkt zu stehen. Hier zählte, was sonst selten der Fall war, nur ihre Geschichte, das Gewicht, der niedrige Blutdruck, das Zarte und Kindliche. Sie, das Soferl, war einmal der Mittelpunkt des Geschehens und niemand anderer war da, der ihr diese Rolle streitig machen konnte.

Obwohl sie es nicht zugeben wollte, liebte sie, auch außerhalb des Krankenhauses, im Augenblick nichts so sehr wie über ihre Magerkeit zu reden und genoss es ungemein, wenn sie hörte, wie dünn sie geworden war. Da wusste sie, dass sie richtig handelte. Es machte sie stark. Denn sie war es eigentlich nicht. Es kamen ihr nämlich schon bald Zweifel, ob sie die strikte Nahrungsverweigerung wirklich lange werde durchhalten könne. Nur das Spüren des eigenen Körpers, gab ihr immer wieder Kraft um das Erleben des Hungergefühles zu ertragen. Je hungriger sie sich fühlte, desto dünner kam sie sich vor und umso deutlicher wusste sie, dass sie die Kontrolle über sich hatte. Nichts machte ihr so viel Angst, als diese zu verlieren. Dazu gehörten aber auch die Schmerzen, die sie dabei zu ertragen hatte.

Als sie diesmal gewogen wurde, zeigte die Waage 200 Gramm mehr an als das letzte Mal. Sie wurde daraufhin von der Schwester gelobt, was sie aber nur sehr ungern hörte. Selbst so geringe Gewichtsschwankungen konnten Soferl sofort auf das Tiefste verunsichern. Sie hatte sich schon vor geraumer Zeit ihre eigenen Gesetze geschaffen, sich als etwas Besonderes gefühlt, geradezu elitär, wenn ihr die Waage 100 Gramm weniger anzeigte, als tags zuvor. Dann meinte sie, wäre sie ihrem Idealgewicht wieder einen Schritt näher. Erreichen würde sie es wohl nie, denn mit jeder erbrachten Leistung, wie sie selbst das Fasten und Abnehmen bezeichnete, verschob sich ihr Gewicht nach unten. Als sie nun von der Schwester erfahren musste, dass es diesmal nicht so geklappt hatte, wie Soferl es erwünschte, war sie äußerst verärgert und ungehalten. Ein Gefühl des Versagens und der eigene Schwäche breiteten sich in ihr aus.

„Ich habe auch gerade einen halben Liter Wasser getrunken." Sie hatte einmal gelesen, dass Magersüchtige dies machen, um Gewicht vorzutäuschen. Warum sie selbst darauf hinwies, wusste niemand zu sagen.

Später vermutete Anna, dass sich Soferl zu diesem Zeitpunkt der Erkrankung ein „Versagen" niemals eingestehen hätte können. Das Wassertrinken sollte in erster Linie ihr selbst als glaubhafte Ausrede dienen. Erst der kaum messbare Blutdruck und die extrem niedrige Körpertemperatur stimmten sie wieder fröhlicher.

In den nächsten Monaten beschäftigte sich Anna mit nichts anderem als mit der zu führenden Liste, Gewichtskontrollen, Termineinhaltungen und mit immer wieder genauem Nachprüfen, was das Soferl zu sich nahm. Wenn, was selten der Fall war, sie ein wenig Schokolade aß, wurde sie ungemein gelobt, was wiederum zur Folge hatte, dass sie dann lange keine mehr anrührte. Anna achtete genauso akribisch auf Soferls Gewicht, wie diese selbst und machte es damit ihrer Tochter eigentlich ein wenig leichter, noch intensiver zu hungern. Die Mutter war sich dessen natürlich überhaupt nicht bewusst, nur manchmal überkam sie große Furcht und es zerriss ihr fast das Herz, wenn sie sah, wie Soferl in den Klauen dieser schrecklichen Krankheit steckte und sie wünschte nichts so sehr, als sie daraus zu befreien.

Sie war in eine eigenartige Co-Abhängigkeit geraten, in dem fast neurotischen Wunsch alles für Sophie zu richten und zu verbessern und sie, als kleines, hilfloses Geschöpf, ganz auf die Mutter angewiesen, behalten zu können. Sie war sich damals kaum bewusst, dass sie Soferl bei allem was sie tat, kontrollierte und mit diesem Verhalten ihre Abhängigkeit von ihr immer mehr verstärkte. Natürlich kam diese Haltung aus dem Wunsch heraus, alles für das kranke Kind zu tun.

Aber bis zu einem gewissen Grade befriedigte es Anna auch, wenn sie sah, wie abhängig, geradezu hilflos, Soferl von ihr war. Je länger die Krankheit andauerte und je mehr sich der Zustand des Kindes verschlechterte, desto akribischer nahm Anna ihre Beschützerrolle wahr. Bei jeder Gelegenheit betonte sie, dass sie ihr helfen müsse, sonst würde es ihrer Tochter noch schlechter gehen. Sie fühlte sich permanent verpflichtet drohendes Unheil von ihrer Tochter abzuwenden. Da ihr dies aber so gut wie nie gelang, verstärkte sie ihre Haltung noch mehr, dies wenigstens zu versuchen. So wurde der Teufelskreis immer mehr genährt und Soferl hatte bald keine Chance mehr, sich daraus zu befreien. Das Kind erfüllte unbewusst den Wunsch der Mutter, sich fremd bestimmen zu lassen und überließ ihr auch bald die einfachsten Verpflichtungen. Die Bereitschaft, Eigenverantwortung zu übernehmen, wurde von Anna weitgehend unterdrückt. Was die Mutter allerdings nicht wusste, war, dass auch ihr eigenes Verhalten in zunehmendem Masse Suchtcharakter annahm. Ihr Wunsch, der kranken Tochter zu helfen, wurde deutlich heftiger, je radikaler Soferl ihre Hungerkuren vorantrieb. Anna konnte und wollte an nichts anders mehr denken und so geriet auch sie in eine zunehmende Abhängigkeit ihrer Tochter gegenüber.

Beide waren emotional sehr aneinander gebunden. Anna fühlte sich permanent verpflichtet zu helfen und Soferl wiederum spürte, dass sie diese Hilfe auch annehmen musste. Sie wollte dagegen protestieren, konnte es aber nicht anders, als durch noch strengeres Fasten und noch verbissenerem Sport. Erst viele Monate später sollte Anna erkennen, dass Sucht und Verantwortungslosigkeit zusammengehören und daher umgekehrt zu jeder Genesung die Übernahme von Eigenverantwortung vorrangig zählt. Lange Zeit verhinderte sie dies und unterstützte dadurch Soferls Passivität und so mit ihr Suchtverhalten.

Anna ließ ihr momentan keine andere Wahl, denn alles geschah in dem Wunsch präsent zu sein, getarnt als möglichst effiziente Hilfe. Sie machte sich ununterbrochen Sorgen und kümmerte sich fast rund um die Uhr um ihr jüngstes Kind. Das Soferl war wieder ihr Baby. Sie ist so klein und zart, dachte Anna immer häufiger. Trotz oder gerade wegen ihrer Verzweiflung war sie von unheimlichem Mitteilungsdrang beseelt. Sie unterschied sich darin weitgehend von anderen betroffenen Eltern, denn sie redete sehr offen über die Krankheit und die damit verbundenen Probleme. Sie selbst gönnte sich fast nichts Schönes mehr, alles Denken galt nur dem Kind.

„Du musst auch einmal an dich denken", hatte ihr vor nicht allzu langer Zeit einmal eine Freundin geraten. Dies aber hatte Anna entrüstet von sich gewiesen. Sie würde sich als Rabenmutter fühlen, es käme ihr verantwortungslos vor, würde sie sich gerade jetzt nicht voll und ganz um das Kind kümmern. Einerseits fühlte sie sich ausgebrannt und ausgenützt, andererseits ging sie in ihrem Helfersyndrom auf. Eine Zeit ohne Krankheit konnte sie sich gar nicht mehr vorstellen.

Einmal, als es Soferl einige Tage besser ging und Anna am Nachmittag mit Freundinnen in der Stadt war, überfiel sie ein Gefühl der Verlassenheit.

Was mache ich, wenn mein Soferl wieder gesund ist, dachte sie voll Panik, verbot sich aber diese Gedanken sofort, denn alles Denken war ja auf die Gesundung gerichtet, dafür lebte sie schließlich. Warum sonst führte sie noch immer diese albernen Listen, fuhr einmal im Monat ins Spital und versuchte Soferl mit wenigstens einem Bruchteil an lebenswichtigen Nahrungsmitteln zu versorgen.

Anna lebte in der ständigen Angst nicht mehr gebraucht zu werden und daher empfand sie den Gedanken, dass ohne ihre permanente Mithilfe alles noch schlimmer werden würde, als gewissen Trost. Dies war allerdings ein Irrglaube, denn sie befriedigte dadurch lediglich ihr eigens Helfersyndrom, anstatt ihrer Tochter zu helfen.

Sowohl Soferl, als auch ihre Mutter befanden sich in einem Teufelskreis, ähnlich zwei ineinander greifenden Zahnrädern. Je weniger das Kind zu sich nahm, desto mehr verstärkte Anna ihre Bemühungen sie zum Essen zu überreden, die Kontrollen im Spital und all die anderen Dinge, die Soferl vor Augen führen sollte, dass sie krank war. Die Nahrungsliste zeigte immer mehr weiße Felder, was Sophie nur noch mehr anspornte rigide zu fasten. Die ständigen Gewichtskontrollen taten das Übrige.

Heinrich hatte sich bis dahin erfolgreich aus den Problemen herausgehalten. Er wusste nicht, wann die Termine im Kinderspital waren, fragt nie nach Befunden oder Gewicht. Er lebte zurückgezogen und wie es Anna schien, ohne sich wirkliche Sorgen um seine jüngste Tochter zu machen. Da Soferl bei den wenigen gemeinsamen Mahlzeiten entweder in der Küche irgendwelche Vorbereitungen traf oder sich anderwärtig nützlich machte, fiel ihm nicht weiter auf, dass sie so gut wie gar nichts aß. War sie hin und wieder bei

Tisch anwesend, fragte er bisweilen, ob sie nicht auch etwas von den guten Sachen kosten wollte, worauf Anna nervös das Thema wechselte. Die großen Geschwister schwiegen dann meistens, keiner in der Familie wollte an dieses heikle Thema rühren. Alle glaubten fälschlicherweise, es wäre für Soferl leichter, wenn sie niemand darauf ansprach.

Einmal kam es fast wieder zu einem Eklat innerhalb der Familie.

Heinrich fragte naiv, warum sie nicht mitessen wollte. Er richtete seine Frage so ungeniert und blauäugig an seine Frau, wie wenn er noch nie zuvor etwas von Soferls Erkrankung gehört hätte. Anna war sprachlos.

Doch bevor sie auch nur irgendetwas erwidern konnte, ergriff Chrisi das Wort und schrie seinen Vater an: „Hast du noch nicht kapiert, dass deine Tochter nicht gesund ist. Ich glaube, du hast auch schon von Magersucht gehört“, fügte er spöttisch hinzu. Er hatte sich ganz offensichtlich im Ton vergriffen, aber die grenzenlose Distanziertheit seines Vaters rechtfertigte ein wenig seine rüde Sprechweise.

Anna war sehr verwundert, als sie ihren Sohn das sagen hörte, denn er hatte schon öfter mit seiner Mutter über das weitere Vorgehen diskutiert und für mehr Strenge und konsequenteres Einhalten gewisser Essensregeln plädiert. Erst vor wenigen Tagen sagte er zu ihr, sie solle Soferl nicht so viel durchgehen lassen: „Zwinge sie zum Essen. Oder koch ihr nur Gemüse, da wird sie auch nicht dick, wenn es ihr ums Gewicht geht. Lilly hat auch nie essen wollen, da kann ich mich noch gut erinnern. Ich bin schon immer spielen gegangen und sie hat noch aufessen müssen. Vielleicht hilft das bei der Kleinen auch.“

„Nein, leider nicht, bei der Soferl ist das anders. Das sind nicht nur Faxen. Sie ist krank, sie kann nicht essen.“

„Das glaube ich nicht. Das kann ich nicht nachvollziehen, sie muss doch Hunger haben, warum isst sie dann nicht.“ Er war bei diesem Gespräch richtig verzweifelt gewesen. Es plagte ihn, ebenso wie seine Mutter, ein gewisses Schuldgefühl. Er hatte seine Schwester öfters gehänselt, sie würde dick werden und sie gemaßregelt, wenn sie zu viel Eis und Schokolade genascht hatte. Manchmal hatte er sie geneckt und gesagt: „Ein wenig Sport könnte nicht schaden. Ich meine damit aber nicht nur Auslagen bummeln!“ Dann hatte er sie in ihre runden Wangen gekniffen und gelacht. Jetzt gab es diese runden Backen schon lange nicht mehr. Soferl hatte damals auch immer gelacht, aber ob sie es wirklich lustig fand, wusste er nicht mehr.

Chrisi bevorzugte stets die schlanksten Mädchen, manche mit Modelmaßen. Und er hatte nicht selten von diesen Wunderwesen erzählt, wie wenig sie zu sich nahmen, denn „dünn sein bedeutet Opfer bringen“, hatte er lachend gesagt. Als Soferl jünger war, hatte dass auf sie keinen Eindruck gemacht, aber seit ungefähr zwei Jahren hatte sie sich mehr und mehr für diese Frauen, ihre Maße und Diäten interessiert. Sie wurde immer mehr in deren Bann gezogen.

„Hätte ich nur nie von den dünnen Mädchen erzählt, dann wäre sie jetzt auch nicht so abgemagert, aber ich dachte nicht, dass sie das alles so ernst nimmt. Sie hat immer lieb ausgeschaut und auch gerne gegessen. Es hat ihr doch schon als Baby alles geschmeckt", sagte er nachdenklich zu seiner Mutter und erinnerte sich noch deutlich an die Zeit, als Soferl genüsslich dort und da kostete. Nie hätte er seiner kleinen Schwester absichtlich irgendeinen Schaden zufügen wollen. Er war ehrlich verzweifelt, wenn er sie so vor sich sah und wünschte nichts so sehr, als die Zeit zurückdrehen zu können, als sie noch die kleine dicke Soferl war, wie er immer sagte, obwohl sie nie wirklich dick war, aber rund und weich und zum Knuddeln. Jetzt war sie nur mehr Haut und Knochen. Er hatte sie schon lange nicht mehr gedrückt.

Christoph hatte die Krankheit bisher meistens ignoriert. Umso verwunderlicher war es, dass er jetzt seinen Vater derart hart angriff. Aber er war über dessen mangelnde Anteilnahme ehrlich entsetzt. Was er allerdings nicht wusste, war, dass Heinrich überhaupt nicht mit Sophies Krankheit zurecht kam. Er konnte nicht anders, als sie zu negieren.

Während die Familie im Esszimmer stritt und dabei, wie es leider ihre Art war, immer heftiger und lauter wurde, stand Soferl in der Küche und rührte traumverloren in einer Schokoladecreme. Es war schrecklich für sie, ihre Familie so entzweit zu sehen. Und immer öfter war sie der Ausgangspunkt für derartige Szenen. An diesem Abend hatte sie sich zum ersten Mal übergeben.

Tags darauf traf sich Anna mit Freundinnen und gerade als sie sich überlegte, dass schon alles wieder gut werden würde, wenn sie nur fest daran glaubte, erhielt sie von Soferl eine SMS. Sie ahnte nichts Böses, als das Klingelzeichen bei ihrem Handy ertönte.

„Soferl hat mir geschrieben", sagte sie noch fröhlich zu ihren Freundinnen, „wahrscheinlich hat sie früher aus und keinen Schlüssel!"

Obwohl Anna manchmal fast hellseherische Fähigkeiten besaß, dachte sie nicht im Entferntesten an eine schlechte Nachricht. Doch dann las sie die Mitteilung. Es waren nur wenige Worte, aber Anna las sie immer wieder. Sie starrte das Display an und war unfähig etwas dazu zu sagen.

„Habe mich erbrochen", stand da. Sonst nichts.

Die Panik, welche Anna erfasste, konnte sie nicht begründen.

„Ist etwas Schlimmes mit Sophie passiert?", fragte Tina, Annas Freundin. Auch die anderen Damen unterbrachen ihr Gespräch und wollten wissen, ob etwas Ernstes vorgefallen wäre.

„Nein, nein“, sagte Anna bleich. Sie wusste nicht, was sie sagen sollte, sie war unfähig irgendeinen klaren Gedanken zu fassen.

„Ich soll ihr in der Pause etwas vorbei bringen, sie hat etwas zu Hause vergessen“, es fiel ihr keine geeignete Antwort ein, so griff sie zu dieser Notlüge. Sie wollte so rasch wie möglich fort, weg aus diesem Lokal, von den Freundinnen und deren oberflächlichem Geplauder. Sie musste jetzt allein sein und ihre Gedanken ordnen. Sie zahlte rasch und während sie hinauseilte, hörte sie eine Dame sagen: „Meiner vergisst auch immer alles, ich fahre dreimal die Woche in die Schule“, dann lachten alle und waren sich einig, dass es nicht leicht war Kinder gut durch die Schuljahre zu bringen. Wenn nur das mein einziges Problem wäre, dachte Anna traurig, fast neidvoll.

Zu Hause las sie noch einmal die Nachricht, dann griff sie zum Telefon und rief Lilly an.

„Soferl“, sagte sie übergangslos zu ihrer Tochter, „hat mir eine SMS aus der Schule geschickt. ... sie hat gespieben ...“ Dann war es sehr lange wie tot in der Leitung. Auch Lilly war entsetzt. Sie konnte allerdings, ebenso wie ihre Mutter, nicht erklären, warum sie diese Mitteilung gar so aus der Fassung brachte, aber beide Frauen ahnten, dass die Krankheit eine neue Dimension erlangte und wie schlimm diese Nachricht in Wahrheit war.

„Ich komm nach Hause“, sagte Lilly, „ich kann mich da eh nicht mehr konzentrieren.“

Wo wird das alles noch hinführen, dachte sie, sprach es aber nicht aus. Sie wusste, dass ihre Mutter genauso empfand. Hatten sie nicht schon genug durchgestanden, nicht nur Soferl, sondern alle in der Familie. Aber die triste Stimmung würde keinem helfen, im Gegenteil, alles würde noch schlimmer werden.

Ich darf mich nicht hinunter ziehen lassen, überlegte sie realistisch, *das hilft mir nicht und Mami auch nicht!* Dann sagte sie laut und ein wenig zu enthusiastisch: „Es wird schon nicht so schlimm sein, dass sie erbrochen hat. Es wird ihr halt von irgendetwas schlecht geworden sein.“

„Glaubst du“, fragte Anna und Hoffnung schwang in ihrer Stimme.

„Ja, sicher, besprechen wir das in aller Ruhe zu Hause.“ Anna war nicht wirklich überzeugt von dem, was ihre ältere Tochter eben gesagt hatte, aber sie wollte ihr nicht widersprechen. Zu gerne glaubte sie an das soeben Gehörte. Da sagte Lilly fast fröhlich: „Ich bin hier fertig und ein Spaziergang mit Bella wird mir guttun.“ Das war immer ihr Geheimcode, der Spaziergang mit Bella. Wenn sie Probleme hatten, die es galt ungestört zu besprechen oder Abstand suchten oder einfach einmal alleine zusammen sein wollten, dann sagten sie das Codewort und die andere wusste, warum es ging.

Während Anna auf Elisabeth wartete, konnte sie an nichts anderes denken, als an die Mitteilung, die ihr Soferl geschickt hatte. Sie wollte sie anrufen, tat es aber dann doch nicht.

Die Mutter ahnte, dass Sophie nicht wegen eines verdorbenen Magens erbrochen hatte, aber warum dann? Und warum hatte sie ihr diese Nachricht geschickt? Anna grübelte und grübelte, aber sie fand sich immer mehr, wie in einem Labyrinth, in ihren wirren Gedanken verirrt. Je mehr sie überlegte, desto weniger fand sie einen Ausweg. Was war es, das diese Krankheit so unfassbar machte, so unverständlich? Sie fühlte sich hilf- und machtlos wie noch nie zuvor. Die Tatsache, dass Soferl jetzt auch erbrochen hatte, war für sie der Beweis, dass sie auf allen Linien versagt hatte. Sie hatte ihrer Tochter helfen wollen, mit Kontrolle über Gewicht und Essen, aber sie hatte damit nur das Gegenteil erreicht. Es war alles noch schlimmer geworden.

„Warum wird ein Mädl, das gut gewachsen ist, nicht zu klein und nicht zu groß, mit blauen Augen und langen, haselnussbraunen Haaren, magersüchtig? Warum, Lilly?“, fragte Anna voller Verzweiflung mehr sich selbst, als ihre Tochter, während sie später mit dem kleinen Hund spazieren gingen.

„Ich weiß es nicht, Mama, warum alles so kommt wie es kommt“, antwortete sie resigniert.

„Warum setzt so ein liebes, einfühlsames Wesen, beliebt, mit vielen Freunden, Interessen, Begabungen und Hobbys, ihre Gesundheit derart aufs Spiel. Es kann nicht nur der Wunsch nach dünn sein, dies alles ausgelöst haben. Warum quält sie sich in einem inneren Kampf, den sie niemals gewinnen kann? Warum setzt sie all das aufs Spiel, was ihr noch vor ein paar Monaten enorm wichtig war: Schule, Freunde, gutes Aussehen, Spaß.“

„Manchmal frage ich mich, ob ihr das überhaupt je wirklich wichtig war?“ überlegte Anna.

War all das nur immer mir ein Anliegen, dachte sie voll Schrecken.

War dies ein teuflisches Werk einer überstarken Mutter? Liebte diese sie wirklich oder wollte sie nur die perfekte Tochter, die schöne, gescheite, brave, dünne Tochter …

Eine schreckliche Vorstellung. Bis vor wenigen Monaten ging die Rechnung noch auf. Eine noch schrecklichere Erinnerung.

„Nein, das habe ich nicht gewollt“, sagte sie voll echter Verzweiflung.

Plötzlich musste Anna lachen, aber es klang nicht lustig, es klang traurig und spöttisch. Lilly sah verwundert zu ihrer Mutter.

„Ich musste gerade daran denken, wie es der Soferl immer geschmeckt hat und wir immer alles lustig fanden, was sie trieb.“ Darauf konnte Lilly nichts erwidern. Was hätte sie auch sagen sollen? Jetzt fanden sie gar nichts mehr lustig. Sie sah immer nur ihre kleine Schwester, mehr und mehr vom Verfall gezeichnet. Wohin verschwand das hübsche, modebewusste Mädchen, das gerne schicke Kleider trug und stets lustig wirkte. Nichts war von all dem übrig.

Soferl legte, außerhalb der Schule, nur mehr wenig Wert auf ihr Gewand. Wenn sie sich hin und wieder schminkte, dann malte sie nur ihre Augen mit schwarzem Kajalstift an und dadurch wirkten sie noch höhlenartiger und trauriger, als sie ohnedies schon waren. Sie wurde zunehmend altersloser, das Kindliche wich einer Greisenhaftigkeit, das Dünne einer Ausgezehrtheit. Obwohl Soferl immer noch gerne Kinderkleider anzog, die ihr auch von der Größe her wunderbar passten, wirkte sie doch nicht wirklich jung.

Nach dem sie ein Stück schweigend nebeneinander hergegangen waren, äußerte Elisabeth nochmals ihre Vermutung, dass Sophie möglicherweise doch von unrichtigem Essen schlecht geworden war.

„Wer sagt überhaupt, dass ihr Erbrechen mit ihrer Essstörung zu tun hat", fragte sie und ein klein wenig Hoffnung schwang in ihrer Stimme.

Noch bevor Anna antworten konnte, schmückte Lilly ihre Vermutung immer weiter aus, brachte Beispiele über Beispiele, warum und wo und wer bei dieser und jener Gelegenheit schon erbrochen hätte. Sie steigerte sich regelrecht in ihren Monolog hinein und Anna hörte stumm zu. Sie wollte glauben, was sie da von ihrer älteren Tochter hörte. Sie hatte auch im Augenblick nicht die Kraft es nicht zu glauben.

„Soferl ist gar nicht der Typ, der ..." Lilly wollte sagen, ... der Bulimie bekommt, aber sie war unfähig dieses Wort auch nur auszusprechen. Es war so mit Grauen und Angst besetzt, dass sie es nicht einmal gedanklich in der Nähe ihrer Schwester sehen wollte. Anna war ihr dafür unheimlich dankbar.

„Sie ist nicht der Typ, der sich den Finger in den Hals steckt", sagte sie daher.

„Du hast recht", pflichtete Anna ihr jetzt auch wieder etwas optimistischer bei, „ich rufe die Therapeutin an, vielleicht kann die uns doch weiterhelfen."

Als Soferl an diesem Mittag von der Schule nach Hause kam, noch ein wenig bleicher und hohläugiger als sonst, überfiel Anna sie sofort mit der Frage, warum sie erbrochen hätte und warum sie danach nicht sofort heimgekommen war. Das Kind zuckte die Schultern, murmelte, dass sie es nicht wisse und verschwand in ihrem Zimmer.

Ein wenig später erklärte sie ihrer Mutter rundweg, sie werde nicht mehr zu der Therapeutin gehen. Sie hätte sich all dies jetzt eine Weile angesehen, aber sie hätte weder Zeit noch Lust weiter zu machen. Das hatte sie auch in der letzten Stunde der Dame erklärt und diese hatte daraufhin bis auf weiteres keine Sitzungen mehr mit Soferl vereinbart. Anna war entsetzt. Das hätte sie nicht machen dürfen, so ohne Einverständnis von Seiten der Eltern. Soferl antwortete daraufhin sehr selbstbewusst, dass sie das sehr wohl dürfe, denn schließlich werde sie in ein paar Monaten sechzehn und ab da besitzen die Eltern nicht mehr die uneingeschränkte Erziehungsgewalt, die es ihnen erlaube, in Psychotherapien einzugreifen. Und es sei schließlich ihre Gesundheit oder Zustand, wie sie spöttisch hinzufügte und ginge die Eltern nichts an.

„Du bist aber noch nicht sechzehn", fuhr Anna sie unsanft an. Sie ärgerte sich über Sophie und war vor allem ihren rüden Ton nicht gewöhnt. Aber die Zurechtweisung wirkte, dann gleich darauf war sie wieder das liebe gute Kind, entschuldigte sich Hunderte Male, dass sie unfreundlich gewesen war und vor allem, dass sie ihrer Mutter immer nur Kummer und Sorgen mache, aber die Therapie würde sie trotzdem nicht mehr aufnehmen.

Dieses eine Mal hatte sich Soferl behauptet, aber sie war darauf nicht stolz. Es ging ihr nämlich zunehmend schlechter. Wirklich belastend wurden die ständigen Schwankungen ihrer psychischen Verfassung. An manchen Tagen war sie super gut aufgelegt, kam auch mitunter lachend von der Schule, um dann ohne sichtbare Zeichen wieder in tiefe Melancholie zu verfallen. Meistens ging dies mit totaler Erschöpfung einher, die vor allem dann zu Tage kam, wenn die Schule zusätzlich zur Belastung wurde. An solchen Tagen legte sie sich unmittelbar nach dem Nachhausekommen auf ihr Bett und schlief sofort ein. Das diente nicht nur der Erholung, sondern ersparte ihr auch viele unerwünschte Fragen von Seiten ihrer Mutter. Nichts hasste sie so sehr, als die Frage, wenn sie von der Schule kam, was sie zum Mittagessen wolle oder, wenn schon gekocht war, die Ermunterung dies auch zu essen. Das Schlafen diente ihr aber auch als Schutzschild. Sie war wirklich bis zur Erschöpfung müde und daher war es begreiflich, dass sie mit niemandem reden wollte, schon gar nicht mit Freundinnen. Die hatte sie ohnedies den ganzen Vormittag ertragen müssen. Das war für sie schon schwer genug. Dass die Schulleistungen erstklassig sein mussten, verstand sich von selbst. All das zu schaffen, bedeutete eine ungemeine Anstrengung. Am Nachmittag wollte sie einfach für sich alleine sein. *Komisch, dass das so schwer zu akzeptieren ist,* dachte sie oft.

Besonders belastend war die Tatsache, dass ihr das Lernen zunehmend schwerer fiel. Sie konnte sich manches Mal schlecht konzentrieren und merkte sich dadurch vieles nicht mehr so leicht. So musste sie ihre Anstrengung noch mehr steigern, was sie aber auch wieder schneller ermüden ließ. Sie steckte auch da in einem Teufelskreis. Das wusste sie zwar, aber sie war nicht fähig, diesen zu unterbrechen, ohne wenigstens einen Teil ihrer Essgewohnheiten zu verändern. Und dazu war sie am allerwenigsten bereit. Lieber wollte sie sich weiter mit der ständigen Angst zu versagen, herumquälen. An Tagen, da ihr auch das Fasten schwer fiel, machte ihr der Schulstress besonders zu schaffen.

Sie benötigte dann ihre gesamte Energie, nicht an Essen zu denken, dass sie sich überhaupt nicht mehr aufs Lernen und das, was die Lehrer vortrugen, konzentrieren konnte. Sie saß dann meist nur teilnahmslos herum und wünschte, dass die Zeit rasch vergehen sollte und sie nach Hause, in ihre geschützte Umgebung fliehen konnte. Hatte sie bis vor wenigen Wochen kaum eine Einladung von Freunden ausgeschlagen oder selbst Mädchen mit nach Hause gebracht, war sie jetzt froh, dem ganzen Schulrummel möglichst schnell zu entkommen. War der Vormittag auch noch mit Schularbeiten und Tests vollgepflastert, war die Flucht in ihr Zimmer die einzige Möglichkeit für Soferl, sich regenerieren zu können. Wenn Anna sie dann stundenlang schlafend sah, bangte sie, dass Sophie möglicherweise auch in Depressionen verfallen könne, aber sie hatte mit einer Ärztin geredet, die sie zwar beruhigte und von Depression im medizinischen Sinne bei Soferl nicht sprach, jedoch zur Vorsicht mahnte. Nur was sie da genau meinte, wusste Anna nicht. Wie bei so vielem, tappte sie auch hier im Dunkeln. Der Spießrutenlauf um Hilfe sollte noch lange nicht zu Ende sein. Immer wieder nahm sie sich Lillys Rat zu Herzen, recherchierte im Internet, immer in der Hoffnung, den Stein der Weisen zu finden. Sie glaubte nach wie vor an die Lösung von außen.

Je intensiver Anna Fachliteratur studierte, desto mehr fand sie sich als klassische Magersuchtsfamilie. Ja, sie waren nachgerade ein Modellfall. Soferl als jüngstes Mädchen in der Geschwisterreihe, der Vater ein mehr oder weniger erfolgreicher Akademiker und sie, Anna, eine überperfekte Hausfrau, die, keinen eigenen Beruf ausübend, all ihre Energie in die Erziehung der Kinder investierte. Da sie sich Heinrich gegenüber immer minderwertig fühlte, versuchte sie wenigstens jenen Part, den er ihr zugeteilt hatte, perfekt zu erfüllen. Die Kindererziehung wurde zu ihrem persönlichen Leistungsbeweis und bei der Führung des Haushaltes war das Beste gerade gut genug. Für Fehler, die so gut wie nie vorkommen sollten, war selbstverständlich Anna verantwortlich.

Wenn es einmal irgendwo Probleme gab, dann sollten diese tunlichst nicht nach außen getragen werden. In jeder Familie gab es schließlich welche, aber solange der Rest der Welt nichts davon erfuhr, waren sie eigentlich nicht existent. Das wichtigste war, eine perfekte Fassade nach außen hin aufrecht zu halten. Darin stimmte auch Heinrich mit ihr überein. Alles andere bezeichnete er sogar als „Nestbeschmutzung“.

Dafür hatte er überhaupt kein Verständnis. Georg hatte einmal bei einer Auseinandersetzung mit seinen Eltern spöttisch Carl Whitaker zitiert: „Du sollst nicht Vater und Mutter ehren, sondern dem Image gerecht werden, das sie für die Nachbarn geschaffen haben." Anna hatte darauf nichts erwidert, aber schuldbewusst gedacht, dass ihr Sohn mit dieser Bemerkung gar nicht so unrecht hätte. Heinrich tobte, so eine Frechheit ließe er sich nicht bieten.

Die Tatsache, dass die Familie der Norm entsprach, geradezu prädestiniert war, ein magersüchtiges Kind hervorzubringen, war für Anna aber alles andere als ein Trost. Sie fragte sich immer wieder, was hätte sie in der Vergangenheit besser machen können, dass dies eben nicht passierte. Es gab jede Menge Literatur und Internetinformationen, warum hatte sie nicht schon viel früher gewisse Anzeichen bemerkt. Warum sah niemand, dass das Kind, das niemals Ärger machte, bereits gravierende Probleme hatte und warum hatte niemand das übergewissenhafte, übereifrige und gefügige Verhalten als ein Warnzeichen für etwas Fehlgelaufenes erkannt. Wäre ihre angenehme Überperfektion frühzeitig als Zeichen inneren Elends wahrgenommen worden, wäre alles vielleicht gar nicht so weit gekommen.

4.

Die weiblich-narzisstische Persönlichkeitsstruktur ist durch ein instabiles Selbstwertgefühl geprägt, das die betroffenen Mädchen und Frauen durch Leistung, Perfektionismus, Attraktivität, das Anstreben eines Idealbildes von sich, sowie durch eine nach außen gezeigte selbstbewusste Fassade auszugleichen versuchen. Als Lilly diese Zeilen vor sich am Bildschirm las, konnte sie immer nur denken: *„Das ist unsere kleine Soferl, unsere kleine Soferl."*

Wie wenn dies Zeilen nicht Mahnung genug wären, schrieb Soferl jetzt gehäuft SMS. Der Inhalt war mehr oder weniger immer der gleiche: *Ich habe gespieben, aber du brauchst nicht kommen.*

Meistens erreichten Anna diese Nachrichten, wenn sie gerade unterwegs und Soferl alleine zu Hause war. Die Situation wurde in rascher Folge immer schlimmer, die Nachrichten kamen jetzt fast täglich und Anna getraute sich kaum noch wegzugehen und das Kind alleine lassen. Sie war bald so entnervt, dass sie schon böse Vorahnungen hatte, sobald ihr Handy eine SMS-Nachricht anzeigte.

Leider wurden diese auch nur allzu oft bestätigt. Manchmal fragte Anna ihre Tochter, was sie denn unrichtiges gegessen hätte, dass ihr so oft schlecht wäre. Immer noch spielte sie das Spielchen mit, das sie sich mit Lilly ausgedacht hatte.

„Es wird eben am Essen liegen", sagte sie dann. „Wir müssen besser auf eine richtige Diät achten". Soferl sagte dann gar nichts. Wenn es Mama sagt, wird es schon richtig sein.

Hin und wieder erfasste Anna furchtbare Angst, dass Soferl doch in die Bulimie hineingerutscht war. Einzig die Tatsache, dass sie das Erbrechen aber selbst ankündigte, ließ sie nicht gänzlich verzweifeln.

Warum, wenn sie sich den Finger in den Hals steckte um zu erbrechen, warum, fragte sie sich zum tausendsten Male, erzählt sie es mir dann auch.

„Vielleicht speibt sie gar nicht wirklich", sagte Anna einmal zu Lilly „ich habe sie noch nie gesehen".

„Ich leider schon", war die traurige Antwort. „Ob das absichtlich war oder aus echtem Schlechtsein heraus, kann ich natürlich auch nicht sagen. Aber du hast natürlich recht, warum kündigt sie es uns immer wieder an. Die meisten Mädchen, die an Bulimie leiden, versuchen dies so lange wie möglich zu verheimlichen."

Als Anna mit Heinrich darüber sprechen wollte, zuckte er nur mit den Schultern. Er war mit der Situation ebenso heillos überfordert wie die übrige Familie und konnte seine Unsicherheit aber nicht anders, als durch Schroffheit ausdrücken. Bei der nächsten Kontrolle im Kinderspital wollte Anna mit der Ärztin eine Behandlungsmöglichkeit gegen das viele Erbrechen besprechen.

Dazu sollte es aber gar nicht kommen. Diesmal wurde das Kind nur von einer Schwester rasch abgewogen und ihr Blutdruck gemessen, dann wurde Anna erklärt, dass sich das Kinderspital für Anorexia nervosa nicht zuständig fühle, sie hätten keine dafür notwendige psychosomatische Einrichtung. Dann waren sie entlassen.

Obwohl Soferl immer betont hatte, wie unsympathisch ihr die Ärztin und das ganze Spital waren, hatte sie doch eine gewisse Beziehung zu den Menschen dort aufgebaut und nun wurde sie fallengelassen, wie eine heiße Kartoffel. Anna konnte ihr die Enttäuschung darüber deutlich ansehen.

„Wozu habe ich diese albernen Listen über mein Essen geführt", fragte sie nach einer Weile, „das interessiert ja doch niemanden." Anna wusste darauf nichts zu sagen. Sie war auch traurig und mutlos. Wie sollte es weitergehen? Die ständigen Kontrollen hatten zwar wenig gebracht, aber Anna einen gewissen Rückhalt vermittelt.

Als sie nach Hause kamen, fanden sie Lilly am Computer sitzend, emsig einige Adressen und Telefonnummern herausschreibend.

„Ich habe etwas sehr Interessantes gefunden", rief sie sogleich, als sie ihre Mutter und Schwester im Vorzimmer hörte, „das wird uns weiterhelfen!"

„Mir kann niemand helfen", sagte Soferl sofort, „und außerdem, wozu brauche ich Hilfe, ich bin ja nicht krank." Ihre Verbitterung über das unerklärbare Verhalten der Ärztin war nicht zu überhören.

„Deutlicher hätten sie es mir im Spital ja auch gar nicht sagen können, dass ich ohnedies gesund bin, sonst hätten sie uns nicht rausgeschmissen." Lilly schaute fragend von ihrer Mutter zu ihrer Schwester, sie verstand nicht, was diese meinte. Anna erzählte ihr mit kurzen Worten, was sich im Kinderspital zugetragen hatte. Auch Elisabeth war über die Vorgangsweise entsetzt, sagte aber in ihrer pragmatischen Art: „Das ist zwar nicht die feine englische Art einem Patienten zu sagen, dass es für ihn keine wie immer geartete Hilfe in diesem Spital gibt, aber sie haben in der Behandlung ohne dies nicht weitergewusst. Aber ich habe jetzt im Internet …"

Weiter kam sie nicht, denn Sophie war wieder einmal nahe daran, die Fassung zu verlieren.

„Lasst mich doch alle in Ruhe!", rief sie aufgebracht. „Ihr habt ja keine Ahnung, was das alles für mich bedeutet." Damit verschwand sie in ihrem

Zimmer. Was sie damit genau meinte, verriet sie weder Mutter noch Schwester. Auch Anna war den Tränen nahe. Die Probleme drohten ihr wirklich über den Kopf zu wachsen und es wäre für sie dringend notwendig gewesen, selbst professionelle Hilfe anzunehmen.

Anna merkte deutlich, wie ihre Kräfte, die sie jetzt notwendiger denn je bräuchte, schwanden. Nur die Hilfe der Kinder und gelegentlich die ihrer Freundin Tina, war nicht mehr ausreichend, auch wenn dies noch so lieb und gut gemeint war.

„Ich habe die Adresse einer Selbsthilfegruppe für Angehörige gefunden", flüsterte Lilly ihrer Mutter zu, kaum, dass Soferl in ihrem Zimmer verschwunden war. Die Familie hatte noch immer die Angewohnheit, über die Krankheit vor dem Kind nicht offen zu reden.

Daher scheute sich jetzt auch Lilly, die Dinge beim Namen zu nennen und deutlich zu sagen, dass auch die Angehörigen Hilfe in Anspruch nehmen können, wenn sie diese bräuchten.

In den letzten Wochen hatte sich Annas eigener Seelenzustand zunehmend verschlechtert und sie war sehr stark von Soferls Stimmungen abhängig, so nach dem Motto „nur wenn du glücklich bist, bin ich es auch!"

Das war zusätzlich für Soferl eine starke Belastung. Da sie sehr an Anna hing, spürte sie die Forderung ihrer Mutter auch ohne Worte. Diesen Anspruch erfüllen zu müssen, erzeugte aber bei dem Kind einen ungeheueren Druck, dem sie begreiflicherweise nicht gewachsen war. Damit einhergehend sah und fühlte ihre Mutter, wie Soferl immer unglücklicher wurde, mehr und mehr in die Magersucht hineintrieb und dadurch verstärkte sie ihrerseits den unausgesprochenen Anspruch an sich selbst, sich noch intensiver um das Kind zu kümmern. Sie wusste, dass sie das nicht tun sollte. Aber dies war leichter gesagt als getan. Sollte sie zusehen, wie ihr Kind litt und nichts dagegen unternehmen? Das konnte sie nicht. Sich Sorgen machen und helfen, das steckte in ihr, seit sie Mutter geworden war.

Das war schon bei ihren großen Kindern so gewesen. Sie sei eben eine Gluckenmutter, sagte Heinrich oft, aber er war wohl ein wenig neidisch, denn das hätte er sich wahrscheinlich auch einmal von seiner eigenen Mutter gewünscht.

Er war den Kindern kein schlechter Vater, er sorgte für sie, hatte gute Schulen ausgewählt und bezahlt, hatte alle möglichen Sonderausbildungen, wie Klavierunterricht und Ballett bewilligt, aber er war zu keiner einzigen Aufführung erschienen, immer hatte er sich auf seinen stressigen Beruf ausgeredet, aber in Wahrheit hatte es ihn auch nie wirklich interessiert. Er hatte alles gut und korrekt gemacht, aber das war eben nicht genug und so wurden sie sich langsam fremder.

Er tat Anna leid, dass er nicht mehr Freude an seinen Kindern hatte, dass für ihn immer nur alles eine Pflicht gewesen war. Bei Georg war Heinrich noch am ehesten geneigt, seine Vaterrolle in gewisser Weise wahrzunehmen. Der erste Sohn, der Stammhalter, den sich jeder Mann wünscht, war etwas Besonderes. Bald wurde ihm der Kindersegen aber zu viel.

Hatte Anna schon wenig von ihrem Vater gehabt, sah sie das jetzt bei ihren eigenen Kindern widergespiegelt. Das konnte sie nur schwer verwinden. Nichts hatte sie sich sehnlicher gewünscht, als einen fürsorglichen Vater für ihre Kinder.

Je mehr Heinrich aber das Interesse an den Tätigkeiten der Kleinen verlor, umso intensiver wurde die Bindung der Kinder zur Mutter und umgekehrt. Der Kreis wurde immer enger. Bald konnte niemand mehr sagen, von wem diese enge Beziehung primär ausgegangen war. Dass es für Soferl fast zu eng werden würde, hatte niemand bedacht.

Das Läuten des Telefons riss Anna aus ihrer melancholischen Stimmung. Sie hob lustlos ab. Es war Georg, der aus Paris anrief. Augenblicklich hellte sich ihre Stimmung auf. Sie war immer glücklich, wenn sie mit ihrem ältesten Sohn telefonierte.

Er fragte fast sofort nach Soferls Befinden. Schonungslos schilderte Anna die trostlose Situation, in der sich die Familie befand. Sie gab sogar zu, dass sie sich zu viel in Soferls Essverhalten einmischte.

„Aber es fällt mir unsagbar schwer, Soferls Essstörung einfach hinzunehmen. Ich kann nicht anders, als sie zu kontrollieren, wenn ich sehe, dass sie tagelang nur von ein wenig Obst und Magerjoghurt lebt. Wenn ich ihr etwas Warmes koche und sie bitte, wenigstens davon zu kosten, bricht sie in Tränen aus, weil sie es nicht essen kann, obwohl sie schrecklichen Hunger verspürt. Ich sehe, wie sie mit sich ringt, es ist ein Kampf, den sie gegen sich selbst ficht und immer verliert."

„So arg ist es jetzt geworden?" Georg war ehrlich entsetzt. Er hatte dies nicht gewusst, obwohl er des Öfteren mit seiner Schwester telefonierte. Soferl hatte nie etwas verlauten lassen, sie wirkte eher ausgeglichen, als krank. Früher hatte er oftmals ihre Stimmung erraten und gleich erahnt, wenn etwas nicht stimmte. Die Zwillinge, überlegte er, waren eigentlich jetzt auch immer irgendwie unverbindlich. Lag es daran, dass sie sich schon so lange nicht mehr gesehen hatten und eine gewisse Entfremdung zwischen sie getreten war? Das wäre sehr traurig, dachte er bei sich. Dann widmete er wieder seine ganze Aufmerksamkeit seiner Mutter.

„Was ist mit einer Therapie, geht sie da noch hin?"

„Nein", erwiderte sie zögernd: „Das ist auch so ein Problem, sie will unter gar keinen Umständen mehr hingehen. Sie sagt, es brachte ihr keine Hilfe und sie lehnte die Therapeutin auch gänzlich ab."

„Dann hat es wirklich keine Sinn", meinte Georg betrübt. „Kennt ihr denn gar niemanden in dieser Richtung, der ein bisschen weiterhelfen könnte?"

„Ich nicht, und Papa hat sich jetzt ganz aus der Sache raus gekippt." Es war für Anna nicht leicht, all das so deutlich vor ihrem Sohn zuzugeben. Es handelte sich schließlich auch um seinen Vater. Aber dies schien gar keine Belastung für den Sohn zu sein, denn er sagte nach kurzer Überlegung: „Ja, das habe ich mir schon gedacht, dass dies der Fall sein wird. Aber dann musst du dir Hilfe holen. Nur du kannst etwas bewirken, wenn du dir selbst Hilfe geben lässt. Es hat keinen Sinn, alles in sich hineinzufressen. Soferl ist jetzt schon lange krank und daher ist es nicht verwunderlich, dass du mit dem Problem heillos überfordert bist. Bitte fass das jetzt nicht als Vorwurf auf!", fügte er rasch hinzu, denn er kannte seine Mutter nur allzu gut. Sie würde sich sofort wieder schuldig fühlen. Sie tat ihm leid, aber mit den ewigen Schuldgefühlen und Schuldzuweisungen konnte er schlecht umgehen.

Wie er erwartet hatte, sagte sie auch prompt: „Aber die Soferl ist doch krank, sie bräuchte die Hilfe."

„Du brauchst sie jetzt aber genauso notwendig", meinte er eindringlich. „Wenn du dir über die Situation völlig im Klaren bist, kannst du vielleicht leichter damit umgehen und schon dadurch eine gewisse Unterstützung für Soferl sein." Auch wenn Anna nicht genau wusste, was Georg damit meinte, spürte sie dennoch, dass er recht hatte.

Warum ist er nicht da, dachte sie, *dann könnte er mir besser helfen.*

Als ob er ihre Gedanken erahnt hätte, sagte er: „Ich helfe dir so gut ich kann, aber du brauchst fremde, professionelle Hilfe. Wir in der Familie drehen uns im Kreis."

„Du hast mir schon viel geholfen", meinte Anna, aber Georg unterbrach sie sofort.

„Aber nur bis zu einem bestimmten Punkt. Du solltest therapeutische Hilfe annehmen. Alles wird für dich leichter, davon bin ich überzeugt."

„Lilly hat mir vorgeschlagen, in eine Selbsthilfegruppe zu gehen."

„Das ist eine wunderbare Idee", stimmte Georg dem Vorschlag sofort begeistert zu. „Das solltest du unbedingt machen. Da triffst du Menschen mit gleichen Problemen und das alleine kann Hilfe bedeuten."

Obwohl seine Mutter immer eine starke Frau gewesen war, konnte sie sich in dieser schwierigen Lage nicht selbst intensiv genug motivieren und Hilfe bei einer Therapeutin oder Supervisorin annehmen. Georg spürte, wie sie für die konkreten Vorschläge dankbar war.

Das alles sollte ihr eigentlich ihr Mann sagen, dachte er, *ich bin nur der Sohn.*

Als er sich von seiner Muter verabschiedete, versprach er, ihr weiter zu helfen, obwohl er selbst nicht genau wusste, wie er dies aus der weiten Entfernung anstellen sollte. Aber er spürte deutlich, dass er so etwas wie ein Strohhalm für sie war und sie ihn wirklich brauchte.

Lillys Idee, bei einer Selbsthilfegruppe anzurufen, erwies sich als schlichtweg genial. Anna fühlte sich vom ersten Augenblick an wohl.

Alles was dort zur Sprache kam, blieb unter Gleichgesinnten und wurde diskret behandelt. Sie brauchte sich nicht zu genieren oder die Dinge gar beschönigen. Alle saßen im selben Boot. Wenn auch manchmal Kritik geübt wurde, geschah dies nie verletzend, sondern war immer sehr konstruktiv.

Nur einmal, als sie von dem gescheiterten Versuch, Soferl in eine Therapie zu zwingen, erzählte, musste sie hören, dass man Jugendliche eben doch nicht zwingen könne, Hilfe anzunehmen, wenn sie diese nicht selber wollen. Eine Mutter, deren Tochter schon jahrelang sehr krank war, meinte etwas spöttisch: „Das haben wir dir schon des Öfteren gesagt, mit Zwang geht gar nichts! Druck erzeugt Gegendruck!“ Kalmierend meinte daraufhin Maria, die Leiterin der Gruppe, eine Psychologin, die sich viele Jahre mit Essstörungen aller Art, auch mit Bulimie und Fettsucht beschäftigt hatte: „Erst wenn Soferl Einsicht in die Krankheit bekäme und ihr Leiden größer wäre, als ihr Nutzen, den sie glaubte daraus ziehen zu können, wird sie bereit sein, Hilfe auch in Form einer Therapie, anzunehmen. Vorher würde niemand, trotz noch so großer Anstrengungen, daran etwas ändern können.“

Daraufhin hatte Anna betroffen geschwiegen.

Die Teilnehmer, auf den ersten Blick völlig unterschiedliche Personen, glichen sich bei näherer Kontaktaufnahme immer mehr. Je öfter Anna an den Gruppenabenden teilnahm, desto ähnlicher wurden die Probleme der einzelnen Familien, auch wenn sie nach außen hin ein völlig unterschiedliches Profil aufwiesen. Am augenfälligsten fand Anna die Familienkonstellationen. Es waren alles die jüngsten Kinder, außer einem Einzelkind, deren ältere Schwester als Baby verstorben war. Eine Mutter berichtete von einem Sohn, der wiederum eine große Schwester hatte. Es waren jedes Mal ungefähr zwischen sechs und acht Elternteile anwesend und, bis auf eine Mutter, alles Angehörige von Mädchen. So entsprach die Gruppe weitgehend der Statistik.

Obwohl fast nur Mütter in der Gruppe anwesend waren, hätte sich Anna doch gefreut, wäre Heinrich manches Mal mitgegangen. Aber er wusste oft nicht einmal, dass sie eine solche Veranstaltung besuchte. Aus unerklärlichen Gründen, erzählte sie ihm nichts und fragte nie, ob er sie begleiten möchte.

Die Hilfe, die Anna in der Gruppe erhielt, war in der momentanen Situation der buchstäbliche Tropfen auf dem heißen Stein. Es verging kaum ein Tag an dem sie nicht eine SMS von Soferl erhielt, mit dem anklagenden

Text: *Ich habe gespeibt.* Sie schrieb dies jetzt immer in dialektischer Schreibweise, obwohl sie, als sehr gute Schülerin sicherlich das korrekte Wort für sich übergeben gewusst hätte. Es wirkte wie eine kindliche Version dieses Begriffes und drückte ihre Stimmung noch besser aus, als wenn sie die dudengerechte Form gewählt hätte. Meistens erfüllte Anna diesen stummen Schrei nach Hilfe und Aufmerksamkeit, fuhr sofort nach Hause oder rief wenigstens an, um Soferl zu trösten und zu fragen, was genau los sei. Es war aber in den seltensten Fällen wirklich „irgendetwas los". Es war ihr schlecht und sie hatte sich übergeben. Das war schon alles. Manchmal sagte Anna, sie solle von der Schule nach Hause kommen. Das tat sie dann auch bereitwillig, schlüpfte sofort in ein altes, weites Hausgewand und saß eine Weile wie ein Häuflein Elend auf ihrem Bett.

Sie legte mit dem Wechseln der Schulkleidung auch einen Großteil ihrer Probleme ab. Sie musste dann nicht mehr schön und gestylt sein, keiner war da, vor dem sie sich zu beweisen hatte. Als sie von Anna einmal gefragt wurde, warum sie sich immer gar so auftakelte (auftakeln: ein wienerischer Ausdruck für schönmachen), meinte sie nur: „Weißt du, ich habe den Ruf, *immer(!)* gut auszusehen und schön zu sein."

„Wer sagt das?", fragte Anna voll Verwunderung.

„Das ist in jeder Klasse so", antwortete Soferl mit einem gewissen Anflug von Stolz in der Stimme, „viele, eigentlich fast alle, richten sich nach mir, mit dem Gewand oder den Handtaschen. Ich bin sozusagen ihr modisches Vorbild!"

„Aber viele sind doch ganz anders angezogen als du und rennen in irgendwelchen Schlabberhosen und weiten Leiberl herum", wunderte sich Anna. Sie verstand schon, dass ein Mädchen wie das Soferl, das bereits als kleines Kind schöne Kleidung geliebt hatte, sich gut anziehen wollte, aber, dass dies irgendeinen Einfluss auf ihre Klassenkameradinnen haben sollte, verstand sie nicht wirklich. Was war auch so wichtig, was die anderen anzögen. Da sagte Sophie plötzlich nicht mehr strahlend und überzeugt wie noch einige Minuten vorher: „Weißt du, ich habe einen Ruf zu verlieren. An mich wird nämlich ein Anspruch an Perfektion gestellt. Ich muss immer perfekt sein, das erwarten die von mir."

Sie war lange Zeit die Trendsetterin in der Klasse gewesen und die anderen Mädchen erwarteten einfach von ihr, dass sie immer strahlend wirkte, stets hilfsbereit und lustig. Auch jetzt noch. Zumindest dachte sie dies.

Zu gerne wäre sie, wie viele andere Klassenkameradinnen einfach in irgendwelchen Klamotten in die Schule gegangen, hätte auch einmal fette Haare gehabt oder auch nur kein Lipgloss aufgetragen. Aber sie fühlte einen unstillbaren Drang in sich, ihrem Ruf gerecht zu werden.

„Aber das ist ja unheimlich anstrengend, wer kann so etwas erwarten?", fragte die Mutter entsetzt. Anna hatte immer gedacht, dass Soferl bereits als kleines Mädchen ein selbstbewusster Mensch gewesen wäre und frei von Meinungen anderer. Das hatte sie immer besonders an ihr geschätzt. Möglicherweise stimmte das gar nicht. Ist sie am Ende nur beliebt, wenn sie diesen Anspruch erfüllt? Wer diktiert diese schrecklichen Regeln?

Was ist, fragte sich Anna voll Sorge, *wenn all das Strahlende und Selbstbewusste nur vorgetäuscht und gespielt wäre?*

Da sagte Soferl: „Die Erwartung, die alle an mich haben, das ist das Schlimmste."

Anna schluckte.

Hatte nicht gerade sie von Anfang an die größten Erwartungen an ihre Jüngste gestellt?

Das Kind musste Annas unheimlich hohen Ansprüche an Schönheit und Perfektion gerecht werden. Sollte sie nicht das besondere Kind sein? Kaum konnte sie sprechen, wurde sie, ganz anders als ihre Geschwister, ins Theater und in die Oper geschleppt und nur weil sie es nicht langweilig fand oder dagegen opponierte, hatte man ihr besonderes Interesse an all den Dingen attestiert und sie hochstilisiert, weil sie sich für all die Dinge, weit ihrem Alter voraus, interessierte.

War dies aber immer reines Interesses oder nur die einzige Möglichkeit für Soferl, als jüngstes Kind, mit begabten, intelligenten Geschwistern auf sich aufmerksam zu machen? Wäre sie sonst vielleicht gänzlich unbemerkt geblieben? Niemand konnte dies, nach mehr als zehn Jahren, noch so genau beurteilen.

Heinrich, obwohl selbst ein musisch veranlagter Mensch, hatte sich wenig um die künstlerische Erziehung seiner Kinder gekümmert. Er bezeichnete Künstler generell gerne als Schaumschläger und nicht wirklich im Leben stehend.

„Deren Stress möchte ich einmal haben", sagte er bisweilen spöttisch. Für ihn zählte nur alles Rationelle und materielle Dinge wurden immer schon hoch bewertet.

Soferls Interesse an der Malerei, betonte Anna oft voll Stolz, kam ganz alleine von dem Kind selbst. Sie liebte einfach Bilder. Aber auch hier hatte Anna sofort versucht, ihr Talent zu fördern und zu verbessern, hatte ihr Lehrer und Malschulen angeboten. In ihren Gedanken sah sie schon eine große Künstlerin und plante eine Vernissage nach der anderen. Dann sah sie sich bisweilen als die strahlende Mutter einer großen Tochter.

Hatte sie sich wirklich derart schuldig an diesem Kind gemacht? Hatte sie durch ihre Erwartungshaltung den Weg erst aufbereitet, sodass Soferl in die

Klauen der Magersucht geraten konnte? Als sie sich dessen bewusst wurde, fühlte sie sich elender als je zuvor.

Anna wurde je aus ihren Gedanken gerissen, als sie ihre Tochter französisch sprechen hörte. Es musste Georg oder Yvonne sein, die angerufen hatten. Soferl hatte sich schon vor geraumer Zeit angewöhnt, sich mit den beiden auf Französisch zu unterhalten. Sie war stolz auf ihre mittlerweile guten Sprachkenntnisse und Georg meinte lachend: „Irgendeinen Sinn muss es ja haben, dass ich so weit weg wohne, wenigstens den, dass die Kleine die Sprache gut lernt!“ Dann lachten sie und parlierten fröhlich weiter und der Rest der Familie wusste nicht worüber.

Anna, die nur ein paar Brocken ihres Schulfranzösisch behalten hatte, wollte eigentlich immer einen Sprachkurs machen, um wenigstens, wenn sie ihren Sohn und Schwiegertochter in Paris besuchte, ein bisschen mitreden zu können, aber über ein paar Höflichkeitsfloskeln war sie nie hinaus gekommen. Soferl war ihr bereits sprachlich weit überlegen und konnte sich gut mit ihrem Bruder und dessen Frau unterhalten. Anna merkte aber am veränderten Klang der Stimme, dass sie nicht mehr nur small talk machten.

„Bon, bon“, hörte Anna sie nur sagen und dann auf Deutsch: „Ich gebe dir jetzt die Mami, also bis bald, Bussi.“ Nach einer kurzen Pause: „Ich hab dich auch lieb, ja, mach ich“, dann reichte sie ihrer Mutter wortlos den Hörer.

Georg kam, wie es seine Art war, augenblicklich zur Sache. Er hatte zwar aus einem ganz anderen Grund angerufen, aber das war jetzt in den Hintergrund geraten, darüber konnte er später mit seiner Mutter sprechen. Er hatte, als er mit seiner kleinen Schwester telefonierte, sofort gemerkt, dass es ihr nicht gut ginge. Die Art und Weise, wie sie am Anfang des Gespräches oberflächlich lustig sein wollte, ließ ihn aufhorchen. Er war schon zu lange Journalist um Stimmungen heraus zu hören und vor allem hinter den Worten versteckte Botschaften zu spüren. Zu deutlich merkte er plötzlich, wie schlecht es seiner kleinen Schwester in Wahrheit ging. Das, was er bei seinem letzten Wienbesuch miterlebte und die Gespräche mit seiner Mutter hatten ihn noch nicht so sehr beunruhigt, wie das eben geführte Telefonat mit Soferl selbst. Er hatte sie direkt auf ihre Essstörungen angesprochen und sie hatte diese spontan zugegeben. Aber sofort danach hatte sie einen Rückzug versucht.

„Es ist eh allen alles egal“, hatte sie gesagt und versucht das Thema zu wechseln. Er wollte sich aber nicht abbringen lassen und verharrte noch eine kleine Weile dabei. Soferl wurde daraufhin rasch sehr kurz angebunden und er konnte spüren, dass ihr das ganze Gespräch äußerst unangenehm war. Sie ließ deutlich durchblicken, dass ihn ihre Probleme nichts angingen. So distanziert hatte er sie noch nie erlebt. Er spürte, wie unglücklich die Kleine war. Er fühlte, dass sie ihm gerne mehr erzählt hätte, dies aber auch wieder nicht konnte. Die tausend Kilometer Entfernung voneinander waren aber nicht der eigentliche Grund. Sie tat ihm unendlich leid.

Spontan schlug er seiner Mutter eine Reise nach Frankreich vor. „Das wird dir auch gut tun, einige Tage an der Seine zu verbringen. Es ist gerade wunderschön, sonnig und fast frühlingshaft warm. Wir könnten im Café de la Paix sitzen, in die Orangerie gehen, Monets Rundgemälde anschauen und Soferl könnte sich ein wenig erholen. Dann geht vielleicht alles wieder besser!"

„Das wäre wirklich wunderbar", rief Anna begeistert.

Aber was würde Heinrich dazu sagen, wenn sie jetzt einfach wegführe. Er würde nicht erlauben, das Kind aus der Schule zu nehmen. Für ihn war Soferl weder krank, noch einer besonderen Behandlung bedürftig. Schon gar nicht hieße er es gut, dass sie die Schule versäumte. Das dämpfte ihre aufkeimende Freude ein wenig, aber sie wolle es sich überlegen.

„Überlege nicht zu lange. Ich hatte schon sehr deutlich den Eindruck, dass es ihr nicht gut geht. Ein wenig Abstand vom Alltag bringt euch sicherlich auf andere Gedanken, auch wenn damit keine langfristige Hilfe verbunden ist." Dann kam er auf den eigentlichen Grund seines Anrufes zu sprechen. Dieser hatte mit der Familie nichts zu tun.

„Und sonst ist alles in Ordnung", wollte Anna noch abschließend wissen, dann machten sie rasch Schluss.

Anna wusste, dass ihr Sohn mit dem Vorschlag nach Paris zu kommen recht hatte, aber sie wusste nicht, wie sie dies bewerkstelligen solle. Heinrich, der sich sonst um Schulsachen wenig kümmerte, war sehr streng bei Dingen, die außerhalb der Reihe liefen. Er hatte schon die Turnbefreiung überflüssig gefunden. Wie würde er reagieren, wenn sie Soferl eine Woche aus der Schule nähme? Sie hatte plötzlich solche Angst, dass sie ihn nicht einmal fragen wollte. Daher erzählte sie auch Soferl nichts von einer möglichen Reise. Wozu unnötige Hoffnungen in dem Kind wecken, wenn dann nichts daraus würde.

Als sie für das Nachtmahl aufdeckte, richtete sie auch für Soferl an, obwohl klar war, dass sie wieder nichts essen würde. Seit Wochen nahm sie nichts zu sich, wenn jemand dabei war. Meistens naschte sie nur heimlich in der Küche aus dem Reindl oder der Pfanne, aber auch das wurde immer weniger. Heute war sie aber sehr gut aufgelegt. Sie erzählte ihren Geschwistern bei Tisch, dass Georg angerufen hatte und sie sich schon mühelos mit ihm unterhalten konnte. Chrisi lieferte dann unbewusst ein Stichwort.

„Warum bist du dann nicht öfter in Paris bei Yvonne und Georg. Da würdest du sicher bald sehr gut Französisch sprechen."

„Ich spreche sehr gut Französisch", konterte Sophie sofort und sagte schlagfertig einige Sätze in der fremden Sprache. Anna verstand nur sinngemäß, dass es von „ich bin ja so gescheit" handeln musste. Da meinte Lilly:

„Habt ihr keine schulautonomen Tage, da kannst du doch fahren. Ist wirklich eine gute Idee. Ich such dir gleich einen billigen Flug!“ Sie wollte spontan den Tisch verlassen, obwohl die Familie noch nicht fertig gegessen hatte.

„Moment“, ließ sich Heinrich vernehmen, „was heißt da nach Paris fliegen. So einfach ist das nicht. Wer weiß, ob Georg Zeit für Soferl hat. Er ist ein viel beschäftigter Mann, wie die meisten arbeitenden Männer“, fügte er mit einem Seitenhieb auf seine Frau hinzu. Dann setzte er seine Rede fort:

„Er wird anderes zu tun haben, als mit seiner kleinen Schwester durch Paris zu bummeln.“

Da hätte Anna sagen sollen, dass Georg selbst den Vorschlag gemacht hatte, dass sie und Soferl einige Tage zu Besuch kommen sollten. Stattdessen fragte sie ihren Mann nur scheinheilig, ob er sich vielleicht auch einige Tage frei nähme und sie alle zusammen verreisen könnten.

Sie wusste, dass er sich spontan nie Urlaub nehmen würde. Alles plante er Monate vorher und reichte korrekt den Urlaubsplan ein halbes Jahr zuvor in der Krankenhausverwaltung ein. Er wurde auch sofort ungehalten: „Wie stellst du dir das eigentlich vor? Mir geht es ja nicht so gut wie dir, dass ich einfach alles hinschmeißen kann und ohne weiteres auf Urlaub fahre. Ich habe schließlich Verpflichtungen, die ich erfüllen muss.“ Er verbreiterte sich dann noch endlos über Rechtschaffenheit und Verpflichtungen im Allgemeinen und über seine im Besonderen. Anna verfüge, wie man eben sehen konnte, sehr sorglos über seine Zeit.

Nach dem Essen versuchte Anna noch einmal das Thema Wegfahren anzuschneiden, aber Heinrich wollte nicht darüber sprechen, daher sagte sie auch nichts mehr. Sie flüsterte ihrer Tochter in der Küche nur rasch zu, dass Georg sie tatsächlich eingeladen hatte, aber sie noch nicht wisse, ob sie wirklich fahren solle. Lilly zwinkerte ihrer Mutter vielsagend zu, so, als ob sie sie in jedem Fall unterstützen würde.

Wie vorhin bei Georg, spürte sie jetzt deutlich Lillys Loyalität. Das war schon immer eine besondere Genugtuung für Anna und erfüllte sie mit einem gewissen Stolz. Die Mutter wusste, die Kinder würden, auch wenn sie begreiflicherweise nicht immer mit ihr einer Meinung waren, stets zu ihr halten. Mehr, das hielt sie sich jetzt vor Augen, konnte man als Lebensglück nicht erwarten.

Bis zur Abreise nach Paris sollte aber noch viel Zeit vergehen.

Die Krankheit, die bis dahin eher gleichförmig verlaufen war, nahm plötzlich eine drastische Wende. Nicht das besonders niedrige Gewicht war es, das die Familie am meisten belastet, sondern Soferls psychische Veränderung. Den Kontakt zu Freunden hatte sie schon vor Langem sehr eingeschränkt. Jetzt schien aber auch der enge Familienverband eine Belastung für

Soferl darzustellen. War es früher ihr größtes Vergnügen sich mit Mutter und Schwester einen lustigen Videoabend mit einer großen Portion Sushi oder Pizza zu machen, so schlug sie den Vorschlag jetzt jedes Mal mit den Worten, sie hätte keine Zeit, sie müsse lernen aus, um sich alleine in ihr Zimmer zu verziehen. Ob sie dort wirklich für die Schule lernte, wusste keiner so genau.

Wenn Freundinnen anriefen, um sie ins Kino oder zu sich nach Hause einladen wollten, sagte sie regelmäßig ab, oftmals ging sie gar nicht ans Telefon, da ihr die Anrufe immer lästiger wurden. Ganze Nachmittage verschlief sie und nickte mit unter auch beim Fernsehen ein. Dann lag sie zusammengerollt, wie ein kleines Häuflein im Wohnzimmer.

Je mehr sich Soferl veränderte, desto leistungsunfähiger wurde sie. Bald darauf schlug sich dies auch in ihren Schulnoten nieder. Damit begann die eigentliche Katastrophe.

Soferl war, trotz ihrer vormals sehr guten Noten, immer schon nervös und äußerst angespannt zu Schularbeiten gegangen. Dies steigerte sich jetzt sehr rasch bis zu Hysterie, die auch oft mit Weinkrämpfen verbunden war. Dass sie danach meistens erbrechen musste, verstand sich fast von selbst. Einmal hatte Soferl während einer Schularbeit so schlimm erbrochen, dass sie nach Hause geschickt wurde und die Schularbeit nicht benotet werden konnte. Das war ein schlimmer Schock, nicht nur für Soferl, sondern auch für ihre Mutter. Die Schule und die Schularbeiten wurden ein so zentrales Thema, dass darüber alle anderen Probleme im Nichts versanken. Plötzlich war nur mehr der Lernerfolg wichtig und die Tatsache, dass sich das Mädchen praktisch von der Luft ernährte, trat völlig in den Hintergrund.

Bei Soferl verfestigte sich aber gerade durch die schlechter werdenden Noten die Einstellung, noch strenger an ihren Fastenregeln festhalten zu müssen.

Als jüngstes Kind in einer leistungsorientierten Familie war es für Soferl naturgemäß schwierig, die an sich selbst gestellten Anforderungen zu erfüllen. Sie glaubte, sie müsse alles ebenso gut machen und so viel leisten, wie ihre Geschwister im jetzigen Erwachsenenalter, vergaß aber ganz, dass sie im Durchschnitt zehn Jahre jünger war, als die anderen drei. Sie glaubte ständig, mit ihnen gleich ziehen zu könnte, wenn sie noch bessere Leistungen erbrächte und noch verbissener arbeitete. Alle versicherten ihr immer wieder, dass sie selbst alles andere als gute Schüler waren. Dies konnte man ihr aber nicht wirklich glaubhaft machen. Immer wieder sagte sie, wie toll ihre Geschwister seien und, dass sie selbst dies nie erreichen würde.

So anstrengend das Nacheifern für Soferl war, sollte doch nichts den Glorienschein, der Schwester und Brüder umgab, trüben. Nicht einmal längst vergangene Schulnoten.

Dieses unerreichte Gleichziehen mit ihren Geschwistern war aber nicht der einzige Grund, warum Soferl gar so verbissen in der Schule arbeitete. Sie wollte ihrer Mutter beweisen, dass sie die Erwartungen, die diese in ihre Jüngste setzte, auch erfüllen konnte. Soferl glaubte, Anna wäre wirklich enttäuscht, wäre sie keine gute Schülerin.

Vielleicht hatte sie damit sogar recht. Anna gab dies natürlich nicht offen zu, nicht einmal zu sich selbst war sie ehrlich genug, zu sagen, dass ihr die Noten einfach unheimlich wichtig waren. Unbewusst vermittelte sie aber, dass genau dies der Fall war. Jetzt, da die Noten wirklich schlechter wurden, verstärkte Anna ihre Intension Sophie zu unterstützen. Sie ermahnte sie, mehr zu lernen, besser auf Pausen und Schlaf zu achten und natürlich hielt sie ihr immer wieder ihr weniges Essen vor.

„Kein Wunder, dass du dich nicht konzentrieren kannst, bei dem Wenigen, das du zu dir nimmst", wurde sie von der Mutter immer öfter unfreundlich angeherrscht. Dann stellte sie dem Kind einen Teller mit Äpfeln, Mandarinen, Bananen und Rosinen auf den Schreibtisch.

„Das bringt Kraft fürs Hirn", sagte sie in versöhnlichem Ton, bedachte aber nicht, dass sie damit das Kind neuerlich in eine Stresssituation brachte. Die nicht gegessenen Bananen und Rosinen waren gleichsam eine Metapher für ihr Handeln, zeigten ihr überdeutlich, was für ein böses Kind sie doch war und ihr ohnedies schlechtes Gewissen verstärkte sich immer mehr.

Anna hatte regelrecht Angst vor Soferls Versagen, fast mehr, als wenn es um ihr eigenes Abschneiden ginge. Sie fühlte sich schließlich als Hauptverantwortliche für ihre Tochter im Allgemeinen und für deren Noten im Besonderen. Schließlich bestand Annas Hauptaufgabe darin, darauf zu achten, dass es dem Kind gut gehe. Da sie schon in anderen Dingen grob versagt hatte, sonst wäre Soferl schließlich nicht magersüchtig geworden, wäre es nicht zuviel verlangt, wenigstens für gute Schulleistungen zu sorgen. Das, so dachte Anna, würde Heinrich argumentieren, wenn er genauer von allen Vorgängen gewusst hätte.

Obwohl Anna nie mit Soferl über ihre eigene Angst des Versagens sprach, übermittelte sie ihr diese dennoch. Es schien irgendwie telepathisch, über unsichtbare Leitungen, zu funktionieren. Auch wenn sich die Mutter immer wieder vornahm, sich nichts anmerken zu lassen, übertrug sie dennoch ihre eigene Angst auf das Kind, bevor dieses zu Schularbeiten ging und verstärkte damit noch mehr dessen Unsicherheit. Direkt auf Leistung angesprochen, betonte Anna immer wieder, wie unwichtig ihr schulische Erfolge waren, aber in Wahrheit war sie sich über ihren eigenen Leistungsanspruch überhaupt nicht im Klaren.

Anna erzählte in der Selbsthilfegruppe von dem plötzlichen drohenden Schulproblem und auch, dass Soferl sich immer schon leistungsmäßig sehr unter Druck gesetzt hatte. Jetzt, durch ihren relativen Abfall verstärkte sie das Lernen noch mehr, da sie glaubte, dadurch wieder bessere Noten zu erhalten. Das Gegenteil war leider der Fall. Dass sie sich damit nur immer mehr unter Druck setzte, konnte und wollte sie nicht einsehen. Anna sah das anders. Plötzlich hatte sie quasi einen Schuldigen für die Magersuchterkrankung gefunden.

„Ich glaube, der Schulstress ist die eigentliche Ursache für ihre Essstörungen", sagte sie. Maria, die Leiterin der Gruppe erwiderte: „In eurer Familie herrscht, wie du selbst immer wieder betonst, ein hohes Leistungsideal. Alle Familienmitglieder studieren gut oder haben anspruchsvolle Berufe ergriffen. Sophie stellt einen starken intellektuellen Anspruch an sich selbst, wobei sie sich, in dem Wunsch besonders gut zu sein, ständig überfordert." Anna verstand genau was die Leiterin meinte, war aber doch entsetzt.

„Warum können diese armen Kinder nicht wenigstens in schulischen Belangen ein wenig zurückstecken?" Anna hatte das mehr zu sich selbst gesagt, denn sie wusste, dass dies für die Betroffenen nicht möglich war.

„Der Perfektionismus von Anorektikerinnen, übrigens auch von Bulimikerinnen, ist oft grenzenlos. Er spielt sich im Kopf ab und ist praktisch unerfüllbar, da er proportional mit der erfüllten Leistung immer mehr ansteigt. Die Selbstwertschwäche essgestörter Mädchen lässt jeden noch so kleine Fehler riesengroß erscheinen und bald verbieten sie sich die kleinste Unachtsamkeit. Sie haben panische Angst davor zu versagen. Dazu kommt, dass sie auch in ihrer Selbsteinschätzung in der Regel schlechter abschneiden als gesunde Kinder. Sie finden immer all die anderen hübscher, dünner und naturgemäß auch gescheiter."

Nach kurzer Pause erklärte sie weiter: „Du sagst, dass deine Tochter den Leistungsdruck innerhalb ihrer Familie schon nicht gut aushält und nun kommt der Druck gute Noten zu schaffen noch hinzu. Dies muss zu einer Überforderung führen. Es macht keinen Unterschied, ob sie sich selbst den Leistungsdruck schafft oder ob ihr die Familie zu leistungsstark erscheint, der Druck ist faktisch der gleiche und Druck erzeugt Gegendruck. Je mehr der eine ansteigt, desto intensiver arbeitet sie dagegen." Die anderen Eltern stimmten dem zu, hatten noch mehr Beispiele zur Hand, die Anna verdeutlichten, wie diese Mädchen leiden.

„Der schon bestehende Leistungsdruck, wie in euerem Fall durch die scheinbar überstarken Geschwister", Maria, wandte sich jetzt wieder konkret Anna zu, „kann durch den Schuldruck, das unbedingte Wollen nach Erfolg, noch verstärkt werden. Das Esssymptom kann in diesem Zusammenhang ein Mittel sein, um die nicht gebrachte Leistung zu rechtfertigen, obwohl gerade die monatelange Fehlernährung oft die eigentliche Ursache für den Leistungsabfall ist. Kommt Erbrechen hinzu, wird dies von vielen Mädchen sogar als Entlastung gesehen, denn der seelische Druck kann nur mehr körperlich verarbeitet werden. Oft liegt es daran, dass diese Mädchen niemanden haben, mit dem sie über ihre Versagensängste offen sprechen können."

All das passte leider nur allzu gut auch auf ihre Tochter, dachte Anna traurig. Plötzlich fiel ihr ein Ausspruch von Soferl ein, der ein paar Tagen zurück lag. Sie hatte wieder einmal so gut wie gar nichts gegessen, dann nur trockenes Weißbrot und Äpfel. Anna hatte sie gebeten, doch etwas Vernünftiges zu sich zu nehmen und es war zu einer Diskussion zwischen den beiden gekommen. Soferl war, wie schon so oft, beleidigt in ihr Zimmer gerannt und hatte sich dann schmollend hinter ihren Büchern verschanzt. Als ihre Mutter sie versuchte zu beruhigen, hatte sie nur trotzig gemeint: „Wenn ich schon so schlecht in der Schule bin, dann will ich wenigstens dünn sein!"

Als Anna dies erzählte, konnten einige Mütter solche Aussagen nur bestätigen. Man konnte den Satz natürlich auch umdrehen, „wenn ich schon nicht dünn bin, will ich wenigstens gut in der Schule sein." Auch das hatte Anna von Soferl schon gehört.

Nachdem die Krankheit eine gewisse Zeit stagnierte, sich weder gebessert, noch verschlechtert hatte, dann kurzzeitig der Eindruck erweckt wurde, sie wäre sogar zum Stillstand gekommen, hatte sich gerade in letzter Zeit wieder eine drastische Verschlechterung bemerkbar gemacht.

Soferl wirkte in jener Phase der Besserung ein wenig ausgeglichener und ein kleines bisschen fröhlicher. Gerade als die Familie zu denken und vor allem zu hoffen begann, es ginge ein klein wenig bergauf, kam der neuerliche Absturz. Für Anna war es besonders schlimm, denn sie war fast ständig alleine mit Soferl und hatte niemanden mit dem sie reden konnte. Die älteren Kinder, die selbst immer mehr unter der Familiensituation litten, wollte sie auch nicht weiterhin als Klagemauer verwenden, vor allem, wenn es um Soferls psychische Veränderung ging. Sie wusste, dass sie die Geschwister nicht zu sehr hineinziehen dürfe. Chrisi verstand all die Vorgänge des letzten Jahres ohnedies schwer und Lilly war zu betroffen, als dass sie für Anna eine Hilfe gewesen wären. Sie hörte auch immer wieder, dass die unmittelbare Konfrontation der Geschwister mit der Krankheit für diese eine unheimliche Belastung bedeute. Vor allem das viele Weinen war für die beiden sehr schwer auszuhalten.

Wegen jeder noch so geringfügigen Abweichung vom Alltagsgeschehen brach Soferl in schreckliche Weinkrämpfe aus. Für Anna war es jedes Mal entsetzlich, wenn sie sie so sah. Sie konnte ihr überhaupt nicht helfen, nur in die Arme nehmen und streicheln. Aber manchmal konnte sie nicht einmal das. Sie war ihrem Schmerz um das Kind vollkommen ausgeliefert und daher umso hilfloser.

In solchen Momenten war sie nahe daran die Fassung zu verlieren. Sie wünschte sich manchmal, schreien zu können oder irgendetwas auf den Boden zu schmeißen, sich einfach irgendwie abzureagieren. Aber allein der Gedanke daran war absurd, nie hätte Anna derart die Kontrolle über sich verloren. Was würden die Kinder und vor allem Heinrich zu einer unbeherrschten Frau sagen, die vielleicht sogar eine Szene machte? An ihre Mutter mochte Anna in diesem Zusammenhang überhaupt nicht denken. Hatte sie ihr nicht immer Zurückhaltung gelehrt? Nur hatte es damals Contenance geheißen. Zu gut konnte sie sich an Sätze wie „das tut ein kleines Mädchen nicht" erinnern. Später war aus dem kleinen Mädchen eine junge Dame geworden, die Ermahnungen blieb die gleichen. So schluckte sie auch diesmal wieder die ganze Frustration hinunter und war verständnisvoll, still und brav, man konnte ihr alles aufbürden und sie konnte alles tragen.

Einmal sprach sie in der Gruppe über ihre absolute Hilflosigkeit.

„Die Tatsache, dass ich ihr überhaupt nicht helfen kann, ist für mich kaum auszuhalten", sagte sie. „Früher habe ich immer gewusst, wer mich braucht und was ich dann machen kann, damit es den Kindern wieder besser geht. Jetzt ist das ganz anders. Manchmal habe ich das Gefühl, sie will meine Hilfe gar nicht."

„Das denke ich nicht", meldete sich eine andere Mutter zu Wort, „Sie brauchen uns sehr wohl und vielleicht noch mehr, als wir bereit sind zu geben, nur eben anders."

„Das verstehe ich nicht. Ich würde ihr all meine Hilfe und Liebe geben."

„Das ist auch sehr schwer zu begreifen", versuchte die Leiterin zu erklären. „Diese Kinder schreien quasi um Hilfe. Sie tun es, wie wir wissen, mit allen Mitteln mit ihrem ganzen Körper, mit dem Einsatz des Fastens, des Erbrechens, mit Weinen, wir kennen leider alle die ganze Palette. Sie sagen uns damit, wie schlecht es ihnen geht. Aber sie sagen es in einer anderen Sprache und wir müssen lernen diese Sprache zu verstehen. Wir ahnen oft, was sie uns mitteilen wollen und doch deuten wir es falsch. Oder besser noch, wir geben die falsche Antwort."

„Was wäre die richtige Antwort?"

„Ja, das weiß ich leider auch nicht", Maria lachte bitter. „Wenn es die so einfach gäbe, säßen wir alle nur einmal da und ich hätte wahrscheinlich schon einen Preis in Medizin oder Psychologie gewonnen!" Alle lachten, aber niemandem war wirklich danach zu Mute.

„Aber lasst uns noch einmal auf eine mögliche Hilfestellung zurück kommen", griff Maria nach kurzem Schweigen das Thema wieder auf.

Anna fiel ihr ins Wort. Sie erinnerte sich an eine Situation zu Hause, als sie versuchte Soferl wieder einmal nach einer Weinattacke zu trösten und sich das Kind aber zusehend mehr verschloss.

„Das große Problem ist", erklärte Maria, „dass den Mädchen und natürlich auch den betroffenen Buben, alles Druck macht. Sie kommen mit den Belastungen des täglichen Lebens schon nicht gut zurecht. Wenn sie jetzt das Gefühl haben, dass sie auch an deinem Kummer in gewisser Weise Schuld sind, macht ihnen das noch mehr Druck, den sie dann um so weniger aushalten. Manche Jugendliche steigern ihr Fasten noch ins Unermessliche, manche werden dann erst bulimisch. Das Erbrechen ist so etwas wie das Auskotzen der Sorgen und erleichtert sie für kurze Zeit, um sich aber wieder neuerlich schuldig und schlecht zu fühlen."

„Manche suchen auch ihre eigenen Grenzen", sagte ein Vater und tiefe Verbitterung und Resignation klang aus seinen Worten. Er hatte eine Tochter, die seit vielen Jahren bulimisch war. „Ich konnte ihr offensichtlich diese Grenzen nicht geben, nicht einmal zeigen."

Anna stimmte all dem zu, aber das Gehörte war für sie dennoch kein wirklicher Trost, denn sie musste erkennen, dass sie praktisch machtlos war. Sie konnte eine Besserung nicht erzwingen, auch wenn sie es noch so gerne getan hätte. Sie musste erkennen, dass sie aktiv nichts unternehmen konnte. Dies war für sie umso schwerer zu akzeptieren, da sie von Natur aus eine pragmatische Person war, die, auch bei schwierigen Dingen immer gleich eine Lösung suchte, diese auch meistens fand und dementsprechend handeln konnte. Das passive Aushalten bedeutete für Anna fast eine Niederlage und verlangte noch mehr Kraft von ihr, als wenn sie aktiv in das Geschehen einsteigen hätte können. Dieses Akzeptieren und Annehmen der Dinge, die nicht zu ändern waren, fiel Anna nach wie vor am schwersten.

„Warum sagst du deiner Tochter nicht, dass dich all das sehr belastet?", fragte eine Mutter, deren Tochter seit drei Jahren Bulimie hatte.

„Das kann ich doch nicht", war Annas entsetzte Antwort, „ich bin ihre Mutter. Sie soll nicht denken, dass ich ihr nicht mehr helfen will."

„Du kannst ihr trotzdem helfen, auch wenn es schwer ist", entgegnete Maria.

„Sie wird vielleicht denken, dass sie dann auch mich verliert."

„Wieso glaubst du das eigentlich", fragte die Leiterin. Anna wollte sagen, dass sie schon keine Hilfe an ihrem Vater hatte, jetzt sollte sie nicht auch noch um ihre Mutter bangen. Aber sie sagte es nicht.

Vielleicht hatte die andere Mutter in gewisser Weise recht. Sie überlegte, dass sie dann vielleicht nicht mehr eine ganz so unerreichbare, tolle Mutter wäre, nicht mehr gar so großartig und fehlerlos. Sie wäre vielleicht mehr ein Mensch mit Fehlern und Schwächen, Soferl ähnlicher, wie sie sich selbst sah, nicht so makellos und stark. Von dieser Warte aus hatte Anna dies noch gar nicht betrachtet.

Maria meinte: „Du könntest deiner Tochter auch sagen ‚ich komme mit deiner Krankheit manchmal schlecht zurecht. Das betrifft aber nur mich und hat mit dir gar nichts zu tun und mit meiner Liebe zu dir natürlich schon gar nicht. Wenn dir nach Weinen zu Mute ist, dann halte die Tränen nicht zurück, aber lass auch mich manchmal traurig sein. Wir werden uns beide besser fühlen, wenn wir das gegenseitig akzeptieren'." Anna hatte ungläubig zugehört. Konnte sie so etwas einem kranken Mädchen sagen. *Sie macht all das ja schließlich nicht absichtlich*, ging es ihr durch den Kopf. Sie war sich nicht sicher, ob Soferl solch ein schonungsloses Vorgehen zumutbar wäre, aber sie wollte darüber nachdenken. Vielleicht würde Soferl ihrerseits dies ähnlich sehen und vieles wäre ein wahnsinniges Missverständnis, weil jede in unnötiger Weise zuviel Rücksicht auf die andere nahm.

Anna wollte es vorsichtig ausprobieren und dann würde sie sofort sehen, wie Soferl darauf reagierte.

An diesem Abend ging sie recht gestärkt nach Hause und kehrte sogar noch bei ihrem Lieblingsjapaner ein. Das schlechte Gewissen, das sie sonst immer hatte, wenn sie nicht augenblicklich nach Hause zurückfuhr, ließ sie im Auto zurück, denn es hatte sich, zu ihrer großen Verwunderung, gar nicht gemeldet. So genoss sie noch eine riesige Portion Sushi und Maki, bevor sie nach Hause kam und alle friedlich schlafend vorfand.

Die nächsten Tage plätscherten belanglos dahin und Anna war froh, wenn sich nichts besonders Dramatisches ereignete.

Am Wochenende schlug Lilly vor, könnten sie alle zusammen in die Schiele-Ausstellung gehen, die gerade in der Albertina gezeigt wurde.

„Ja, super", freute sich diesmal auch Soferl.

Es waren wenige Menschen im Museum, sie hatten eine gute Zeit gewählt. Großmama hatte recht, wenn sie sagte, man kann nur zu Mittag ins Museum gehen, da essen die Wiener.

„In Wien isst man um eins, immer schon. Aber man kann einmal eine Ausnahme machen, für die Kultur, sonst besser nicht."

Das Soferl machte immer eine Ausnahme, aber darüber sprach man nicht mit der Großmama, sonst hätte sie sich Sorgen gemacht. Aber vielleicht wäre es gut gewesen, hätte man nicht immer alles nur hinunter geschluckt und öfter einmal offen gesprochen, dann hätte das Soferl möglicherweise nicht alles auf einmal heraus speien müssen.

Als Sophie das Museum betrat, tauchte sie in eine andere Welt, in ihre Welt, ein. Sie versengte sich förmlich in die Bilder von Schiele. Das Dünne, Lange, die kantigen Formen faszinierten sie.

Warum steht sie so lange vor dem dünnen Mädchen. Soll ich in ihren Augen so sein, dachte Soferl, als sie ihre Mutter bei der Betrachtung eines

Bildes beobachtete. *Was steht da,* fragte sie im Stillen. „Die Menschen bestehen großteils aus Röhrenknochen und Muskelschwund. Nur bei solcher Ausmergelung ist es möglich, dass einer sich selbst in der Weise umarmt, wie diese armen Leute; sie können in der Tat überall hinlangen, sogar kreuzweise an ihre eigenen Schulterblätter. In diesen Jammergestalten liegt eine Inbrunst und Geistigkeit." (Zitat: Schröder; Egon Schiele S. 68)

Das finde ich auch, sinnierte das Kind: *Hier liegt eine Geistigkeit. Ob ich die je erlangen werde? Aber eigentlich bin ich dem Bild irgendwie ähnlich, dünn und schön. Nur die Haare sind hässlich, ganz anders als meine. Ich habe lange dichte Haare, obwohl sie mir in letzter Zeit ausfallen. Mami hat wahrscheinlich recht, das sind Anzeichen von Unterernährung. Aber ich lasse sie mir einfach abschneiden, dann merkt es keiner. Hat das Mädchen auf dem Bild eine Brust? Ein klein wenig schaut hinter den verschränkten Armen hervor. Ich könnte meinen Busen ganz verdecken,* überlegte sie voll Stolz. *Es ist irgendwie eklig, der Busen quillt ja gerade zu hervor. Sie ist fast als dick zu bezeichnen, nur die Hüften sind schmal und Bauch hat sie keinen – genau wie ich. Die Arme kann ich ebenso wie das Mädchen um mich schlingen. Ich kann mich selbst umarmen. Sonst tut es ja keiner. Ob ich ihnen zu mager bin und sie sich an meinen Knochen stoßen?* Soferl wurde auf einmal sehr traurig. Sie konnte nur mit Mühe die Tränen zurückhalten: *Aber wer soll mich drücken. Als ich fett war, hat mich schließlich auch keiner gedrückt und geherzt, nur herumkommandiert haben sie mich. Aber das ist jetzt vorbei,* dachte sie trotzig. *Ich, die Dünne, brauche keinen mehr, ich kann mich selbst umarmen. Und ihn brauche ich am allerwenigsten. Er kam erst gar nicht mit in die Ausstellung und sieht mich nicht, wie ich hier an der Wand hänge, schön und dünn, den Kopf demütig geneigt, anziehen hätte man mir etwas sollen, aber er hätte ohnedies nicht hingeschaut, es wäre ihm nicht aufgefallen, dass ich nackt bin, es fällt ihm ja nie etwas auf. Die Lateinschularbeit ist ihm nicht aufgefallen und all die anderen guten Noten ebenso wenig.*

Soferl zog kaum merklich die Schultern hoch und ging langsam, tief in Gedanken versunken weiter. Anna wollte ihr nach, stand auch kurz beim nächsten Bild neben ihr, aber sie wusste plötzlich nicht, was sie ihr sagen sollte. Es fielen ihr nur Plattitüden ein, nichts, was von Bedeutung gewesen wäre, so sagte sie nichts. Der Augenblick ging vorüber, da sie den Arm um ihre kleine, magere Töchter hätte legen können, dann ging Soferl langsam zum nächsten Bild und Anna blieb alleine zurück.

Warum ist mir das Kind so fremd geworden? Was denkt sie sich, wenn sie einsam in den Betrachtungen verharrt? So in sich gekehrt, geht sie durch die Säle, den Mantel eng geschnürt, das Gesicht leicht geschminkt, passt es nicht zu den dünnen Kinderbeinen. Sie wirkt kindlich und doch gleichzeitig irgendwie alt, obwohl sie noch immer sehr hübsch ist, mit großen blauen Augen in dem stete Melancholie wohnt. Sie ist fasziniert von den Bildern. Ich will sie fragen, was sie sich denkt, wenn sie die Bilder betrachtet, was sie fühlt, wenn sie die dürren Körper anstarrt, überlegte Anna, *aber ich kann nicht, sie ist immer ein Bild weiter, ich renne hinter ihr her, obwohl sie langsam geht, kann ich sie nicht einholen, kann sie nicht fragen. Warum wartet sie nicht auf mich, ich will sie so gerne fragen und küssen und drücken. Sie ist nur so weit entfernt. Wie ein Geist geht sie dahin, schaut, liest, bleibt stehen, schwebt dahin.*

„Kind, bitte warte."

„Ich warte, aber du kommst nicht."

Da sagte plötzlich die Großmama: „Mir tun jetzt die Füße weh, war aber eine tolle Ausstellung."

„Sogar Brad Pitt war da", rief Lilly fröhlich.

„Jetzt lade ich euch in die Aida ein, ich brauch einen Kaffee!!!" antwortete die Großmama.

Das Kind sagte stumm: *„Warum hat sie mich nicht gehört."*

„Bitte warte."

„Bitte komm."

Als Anna das nächste Mal in die Selbsthilfegruppe kam, erzählte sie, dass Soferl sich immer mehr von ihr, der übrigen Familie, sowie von fast all ihren Freundinnen zurückzog und auch von ihrer Beobachtung in der Schiele-Ausstellung. Dass sie so gut wie gar nichts mehr vor anderen zu sich nähme, brauchte Anna nicht zu erwähnen. Eigentlich hatte sie sich Unterstützung und Hilfe von den anderen Gruppenteilnehmern versprochen, aber sie kam fast augenblicklich in eine Rechtfertigungsrolle, mit der sie überhaupt nicht umgehen konnte.

„Was hast du erwartet", wurde sie von einer Mutter hart angegriffen, deren Tochter schon einige Jahre an Magersucht litt und die auch schon viele Monate in diversen Spitälern, ohne echte Besserung, verbracht hatte.

„Glaubst du wirklich, dass Magersucht nichts weiter als eine perfide Form des Abnehmens ist, nur eine übertriebene Angewohnheit", fügte sie bitter hinzu.

„Neben der drastischen Gewichtsabnahme ist die psychische Veränderung auch typisch für Anorektikerinnen", sagte darauf die Leiterin der Gruppe. Sie versuchte einen ausgleichenden Ton zu schaffen.

„Ich verstehe dich", sagte sie zu Anna, „es ist sehr schwer, sich einzugestehen, dass man bei dieser Krankheit gar nichts machen kann. Jedes Helfen führt unweigerlich nur wieder in eine neues Abhängigkeitsverhältnis der Betroffenen und dies erzeugt wiederum neuen Druck, den diese so gut wie nicht aushalten."

Das verstand Anna nur all zu gut. Das alles hatte sie schon unzählige Male gehört und gelesen.

„Ich konnte das alles auch sehr schwer nachvollziehen“, sagte eine Mutter, deren Tochter seit Jahren an Bulimie litt. „Und verstehe bis heute ihre Beweggründe nicht wirklich. Aber man muss sich einfach abfinden.“

Dann sagte eine andere: „Es ist eine Suchterkrankung, wie Alkoholismus. Erst wenn man einsieht, dass sie sich nur selbst helfen können, hilft man ihnen.“ Es klang traurig und bitter, aber wahrscheinlich kam diese Mutter mit ihrer Meinung der Wahrheit am Nächsten. Doch den Vergleich mit Alkoholismus wollte Anna überhaupt nicht gelten lassen. Eigentlich hatte sie schon zu viel gehört und wollte nur weg, nach Hause oder Lilly treffen und mit ihr darüber reden. Sie konnte diese Atmosphäre plötzlich nicht mehr länger aushalten, alles erschien ihr noch schlimmer, als es ohnedies schon war und mehr, das wusste sie, konnte sie im Augenblick nicht ertragen, so ohne wirkliche Hilfe und Unterstützung, einsam und alleine mit dem Problem. Aber sie blieb dennoch sitzen und hörte sich das Unfassbare an, all die Dinge, von denen sie wusste, dass es sie gab, aber dennoch nicht in dieser drastischen, erschreckenden Weise, mit Beispielen belegt, von Menschen die sie kannte.

Das war das eigentlich Erschreckende. Anna hatte von all dem gehört und gelesen, aber damals handelte es sich um anonyme Dinge, irgendwelche Fallbeispiele, ähnlich den Fällen, die Heinrich gelegentlich aus der Klinik erzählte, mit denen sie keine Namen und Gesichter verband. Aber all das hier gehörte zu wirklichen Kindern, die sich, wären die Umstände irgendwie anders verlaufen, vielleicht zu glücklichen, gesunden Menschen entwickelt hätten.

Plötzlich war die Rede von Bulimie und dass sich die Mädchen hunderte von Kalorien hineinstopften, manchmal flüssiges Fett, um dann Sekunden später alles wieder herauszuspeien. Eine Mutter berichtet, dass sich ihre Tochter oft sechsmal am Tag übergebe, die ganze Wohnung stinke nach dem Erbrochenen, Bad und WC waren verschmutzt und sie weigere sich oftmals ihren Dreck selber weg zu putzen. Am Anfang hätte sie noch heimlich erbrochen, aber immer öfter ließe sie einfach all die Sauerei liegen, so als ob sie sagen würde: hier seht, ich kotze auf mein Leben und auch auf eures. Eine Mutter berichtete, dass ihre kranke Tochter das Erbrochene in Plastiksäcken in ihrem Zimmer verwahre. Den Gestank wollte sich Anna gar nicht vorstellen. All dies zu hören, war so schrecklich und Anna betet im Stillen, dass Sophie nie und nimmer bulimisch werden möge. Sie fand plötzlich, dass der Zustand wie er zurzeit war, noch angenehm wäre, im Vergleich zu dem, was andere Eltern mit ihren kranken Kindern erlebten.

„Wird es immer schlimmer?“, fragte sie kleinlaut und verzweifelt.

„Ja, manchmal schon.“

Nur ein Vater sagte leise: „Bei uns ist es schon seit Jahren unverändert. Sie wird nicht mehr und auch nicht weniger krank. Sie lebt in ihrer eigene Welt, wie ein zwölfjähriges Kind, von einem Apfel, einem Joghurt, manchmal einer kleinen Tafel Schokolade." Anna standen die Tränen in den Augen. War das auch die Zukunft für ihr Kind? Was ist aus all ihren Plänen geworden, die sie für ihre Jüngste gehegt hatte, dieses liebe, schöne Kind? Sollte sie auch auf diese Weise enden, ungeliebt und ausgeschlossen aus unserer Konsum- und Wohlstandsgesellschaft? Mit der niemand mehr verkehrte, da sie, abgemagert bis zum Skelett, an keiner Veranstaltung des täglichen Lebens mehr teilnehmen konnte, da sie einfach zu schwach dafür war oder auch einfach keine Lust dazu hätte. Wie würden sich alle voll Abscheu abwenden, wenn sie wüssten, dass sie mehrmals täglich das Klo voll kotzte. Sollte all dies auch Soferls Schicksal werden?

Aber, fuhr es Anna erschreckend durch den Kopf, *ist es nicht bei uns schon so ähnlich? Wo waren denn all die Freundinnen, die sich bis Kurzem noch um Sophie geschart hatten. Tagelang rief niemand mehr an. Bestand nicht auch höchste Gefahr, dass sie in die Bulimie abzugleiten drohte? Warum erbrach sie in letzter Zeit so oft? Sie tat es allerdings nicht heimlich, denn sie informierte ihre Mutter nach wie vor darüber.* Deshalb sagte Anna ein wenig optimistischer: „Ich glaube nicht, dass Soferl absichtlich erbricht oder dies bewusst herbeiführt."

„Wieso bist du dir da so sicher. Die haben alle nur erdenklichen Tricks auf Lager um uns zu täuschen", giftete eine Mutter, deren Tochter gerade wieder für längere Zeit in stationärer Behandlung weilte.

„Ich sage dir, die wollen uns alle überlisten, nur um dreißig Deka weniger zu wiegen."

Anna konnte nicht verstehen, warum diese Frau gar so böse von ihrer Tochter sprach. Sie hatte fast den Eindruck, die Mutter meine, ihre Tochter mache es ihr zu Fleiß. Vielleicht war es auch so. Ein anderer Vater berichtet darauf hin, dass er seine Tochter jetzt aus der Wohnung verweisen würde, denn er hielte die ewige Kotzerei, wie er sagte, nicht mehr aus. Nur seine Frau hielte ihn noch davon ab, aber er wolle mit all dem nichts mehr zu tun haben. Konnte es wirklich so weit kommen, dachte Anna, was ist das für eine schreckliche Krankheit? Womit haben wir das verdient?

Eines wusste sie aber nach diesem Abend ganz genau: Sie würde Soferl nie, niemals an eine stationäre Einrichtung überweisen. Das hatte sie nur all zu deutlich gespürt, waren die Töchter erst einmal in einer anderen Umgebung, war die Entfremdung unweigerlich und man fand nur sehr schwer wieder den Kontakt zueinander. Jedes Mitglied entwickelte sich in dieser Zeit sehr rasch in unterschiedliche Richtungen, so war ein neuerliches zueinander Kommen sehr erschwert. Anna dachte, dass aber grade der Zusammenhalt, den eine Familie geben sollte, das Wichtigste wäre, sonst bräche alles auseinander.

Sie konnte damals aber nicht sagen, was sie mit diesem „Alles“ genau meinte. Sie hatte einfach nur Angst. Vor allem auch Angst vor dem Alleinsein und der Einsamkeit, die sie manchmal wie im Nebel kalt heraufsteigen fühlte. Natürlich wollte sie nicht, dass Sophie krank war, aber es graute ihr davor, sie zu verlieren. Solange sie magersüchtig war, würde sie auch abhängig von Anna sein und genau das wünschte sie sich insgeheim. Es sollte alles immer so bleiben, wie es war, eben nur ohne Krankheit. Anna fühlte sich unendlich alleine, wenn sie daran dachte, dass Soferl sie eines Tages nicht mehr brauchen würde. Wie sähe ihr Leben dann aus? Das kranke Kind war ihr ganzer Lebensinhalt. Sie wusste, dass sie im Augenblick nicht noch mehr Enttäuschungen ertragen würde können. Sie hatte schon so vieles mit sich herumgeschleppt und niemand hatte es auch nur bemerkt. So wie niemand Soferl geholfen hatte, als diese stumm darum bat, war auch Anna alleine gelassen worden, erst von ihren Eltern, dann von Heinrich.

Sollte es sein, dass Soferl stellvertretend für Anna um mehr Liebe und Anerkennung bat, dies aber nicht anders ausdrücken konnte, als sie es ohnedies tat, stumm und voll Verachtung gegen sich selbst. Oder war all dies ein Protest gegen die Mutter, die sie einerseits zu sehr behütete, aber andererseits nicht wirklich beschützte?

Anna war sehr aufgewühlt, als sie diesmal die Gruppe verließ. Vieles was an diesem Abend zur Sprache gekommen war, passte voll und ganz auf Soferl. In fast allen Punkten erkannte sie ihre eigene Familienkonstellation. Es müsste so vieles verändert werden, überlegte sie, als sie nach Hause fuhr.

Gerade als Anna beschloss, noch eine Weile in ein Kaffeehaus zu gehen, um sich all das Gehörte noch eine Weile in Ruhe durch den Kopf gehen lassen zu können, erhielt sie eine SMS von Sophie mit der üblichen Mitteilung, dass sie sich übergeben hatte. Mechanisch griff Anna zum Handy und rief zu Hause an. Sie ließ es endlos lange läuten und als sie gerade auflegen wollte, meldete sich das Kind wie aus weiter Ferne.

„Hallo“, rief Anna, „hörst mich?“ Sie dachte es läge am Empfang ihres Handys, dass sie ihre Tochter kaum verstand.

„Was ist mit dir?“, fragte Anna noch einmal.

„Nichts“, antwortet das Kind, wiederum so leise, dass sie die Mutter kaum hörte.

„Mir war schlecht, aber ich geh jetzt schlafen, brauchst nicht heimkommen.“

„Wo ist der Papa?“

„Der schläft“, war die Antwort, die Anna ohnedies erwartet hatte.

Unbändiger Zorn stieg in ihr hoch. Warum konnte sich Soferl nicht einmal an ihren Vater wenden, wenn ihr schlecht war? Ihn ging das offensichtlich gar nichts an und immer wurde alles auf ihr abgeladen.

Anna war schließlich nicht zum Vergnügen unterwegs gewesen, da hätte sie erwarten können, dass sich der Vater ein bisschen um Soferl kümmerte. Der Zorn über den Gatten überdeckte für kurze Zeit die Sorge über die Tochter. In diesem Zusammenhang verstand Anna aber ihre Tochter auch nicht. Wieso klammerte sie ihren Vater gar so radikal aus? Es war dies nicht das erste Mal, dass Soferl so reagierte. Wenn Anna dann in sie drang, sie solle doch bitte dieses oder jenes mit ihrem Papi besprechen, wurde sie jedes Mal traurig, noch trauriger, als sie ohnedies schon war.

„Ja, mach ich, wenn du es willst“, murmelte sie meistens mit leiser Stimme. Später, wenn der Vater dann zu Hause war, wurde allerdings nicht mehr an das Thema gerührt.

Aber auch Heinrich fühlte sich in solchen Situationen unbehaglich. Er wusste nicht, wie er an seine Tochter herankommen konnte. Nicht gewohnt, Gefühle zuzulassen, verschloss auch er sich immer mehr. Manches Mal wünschte er, dass sich Soferl an ihn wenden würde. Aber sie konnte es so wenig wie ihr Vater.

Während Anna wütend und frustriert nach Hause fuhr, läutete nochmals das Handy. Es war Georg.

Er kam fast augenblicklich zum Grund für seinen späten Anruf. Er hatte einer spontanen Eingebung zu Folge seine kleine Schwester angerufen und diese in einer schrecklichen Verfassung vorgefunden.

Sie hätte am Telefon geweint und irgendwie durchblicken lassen, dass ihr alles, vor allem die Schule mit den vielen Schularbeiten über den Kopf wachse und ihr schlichtweg alles zu viel wäre. Er hätte aber nicht detailliert nachgefragt, da sie ja auch so verzweifelt und aufgelöst gewesen war und im weiteren Verlauf gar nicht mehr richtig sprechen konnte, sondern nur mehr geweint hatte. Er hätte gedacht sie sei alleine zu Hause, aber das hat dann auch nicht gestimmt. Da er wirklich in großer Sorge war, beschloss er sofort seine Mutter zu benachrichtigen.

Anna erzählte ihm darauf hin ausführlich von den Brechanfällen und wie alles drohte zu eskalieren.

„Alles wird immer schlimmer, ich weiß mir überhaupt keinen Rat mehr“, vertraute sie ihrem ältesten Sohn an. „Ich habe schreckliche Angst, dass sie in die Bulimie hineingerät, wenn sie es nicht sogar schon ist.“

„Wieso denkst du das?“, fragte er vorsichtig.

Anna erzählte ihm, was sie in der Selbsthilfegruppe erfahren hatte. Viele Mädchen seien zuerst „nur“ magersüchtig, aber manchmal, wenn sie doch etwas essen, von dem sie glauben, es enthalte zu viele Kalorien, erbrechen sie es wieder. So kommen sie quasi auf den Geschmack, dass mit Essen und Erbrechen das Gewicht auch leicht zu halten wäre, nur, sei das Fasten ist nicht mehr so quälend.

„Hat Soferl denn überhaupt je Hunger?“, fragte er.

„Aber natürlich“, entgegnete seine Mutter, „einen riesengroßen sogar. Der Hunger ist oft für die Mädchen fast nicht auszuhalten. Das ist ja das Schreckliche an dieser Krankheit. Sie fasten unter sehr qualvollen Opfern. Es ist nicht einfach nur eine Gewohnheit. Es bedarf harter Arbeit und eiserner Disziplin, das Fasten aufrechterhalten zu können.

Die betroffenen Mädchen schaffen die selbst auferlegte Diät oft nur unter äußerster Willensanstrengung. Es ist ein Irrglaube, dass sie den Hunger nicht spüren. Nur durch die Bestätigung des ewig sinkenden Gewichtes, das ja ihr größtes Ziel ist, erhalten diese armen Kinder die nötige Kraft weiter zu machen. Manche Mädchen lernen erst im Spital oder in anderen stationären Einrichtungen von der Möglichkeit des Erbrechens. Wenn sie mit anderen Bulimikerinnen zusammenkommen, erfahren sie mitunter, dass dies auch eine Möglichkeit des Abnehmens wäre. Das Soferl tut mir so unendlich leid und ich kann ihr überhaupt nicht helfen“, sagte Anna und ihre ganze Verzweiflung lag in ihrer Stimme. „Niemand fühlt sich zuständig, niemand hilft uns. Alles wird sehr rasch immer schlimmer. Ich habe solche Angst“, setzte sie leise hinzu. Georg sagte lange nichts. Er war ehrlich erschüttert. Er hatte nun auch den Eindruck, dass sich die Krankheit seiner kleinen Schwester immer mehr verschlechterte.

„Warum wollt ihr nicht doch nach Paris kommen“, schlug er vor. Er dachte, dass eine Abwechslung wirklich helfen würde. Beide kämen aus ihrem Alltagstrott heraus und vielleicht würde die Luftveränderung den Appetit anregen. Er steckte, obwohl er durch seine Mutter eben etwas ausführlicher unterrichtet worden war, noch immer in dem Irrglauben, dass Magersucht eine Störung des Appetits wäre. Es ging ihm nicht anders, als seinen Geschwistern. Auch sie, obwohl sie Soferl täglich sahen und wesentlich näher am Geschehen beteiligt waren, konnten nicht nachvollziehen, was Soferl bewog, eisern an ihren selbst gewählten Regeln fest zu halten. Der Wunsch nach dünn sein, war es schon lange nicht mehr.

„Ja“, meinte sie zögernd, „vielleicht machen wir das jetzt wirklich. Aber ich weiß nicht, ob sie von der Schule weg kann.“ Ursprünglich ein wenig hoffnungsvoll, wurde Anna aber sofort wieder unsicher.

„Dann geh morgen in die Schule und frag den Klassenvorstand, ob sie eine Woche fehlen darf. Sie ist krank und es könnte der Gesundung dienen.“ Jetzt kam seine pragmatische Ader zum Vorschein und genau das half Anna am meisten. Es war jetzt jemand da, der ihr mit konkreten Vorschlägen unter die Arme griff. War sie bisher meistens äußerst entschlussfreudig, konnte sie sich nun nicht einmal zu kleinsten Entscheidungen durchringen. Daher war sie Georg äußerst dankbar, dass er ihr scheinbar die Sache aus der Hand nahm.

„Gute Idee“, sagte sie zu ihrem Sohn, „gleich morgen werde sie in die Schule gehen und eine kurze Freistellung erbitten.“

Sie war plötzlich voll Optimismus und konnte seit Tagen wieder einmal an etwas Positives denken. Es wäre wirklich sehr schön mit Soferl nach Paris zu fliegen und sowohl Georg als auch ihre Schwiegertochter, die sie sehr gerne mochte, wieder zu sehen. *Ja,* sagte sie sich, *Georg hatte recht, das würde Soferl gut tun und mir auch …*

„Sag es mir, sobald du Bescheid weißt, dann kümmere ich mich um die Flüge“, meinte er zum Abschluss.

Anna überlegte Soferl gleich mit der guten Nachricht zu überraschen, fand diese aber schlafend vor und wollte sie dann so spät auch nicht mehr aufwecken. Sie lag zusammengekauert auf ihrem Bett, die Knie bis ganz an die Brust gedrückt und die dünnen Arme um ihren noch dünneren Oberkörper geschlungen, so als ob sie sich umarmen wollte.

Das kleine Gesicht tief in einem Polster vergraben, lag sie da, einem Hündchen nicht unähnlich. Die Wimperntusche hatte sie nicht abgeschminkt, sie war zerronnen und verschmiert, die geschlossenen Augen wirkten wie Höhlen. Es war ein schauriger Anblick, den Anna da gewahrte und sie musste erkennen, dass Soferl geweint hatte, bevor sie eingeschlafen war. Anna hätte sie gerne, einem Baby gleich, in die Arme genommen und weggetragen, aber wohin hätte sie sie tragen sollen? Gäbe es einen Platz auf der Welt, wo sie beschützt und bar ihrer Sorgen hätte sein können, Anna hätte sie dort hin getragen. Aber sie kannte diesen Platz nicht, so ließ sie sie liegen wie sie war, nur ihre alte Babydecke breitet sie über das schlafende Kind.

Soferl hatte aber ihre Mutter sehr wohl hereinkommen hören, konnte sich jedoch aus ihrer Starre nicht bewegen. Vielleicht hätte sie ein Kuss der Mutter erweckt, erlöst, wie im Märchen, aber den hatte sie nicht erhalten. So lag sie noch weitere hundert Jahre da, halb schlafend, halb wachend, immer angespannt, immer hungrig.

Als Anna tags darauf, wie Georg ihr geraten hatte, in die Schule kam, wurde sie mit den Worten: „Gut, dass Sie kommen, ich wollte Sie in den nächsten Tagen anrufen“, begrüßt. Das, und die sorgenvolle Miene der Lehrerin, ließ Anna nichts Gutes erwarten.

Leider sollte sie recht behalten. Die Klassenlehrerin erklärte Anna ohne Umschweife, dass Sophie in einigen Gegenständen schwach, aber, in einem

Fach besonders gefährdet sei und zu befürchten stand, dass sie die Klasse nicht würde positiv abschließen können. Anna war wie vom Donner gerührt. Sie hatte wohl gewusst, dass die Noten heuer nicht besonders gut ausfallen würden, aber, dass es so drastisch bergab ginge, damit hatte sie nicht gerechnet. Soferl war bis vor einem Jahr Vorzugsschülerin gewesen, da hatte Anna einen gewissen Bonus erhofft. Dies sagte sie auch der Klassenlehrerin.

„Eine Nachprüfung wäre für meine Tochter, so, wie sie nervlich zur Zeit da steht, nicht zu schaffen", meinte Anna verzweifelt.

„Das denke ich auch", erwiderte der Klassenvorstand. Anna schöpfte ein klein wenig Hoffnung, es wäre doch alles nicht so schlimm, aber da fuhr die Lehrerin in ruhigem Ton fort: „Wäre es wirklich so schlimm, wenn Sophie eine Klasse wiederholen müsste?"

Anna war, ob dieser Frage, derart entsetzt, dass sie im Augenblick nicht wusste, was sie sagen sollte. Wenn sie mit allem gerechnet hätte, aber damit nie und nimmer. Sie fühlte sich, als ob ihr die Beine wegglitten. Sie konnte keinen klaren Gedanken fassen. Es war so ungeheuerlich, dass sie nur ein kaum vernehmbares „Ja, das wäre furchtbar", herausbrachte.

Sie wollte gar nicht mehr weiter in dieser Angelegenheit mit der Lehrerin reden, aber sie wusste, dass es jetzt wichtig war, klug und besonnen zu argumentieren. Sie musste versuchen Zeit zu gewinnen, überlegte sie, dann würde es schon wieder aufwärts gehen.

„Sophie macht einen sehr geschwächten Eindruck", meinte die Lehrerin versöhnlich und überhaupt nicht vorwurfsvoll. „Das ist, wenn man ihr Gewicht und ihr Äußeres betrachtet, auch nur verständlich.

Leider sehen das aber nicht alle meine Kollegen so. Es muss einfach die Leistung erbracht werden und diese ist zurzeit nicht wirklich gegeben."

„Gut, sie hat zwei Fünfer geschrieben, aber da kann man doch nicht gleich durchfallen?", versuchte Anna zu kalmieren.

„Natürlich, da gebe ich Ihnen recht", erwiderte die Lehrerin, „aber wir müssen uns in gewisser Weise absichern und wenn, auch krankheitsbedingt, keine positiven Noten mehr von Sophie kommen, wird sie nicht aufsteigen können. Vielleicht", meinte sie um einen versöhnlichen Ton bemüht, „würde ihr eine Auszeit gut tun und sie könnte sich erholen. Im Herbst käme sie gestärkt zurück."

Anna widersprach ihr gleich aufs Heftigste.

Nein, meinte sie, davon hielte sie gar nichts. Das, was Soferl noch etwas aufrecht hielt, war der Klassenverband und, fügte sie traurig hinzu, ihre Freundinnen. Im Stillen dachte sie, dass sie, außerhalb der Schule, ja gar keine Freundinnen mehr hatte. Sie würde, sollte sie wirklich die Klasse nicht schaffen, total vereinsamen und noch mehr in sich selbst versinken. Sie musste an den vergangenen Abend denken, als Anna sie verweint und zusammengerollt in ihrem Bett vorgefunden hatte. So ein kleines hilfloses Häuflein Mensch würde sie werden, wenn sie es nicht ohne dies schon war.

Wie arg sollten die Dinge noch werden, fragte sich Anna immer wieder voll Bitterkeit. War nicht alles schon schlimm genug, hatte sie nicht mit der eigentlichen Krankheit genug Probleme, sollte Soferl jetzt auch der Boden unter den Füßen weggezogen werden, nur weil sie auf die eine oder andere Schularbeit ein Nicht genügend geschrieben hatte. Das konnte sie unter gar keinen Umständen für Soferl zulassen und Anna war nicht bereit die Schulsituation kampflos zu akzeptieren. Dazu stand für das Kind zu viel auf dem Spiel.

„Da ich nicht die Lehrerin für diesen Gegenstand bin, wäre es das Beste, wir würden mit der betreffenden Kollegin sprechen. Wenn sie wollen, begleite ich sie. Sie hat jetzt Sprechstunde."

„Das wäre sehr nett, von Ihnen", meinte die Mutter freundlich.

Vielleicht unterstützt sie Soferl ein wenig bei den anderen Lehrern, erhoffte Anna, denn gerade der Klassenvorstand wirkte ausgesprochen hilfsbereit. Sie war es schließlich auch gewesen, die Anna im vergangenen Frühjahr erst so wirklich deutlich machte, wie ernst es um das Kind stünde. Ist es möglich, dass sie sie jetzt alle fallen lassen? Das konnte Anna nicht glauben.

Leider hörte sie von der zuständigen Lehrerin nichts Gutes. Soferl wäre ein liebes, braves Mädchen, aber leider doch sehr unkonzentriert und leistungsschwach. Damit war eigentlich alles gesagt.

Gerade als sich Anna verabschieden wollte, begann die Lehrerin das Gespräch aufs Neue: „Ich kann Ihren Standpunkt gut verstehen. Es muss auch für Sie sehr schwer sein, jetzt zu sehen, dass die Leistung bei Ihrer Tochter so dramatisch abfällt. Sie ist leider in vielen Gegenständen sehr abgesunken." Anna machte offensichtlich ein derart verzweifeltes Gesicht, dass die Lehrerin sofort beschwichtigend meinte: „Sie ist nicht gefährdet, aber da sie bis vor Kurzem so eine gute Schülerin war, fällt es den Lehrern auf, wenn die Leistungen schlechter werden und sie vor allem nicht mehr so begeistert mitarbeitet. Sie sitzt oft die ganze Stunde stumm auf ihrem Platz, so als ob sie gar nicht anwesend wäre."

Wie zu Hause, dachte Anna, sagte es aber nicht.

Die geplante Parisreise erwähnte sie, in Anbetracht der drohenden Durchfallgefahr auch nicht. Wie hätte es ausgesehen, wenn ein Kind, bei dem zu befürchten stand, die Klasse nicht zu schaffen, so mir nichts dir nichts für eine Woche oder länger, mitten im Jahr auf Urlaub ginge. Würden nicht alle anderen Lehrer sagen, sie solle lieber mehr lernen. Gerade als sie sich von der Lehrerin verabschieden wollte, meinte diese: „Bitte verstehen Sie mich nicht falsch, aber eine kurze Auszeit wäre für Sophie sehr gut."

„Wie meinen Sie das?“, fragte Anna und konnte ihre Angst vor der Antwort nur schwer verbergen.

„Können Sie nicht mit ihrer Tochter irgendwohin fahren, so für ein, zwei Wochen, das würde sie vielleicht entlasten oder brächte ein wenig Abstand zu dem gegenwärtigen Schulstress. Danach läuft es vielleicht von alleine wieder etwas leichter.“

Obwohl Anna eigentlich schon im Begriffe war zu gehen, durfte sie diese Gelegenheit nicht ungenützt lassen und meinte: „Da Sie soeben von einer kurzen Auszeit für Soferl sprachen, hätte ich in diesem Zusammenhang doch noch eine Bitte an Sie.“ Die Lehrerin bat Anna nochmals Platz zu nehmen und so konnte sie ihr in aller Ruhe von der Möglichkeit mit Soferl zu ihrem ältesten Sohn nach Paris zu reisen, erzählen.

„Das ist ja wunderbar“, rief die Lehrerin, „das wird ihr sicher sehr gut tun und sie wird gestärkt und mit neuem Mut die letzten Schularbeiten bewältigen können. Ich rede noch heute mit dem Herrn Direktor, aber er wird die Reise sicher, in Anbetracht der Krankheit, bewilligen!“

Anna war überwältigt. So viel Verständnis und Hilfsbereitschaft hatte sie nicht erwartet. Sie kannte die junge Lehrerin zwar schon einige Jahre als engagiert und hilfsbereit, dass sie sich aber so für eine Schülerin einsetzen würde, hatte sie nicht zu hoffen gewagt. Sie bedankte sich überschwänglich. Sobald sie eine positive Zusage des Schulleiters wüsste, würde sie sich wieder melden, dann konnte die Reise starten.

Wie würde Soferl reagieren? Anna war felsenfest davon überzeugt, dass sich das Kind auf Paris und natürlich in erster Linie auf ein Wiedersehen mit Georg freuen würde. Was ihr allerdings große gedankliche Probleme machte, war die Reaktion Heinrichs. Sie wollte noch auf die endgültige Zusage des Direktors warten, dann würde sie mit Heinrich reden. Sie dachte pragmatisch, wenn der Direktor Soferl keine Freistellung gewähren würde, erübrigte sich auch die Frage an den Vater, ob er seine Zustimmung erteilte.

Am Nachhauseweg ließ Anna die Gespräche mit den Lehrerinnen noch einmal Revue passieren. Vor allem ein Satz ging ihr nicht aus dem Kopf. *Es muss auch für Sie sehr schwer sein, wenn die Leistung abfällt, hatte sie gesagt,* dachte Anna, *was heißt auch für Sie? Ist doch logisch, dass das für mich als Mutter schwierig ist, wenn mein Kind vielleicht durchfallen wird.*

Aber wie schrecklich das Absinken und Versagen für Soferl sein musste, hatte sie bis dahin noch gar nicht überlegt und immer alles nur aus ihrer Warte aus betrachtet. War sie nicht wieder am besten Wege, Soferl in irgendetwas hinein zu hetzten, jetzt war es das Durchkommen, früher die verhassten Klavierabende, die Tennisturniere und natürlich immer die guten Noten. Immer musste sie etwas für die Mutter erfüllen. Es wäre sicher schlimm für das ehrgeizige Kind, die Klasse nicht zu schaffen, aber für die Mutter war es noch viel schlimmer. Das Durchfallen war in erster Linie ein riesiges Problem für Anna. Sie überlegte voll Panik, wie sie dastehen würde. Unsere Soferl wird die Klasse wiederholen, müsste sie zu allen sagen. Anna war überzeugt davon, alles würde noch schlimmer werden, wenn das überhaupt noch möglich wäre. Aber Anna wusste inzwischen, dass es immer eine Steigerung gab, egal wie schlimm die Dinge vorher standen. Manchmal hatte sie den Eindruck, dass es vor allem für sie selbst immer schlimmer wurde.

Der Direktor machte zu Annas großer Freude keine Schwierigkeiten.

Schon am übernächsten Tag rief nämlich die Klassenlehrerin bei Anna am Handy an und bat sie zu einer kurzen Unterredung in die Schule.

Das Gespräch fand tags darauf im Beisein von Frau Prof. X. statt und diente nur der Form. Nach kurzer Befragung nach dem Grund für ein Fernbleiben von der Schule, aber ohne auf die Krankheit und den Schulerfolg näher einzugehen, bewilligte er die Zeit bis Ostern. Wenn, so dachte Anna, sie sofort einen Flug bekämen und die Osterferien mit einbände, hätten sie fast drei Wochen Ferien. Ach, das klang alles so herrlich! Seit Wochen war sie das erste Mal wieder richtig gut aufgelegt und glücklich. Sie konnte es kaum erwarten Soferl von der unerwarteten Spaßzeit, wie sie den Urlaub im Geiste nannte, zu berichten.

Als Sophie mittags von der Schule nach Hause kam, wusste Anna sofort, dass nicht der geeignete Zeitpunkt für die Ankündigung zum Wegfahren gegeben war. Das Kind ging, ohne auch nur einen Blick in die Küche zu werfen, in ihr Zimmer, setzte sich an den Schreibtisch und begann mit der Hausaufgabe. Das in der Küche liebevoll angerichtet Mittagessen übersah sie geflissentlich. Alles Reden, das nach sechs Schulstunden jeder eine Pause benötigte, war zwecklos und führte immer nur zu Streit zwischen Anna und ihrer Tochter, der meistens mit Tränen endete. So sagte Anna gar nichts mehr und ließ sie gewähren, wie sie es für richtig hielt. Das Essen stellte sie unter eine Haube und würde es am Abend für Heinrich aufwärmen. Manchmal ging Soferl in die Küche und naschte heimlich davon, wie ein kleines Mäuschen stahl sie sich Bissen um Bissen vom Teller. Es machte ihr nichts aus, dass die Speisen inzwischen kalt geworden waren oder etwas verdörrt aussahen. Das wichtigste war, dass sie niemand dabei überraschte oder ihr gar beim Essen zusah. Wurde sie gefragt, ob Anna es für sie aufwärmen solle, ließ sie sofort davon ab.

„Ich esse nichts Warmes“, pflegte sie dann zu sagen. Meistens aß sie dann wirklich ein oder zwei Tage gar nichts. Sie fühlte sich regelrecht ertappt, so als ob es ihr nicht gestattet wäre, zu essen.

So war es auch. Sie verbot es sich selbst und war ein strenger Wächter über essen und nicht essen. Zu diesem Umstand kam noch erschwerend hinzu, dass Soferl herausgefunden hatte, dass sie das Fasten leichter über einen längeren Zeitraum schaffte, wenn sie gar nichts aß. Jedes noch so kleine Essen machte ihr das Hungern über einen längeren Zeitraum noch schwerer. Sie konnte entweder gar nichts zu sich nehmen oder, wenn sie dann doch „umfiel“, wie sie das unerwünschte Essen im Geiste bezeichnete, konnte sie oft nicht anders, als relativ große Mengen, hastig in sich hineinstopfen, so als ob sie die verbotene Sache rasch hinter sich bringen wollte. Das erzeugte bei ihr wiederum ein unheimlich schlechtes Gefühl, so als ob sie ein Unrecht begangen hätte. Das tragische war aber, dass jedes noch so kleine Essen für sie Unrecht war. Sie schaffte es nicht, wie gesunde Menschen, die nur vorübergehend eine Abmagerungsdiät machen, sich an einen gewissen Ernährungsplan zu halten. Daher versuchte sie tagsüber, so lange sie konnte, gar nichts zu sich zu nehmen und begann oft erst spät am Abend, wenn sie es offenbar nicht mehr aushielt, mit dem Essen. Dies fiel dann mitunter relativ üppig aus. Da ihr Grundumsatz aber inzwischen sehr viel niedriger lief, als bei durchschnittlichen Menschen ihres Alters, nahm sie die Nahrung sofort zur Gänze auf und verwertete sie bis aufs Äußerste. Soferls Körper hatte sich darauf eingestellt, wirklich alles, was auch nur irgendwie verwertbar war, zu speichern. So nahm sie schon von kleinsten Mengen geringfügig zu. Da sie sich dies weder gestatten wollte, noch konnte, verstärkte sie das rigide Fasten danach wiederum bis zum Äußersten. Krankheitsbedingt sank zudem auch ihre körpereigene Wahrnehmung. So wie sie das Hungergefühl ertragen und vor allem negieren gelernt hatte, so verspürte sie auch nur begrenzt Sättigung. War ihr am Anfang der Erkrankung noch von relativ wenig Nahrung schnell schlecht geworden, so konnte sie jetzt doch recht große Mengen in sich hineinstopfen.

Anna hatte ihr dieses Verhalten immer wieder zu erklären versucht, auch von der Tatsache gesprochen, dass sie von regelmäßigem, in Maßen eingenommenem Essen auch nicht zunehmen würde. Soferl wollte dies alles aber nicht glauben. Sie reagierte dann im Gegenteil oft sehr böse: „Ich bin ja doch dick“, rief sie gereizt.

„Nein, das bist du natürlich nicht“, versuchte ihre Mutter das Gesagte zu relativieren, „aber, wenn du so unregelmäßig isst, nimmst du leichter zu, als wenn du wenig, aber ausgewogen isst.“ Anna verfiel noch immer dem Irrglauben, dass mit regelmäßigem Essen die Krankheit zu besiegen wäre.

„Also, soll ich doch nicht zunehmen“, konterte das Kind. So konnte es stundenlang fortgehen, bis meistens Anna es war, die kapitulierte und das Thema abbrach. Verstehen konnte sie ihre Tochter aber dennoch nicht. Warum sieht sie das nicht ein, fragte sie sich immer wieder. Das ist doch eigentlich ganz logisch. Aber bei dieser Krankheit ist nichts logisch. Das musste auch

Anna einmal begreifen. Das war eben kein normales Fasten um Gewicht zu verlieren, denn die meisten Mädchen waren ohnedies schon so dünn, dass jedes Gramm weniger sie an den Rand des Todes brachte und doch fanden sie sich ständig noch zu dick.

So war es auch bei Soferl. Nur bei ganz wenigen Gelegenheiten fand sie sich schön und dünn. Dies war allerdings nicht sehr oft der Fall, denn es mussten eine Menge Parameter zusammen passen. Es war nicht nur das eigentliche Gewicht Ausschlag gebend. An Tagen an denen sie das Fasten aus ihrer Sicht gut durch gestanden hatte, in der Schule keine Probleme auftauchten und sonst nichts an ihr kritisiert wurde, da konnte es vorkommen, dass sie sich gerade richtig dünn fand. Geriet aber der eine oder andere Faktor ins Wanken, schon fiel ihr Selbstwertgefühl wie ein Kartenhaus in sich zusammen und damit fand sie sich augenblicklich wieder als zu dick.

Den ganzen Nachmittag überlegte Anna, wann sie Soferl die frohe Nachricht von der bevorstehenden Reise erzählen sollte. Schon lange hatten sie ihre spontane Herzlichkeit zueinander verloren, als dass es Anna erlaubt gewesen wäre, einfach zu sagen, dass sie nach Paris fahren könnten. Alles wurde immer wieder überlegt, auf die besondere Gelegenheit gewartet, die dann nie kam oder still vorbei ging.

Als sie so alleine in der Küche saß und vor sich hingrübelte, beschloss sie plötzlich, zuerst mit Heinrich über ihre konkrete Absicht mit Soferl zu verreisen, zu sprechen. Es erschiene ihr fairer, erst ihren Mann und dann das Kind davon in Kenntnis zu setzten. Wenn alles geregelt wäre, konnte sie Soferl immer noch überraschen, wenn Heinrich wirklich strikte dagegen wäre, überlegte sie, würde sie ihr gar nichts sagen. Sie konnte beim besten Willen nicht voraus sehen, wie er reagieren würde. Als das erste Mal von einem Wegfahren die Rede war, hatte er weder zugestimmt, noch war er dagegen gewesen. Danach war das Thema nie wieder zur Sprache gekommen.

Um das Gespräch vorab unter einen guten Stern zu stellen, rief Anna am Nachmittag in der Klinik an und fragte artig, wann ihr Mann am Abend in etwa nach Hause käme. Er meinte, heute würde es nicht so spät werden. Sie unterdrückte ihren Ärger, ob dieser ungenauen Zeitangabe und faselte devot, dass sie etwas mit ihm besprechen müsse.

Sie konnte sehen, wie er unwillig eine Augenbraue hochzog. Solche Ankündigungen liebte er gar nicht. Meistens, so dachte er, wird daraus nichts Gutes und es würde ihn wieder unnötig Geld kosten. Er wurde eine Spur eisiger, aber da er sich am Telefon selten im Ton vergriff, beendete er das Gespräch mit den üblichen Höflichkeitsfloskeln, „bis am Abend, Schatz, baba", man wusste nie, wer zuhörte und er hatte schließlich einen Ruf zu verlieren. Welchen, das wusste er selber nicht, aber es war ihm wichtig, dass sie in der

Klinik von seiner ach so guten Ehe überzeugt waren, eine Herzeigefamilie sozusagen. Was er herzeigte, war auch wirklich nicht schlecht, er konnte mit Recht stolz darauf sein und die Magersüchtige ließ sich leicht verstecken.

Als Heinrich wider Erwarten nicht zu spät von der Klinik nach Hause kam, bat Anna ihren Mann ins Wohnzimmer. Sie wollte die Sache hinter sich bringen und noch vor dem Nachtmahl besprochen haben.

Die Kinder waren auch nicht zu Hause, so war die Gelegenheit zu einem Gespräch günstig. Es herrschte immer eine gewisse Spannung und Distanz zwischen den Eheleuten, daran änderte die Tatsache nichts, dass sie vier Kinder hatten und sich schon über dreißig Jahre kannten. Anna hatte nicht zum ersten Mal das beklemmende Gefühl von Fremdheit. Es wäre tröstlich für sie gewesen, hätte sie sich zu ihrem Mann gesetzt, den Arm um seine Schultern legen können oder ihm einfach nahe sein. Aber all das traute sie sich nicht, wie würde er auf so eine Geste der Zärtlichkeit reagieren und sie hatte auch vor einer Zurückweisung Angst. Davor am allermeisten.

Daher saß sie in einigem Abstand, welches kein Berühren des anderen zugelassen hätte, vis-à-vis von ihrem Gatten und sagte in höflichem, distanzierten Ton: „Ich muss wegen Soferl mit dir sprechen." Heinrich reagierte, wie sie es erwartet hatte. Freundlich und unverbindlich fragte er: „Ja bitte, gibt 's was Neues?"

Weiß er überhaupt, dass sein Kind krank ist oder glaubt er, ich erzähle ihm jetzt, dass sie sich eine neue Jeans kaufen will. Ärger und Verdrossenheit stieg in Anna hoch, am liebsten hätte sie das Gespräch abgebrochen, noch bevor es begann.

Aber sie musste ihren Mann fragen, sie brauchte ihn. Sie durfte sich von ihrem Zorn nicht beeinflussen lassen, sie musste sich zwingen, freundlich und höflich zu bleiben, denn sonst würde, wie so oft, ein Streit entstehen, sie würden nichts mehr besprechen können, er würde alles so drehen, dass sie, Anna, wieder die Schuldige wäre und so würde sie sich auch fühlen, diejenige, die die Familie entzweie mit ihrem ewigen Zanken.

Sie schluckte ihren Ärger hinunter und berichtete von ihrem Gespräch mit der Lehrerin und von deren Vorschlag, Soferl vorzeitige Ferien zur besseren Erholung zu ermöglichen. Heinrich hörte sich die wohlgesetzte Rede seiner Frau eine Weile an, ohne diese zu unterbrechen, was eher untypisch für ihn war. Dann sagte er eisig: „Und was soll ich dabei machen? Ich kann mir nicht so einfach Urlaub nehmen. Ich glaube, das hatten wir schon unlängst geklärt", dabei funkelte er seine Frau böse an, lehnte sich aber wieder gönnerhaft in den Fauteuil zurück.

Aha, er kann sich also doch erinnern, dass vom Wegfahren die Rede war, durchfuhr es Anna.

Statt Heinrich klipp und klar zu fragen, ob sie mit Soferl zu Georg fahren könne, redete sie wieder devot und umständlich um die Sache herum. Er wusste nicht genau, was seine Frau von ihm wollte. Sie versuchte ihm schließlich einzureden, dass sie über all das schon vor längerer Zeit gesprochen hatten. Er erwiderte hingegen, dass er von all dem angeblich nicht zur Genüge unterrichtet worden war. Er erkundigte sich nicht, was mit Soferl eigentlich los war und warum die Schule derart kooperativ handelte. Er überlegte sich nicht, dass es dem Kind wirklich schlecht gehen musste, wenn der Direktor vorzeitige Ferien bewilligte. Zum Schluss stellte er, wie Anna nicht anders erwartet hatte, die provokante Frage, wer bitte schön, das wieder finanzieren würde.

Tausend Fragen gingen Anna durch den Kopf, als sie alleine im Wohnzimmer sitzen blieb. Heinrich war ruckartig aufgestanden und hatte das Zimmer verlassen. Für ihn war die Sache erledigt. Er war, seiner Meinung nach, nicht ausreichend informiert worden, jetzt solle sie sehen, wie sie alleine mit der Sache klar käme. Was war das auch für ein Unsinn mitten im Schuljahr zusätzliche Ferien zu beanspruchen.

Er werde darüber nachdenken, sagte er nicht mehr ganz so reserviert, als er wenig später das Wohnzimmer wieder betrat. Er sagte weder zu, noch sprach er sich konkret gegen die Reise aus. Er drängte Anna in eine Warteposition und damit in die Defensive. Egal, was sie von ihm wollten, sie hatte sich zu fügen. Aber genau das war es auch, was Anna stets von ihrer Mutter gehört hatte, dieses „füge dich und sag nichts".

Was hatte ihr diese Ermahnung all die Jahre gebracht? Es wäre wahrscheinlich für alle besser gewesen, sie hätte gesagt, was zu sagen wäre und damit zur echten Fürsprecherin ihrer Tochter werden. So stand sie wieder nur als Bittstellerin vor ihrem Mann, war auf seine Gunst angewiesen und nichts war geklärt. Anna wusste nicht einmal, ob Heinrich die Zustimmung zur Abreise gäbe, ganz zu schweigen, ob er ihr die Fahrt zahlen würde. Sollte er beides verweigern, könnte sie nicht fahren. Er wusste, dass Anna genau daran dachte, als er sie alleine im Wohnzimmer zurückließ, darum spannte er sie jetzt auch auf die Folter. Und gerade das genoss er ungemein. Es ging ihm nicht um die paar hundert Euro, die der Spaß kosten würde, aber es ging ihm um die Macht, die er damit über seine Frau hatte, um eine Macht, die ihm offensichtlich anderswo fehlte und diese zu besitzen sehr, sehr schön für ihn war.

„Hallo, ich bin 's", rief plötzlich Lilly aus dem Vorzimmer. Anna hatte sie, so in ihren Grübeleien versunken, nicht aufsperren gehört und die faule Bella war auch auf ihrem Platz liegen geblieben und nicht aufgestanden, um ihr Frauchen zu begrüßen. Fröhlich kam diese ins Wohnzimmer. Als sie aber ihre

Mutter in Gedanken versunken beim Couchtisch sitzend fand, verschwand augenblicklich ihre gute Laune und sie fragte besorgt: „Was ist los?“ Sie sah sich fragend im Zimmer um.

„Ist was mit Soferl passiert?“

Komisch, dass sie sofort an ihre kleine Schwester denkt, schoss es Anna durch den Kopf.

„Nein, nichts Dramatisches“, antwortete sie aber beruhigend, wenn man davon absah, dass Sophie möglicherweise die Klasse wiederholen musste, aber dies behielt sie vorläufig für sich. Bei ihrer Bitte um die Reiseerlaubnis hatte sie auch Heinrich gegenüber nur von Schulstress gesprochen und die drohende Durchfallgefahr gar nicht erwähnt, sonst hätte er die Reise von vornherein nicht gestattet.

„Sie soll lieber was lernen, als in der Weltgeschichte herumkutschieren“, hätte er gebrüllt und damit wäre die Sache erledigt gewesen. Das wusste Anna. In einer leicht geänderten Version erzählte sie daher auch ihrer Tochter von dem Vorschlag der Schule.

„Na super“, strahlte diese, sich ehrlich für die Schwester freuend, „dann fahrt doch wirklich zu Georg. Da könnt ihr umsonst wohnen und es wird für alle eine lustige Zeit. Wann kommt ihr wieder zurück?“

„So weit haben wir noch nicht gedacht“, meinte Anna vorsichtig. „Papa überlegt noch, ob wir fahren sollen.“

„Was gibt es da noch lange zu überlegen“, wandte sich Lilly an ihren Vater. „Ich schau schnell ins Internet wegen Flügen“, weg war sie und sauste in ihr Zimmer, wo der PC stand. Anna wollte noch sagen, dass sich Georg im Fall des Kommens um die Flüge kümmern würde, unterließ es aber in der weisen Vorahnung, dass Heinrich dies wieder als ein Ausgrenzen seinerseits aufgefasst hätte.

Und da war es schon wieder, dieses verdammte schlechte Gewissen.

Aber grenzte Anna ihren Mann nicht tatsächlich bei solchen Gelegenheiten gerne aus, besprach sie nicht alles zuerst mit ihren Kindern, um ihn dann vor vollendete Tatsachen zu stellen. Sie hätte früher mit ihm sprechen müssen, ihn konkreter von den Reiseplänen informieren. Aber andererseits konnte sie fast nichts mit ihm besprechen. Es interessierte ihn relativ wenig, was mit der Familie geschah und wenn er eine Meinung abgab, war sie umständlich und langatmig. Die Kinder waren ihr um so vieles ähnlicher, in ihrer direkten, praktischen Art.

Um die gute Stimmung zu erhalten, meinte Anna verbindlich zum Heinrich: „Wenn es dir wirklich nichts ausmacht, dass wir nach Paris zu Georg fahren, rufe ich ihn an, er kann manchmal billige Flüge über die Redaktion organisieren.“

Billig war überhaupt ein positives Schlüsselwort und Heinrich wurde auch zusehends umgänglicher. Zum Schluss gelang es Anna sogar, ihm das Gefühl zu vermitteln, dass es seine Idee gewesen wäre, eine kleine Weile zu verreisen und es wurde ein recht harmonisches Abendessen.

„Wo ist eigentlich Chrisi", fragte Heinrich, als sie mit dem Nachtmahl fast fertig waren. Dass Soferl nicht da war, fiel ihm offensichtlich überhaupt nicht auf. Sie aß ja in den seltensten Fällen mit der Familie zusammen und da er sie beim nach Hause kommen auch nicht begrüßte, wenn sie ihm nicht zufällig über den Weg lief, vermutete er sie wahrscheinlich in ihrem Zimmer, wo sie seiner Meinung nach auch hingehörte. Kinder hatten die Eltern zu begrüßen, so war es auch bei ihm zu Hause gewesen und so fand er es richtig. Dass er mit einem Teil seiner Familie über zwei Jahre nicht mehr gesprochen hatte, störte ihn vermutlich nicht. Er sprach jedenfalls nie darüber.

„Chrisi holt die Soferl von einer Freundin ab", sagte Anna, „sie haben am Nachmittag ein Referat, das sie zusammen vortragen, ausgearbeitet." Es interessierte ihn aber ohnedies nicht, was sie da genau vorhatte, so sagte auch Anna nichts mehr. Eigentlich lag ihr auf der Zunge, sie wäre ihm wohl gar nicht abgegangen, aber auch dies unterließ sie. Dafür sagte Lilly provokant: „Dir fällt auch nie auf, wenn Soferl nicht da ist und soooo dünn ist sie nun doch noch nicht!"

Der Vater erwiderte nichts, schaute lediglich böse vom Teller auf, dann schwiegen sie wieder.

Da stürmten, gerade rechtzeitig, bevor ein neuerlicher Streit entbrannt wäre, die beiden anderen Kinder herein und Bella, die Chrisi von allen am meisten liebte, stürzte sich in seine Arme und begann mit ihrem Wiedersehengeheule. Das und das fröhliche Lachen der beiden Geschwister veränderte die angespannte Stimmung schlagartig. Anna sah sofort, dass es Soferl seit Langem wieder einmal besser ging. Sie hatte leicht gerötete Wangen und als sie ihr ein Bussi zur Begrüßung gab, fühlte sie sich warm und weich an.

„Hattest du einen lustigen Nachmittag?", fragte Anna voll Wärme. Sie war überglücklich als sie ihre Jüngste so sah.

„Der Nachmittag war sehr anstrengend, denn wir haben ein Referat ausgearbeitet, aber dann hat mich Chrisi abgeholt" sprudelte sie ungewohnt enthusiastisch heraus, „und wir waren noch im Wald und bei der Markwardstiege und er hat Bilder von mir gemacht. Das habe ich mir schon lange gewünscht, dass er mich mal fotografiert", sie war begeistert und Chrisi grinste stolz seine Mutter an. „Die Kleine ist nicht unfotogen, habe ich nicht erwartet. Aber jetzt muss ich die Bilder noch bearbeiten, dann könnt ihr sie sehen."

Er wollte kein Nachtmahl, sondern setzte sich gleich an seinen Computer und formatierte die Bilder seiner Schwester, es waren fast hundert Aufnahmen.

Soferl war wirklich auf fast allen gut getroffen, sie hatte sich natürlich und ohne Kamerascheu bewegt, gedreht, die Haare im Wind flattern lassen und zwischen Blättern hindurch gelacht. Auf einer Serie schwang sie auf einem Seil, es war offenbar auf einem Kinderspielplatz aufgenommen. Wie ein kleines Äffchen hing sie daran, die dünnen Arme und Beine umklammerten den dicken Strick und sie lachte, wie seit Monaten nicht mehr. Das Bild wollte Anna sofort haben, ihr kleines, glückliches Kind.

Als Soferl sah, dass ihre Mutter gerade dieses Foto als Lieblingsbild erkor, sagte sie: „Da sieht man auch am besten, *wie* dünn ich bin!"

Sie war sichtlich stolz auf ihre Aufnahmen. Anna ging nicht näher darauf ein, meinte nur ehrlich, dass sie alle Bilder unheimlich gut fand und dass man ein eigenes Album anlegen könnte. Dann bat sie ihre Tochter ins Wohnzimmer, sie und Papi hätten Soferl etwas Tolles zu erzählen. Den Papi fügte sie um des lieben Friedens willen hinzu, dann fiel ihr jedoch ein, dass er schließlich für die Reise finanziell aufkommen würde und daher ein Recht hatte, namentlich erwähnt zu werden.

Anna wusste nicht recht, wie sie beginnen sollte. Wenn sie das von der Schule zuerst sagte, würde Soferl hellhörig, dass irgend etwas nicht stimmte, und wenn sie sagte, Georg hätte sie eingeladen, würde sie fragen, warum nicht erst zu Ostern. Noch bevor Anna konkret zur Sache kam, sagte Lilly spontan: „Du und Mama, ihr könnt nach Paris fahren, zu Georg!"

„Super, wann soll 's losgehen", schrie Chrisi aus dem Nebenzimmer.

„Ich dachte, so in den nächsten Tagen, es sind dann bald die Osterferien", hielt sich Anna bedeckt. Spontan kam ihr wieder Lilly zu Hilfe: „Dann fahrt doch sofort und zu Ostern seid ihr wieder in Wien!"

Noch bevor Anna aber antworten konnten, rief Chrisi: „Zu Ostern müsst ihr unbedingt da sein, wer macht sonst das Osteressen und den Osterhasen und überhaupt, zu Ostern ohne euch", er war regelrecht beleidigt bei der bloßen Vorstellung, dass seine Mutter den Ostersonntag nicht mit allen Kindern feiern würde. Aber davon war gar keine Rede. Das hatte Anna im Stillen auch schon bedacht und insgeheim überlegt, ob nicht Georg und seine Frau mit ihr und Soferl zurückkommen könnten, um die Osterfeiertage mit der ganzen Familie zu feiern.

Ostern war Anna immer schon sehr wichtig gewesen, da ging sie in die Kirche und wenn sie auch nicht von allen Kindern begleitet wurde, hatte sie ihnen doch die Werte von Ostern mitgegeben.

Lilly, die Praktische, schlug vor, Georg anzurufen und das Weitere mit ihm zu besprechen. Auf Soferls Frage, was denn mit der Schule sei, da wären noch keine Ferien, erhielt sie die lapidare Antwort, das ginge schon, Mami redet mit der Frau Prof. X.

„Georg wird sich freuen, dass wir so unerwartet zu ihm kommen!" Für sie war es offensichtlich auch überraschend und die vormaligen Wegfahrpläne hatte sie nicht so ernst genommen. Sie wusste nicht, dass der ganze Reiseplan praktisch mit Georg schon abgesprochen war.

Alles war ja super gelaufen, dachte Anna, als sie die Nummer ihres Sohnes wählte. Er meldete sich auch sofort und als sie ihm von der Reise in Kenntnis setzen wollte, rief er wirklich erfreut: „Das ist toll, dass ihr doch kommen könnt. Ich habe mich schon nach günstigen Flügen erkundigt, und ihr könnt mit der Air France fliegen, es geht täglich eine Maschine, unter der Woche ist es überhaupt kein Problem!"

Heinrich, der knapp neben Anna stand, hatte das Gespräch gehört.

„Das ist alles ein abgekartetes Spiel", sagte er mit gepresster Stimme. Er wurde, bis dahin dem ganzen Projekt nicht abgeneigt, zunehmend eisiger, dann fuhr er seine Frau böse an: „Du hast das alles schon lange mit Georg abgesprochen und hinter meinem Rücken geplant. Mach was du willst, aber verwende ja nicht meine Kreditkarte", schrie er jetzt.

„Oh Scheiße", sagte Georg, so leise es ging zu seiner Mutter am Telefon, „Papa hat das noch nicht so im Detail gewusst, das habe ich nicht bedacht." Er wurde immer zerknirschter. „Warum hab ich auch sofort von dem Flug zu reden begonnnen, sonst habe ich für alles einen sechsten Sinn und halte schon von Berufs wegen meine Klappe. Tut mir echt leid", sagte er ehrlich betrübt zu seiner Mutter.

„Gib mir mal den Papa, ich rede mit ihm." Heinrich war, wie immer in solchen Situationen eine Zigarette rauchen gegangen und da er sich zutiefst verletzt fühlte, wollte er auch mit Georg nicht sprechen. Erst als sich Chrisi einmischte, griff er nach dem Hörer, nicht ohne seiner Frau mit der Hand zu drohen und zu murmeln, dass dies ein Nachspiel hätte. Soferl, die sich bis vor wenigen Minuten noch riesig auf die mögliche Reise gefreut hatte, war in ihr Zimmer verschwunden und weinte wieder einmal. Lilly war ihr, als diese das Wohnzimmer verließ, nachgegangen und versuchte sie aufzumuntern.

„Alles ist immer meine Schuld", sagte das Kind monoton.

„Aber wieso, das stimmt doch überhaupt nicht. Du hast doch auch nichts gewusst." Die Schwester versuchte ihr das schlechte Gefühl, das wirklich unbegründet war, auszureden.

„Es ist nicht nur jetzt und heute, immer streiten sie, nur wegen mir", dann begann sie wieder zu weinen. Die Ältere war auch sehr verzweifelt.

Alles hätte so nett werden können. Immer gab es nur Streit in ihrer Familie, selbst durch erfreuliche, fröhliche Dinge konnte er ausgelöst werden. Irgendjemand fand sich stets, der ihn vom Zaun brach.

Diesmal traf nicht wirklich Heinrich die Schuld. Es war wohl die unbedachte Äußerung Georgs gewesen, die den jetzigen Streit auslöste.

Elisabeth ärgerte sich aber auch über ihre Mutter. Was wäre so schlimm gewesen, hätte Anna mit ihrem Mann zu einem früheren Zeitpunkt über ein Wegfahren gesprochen, anstelle alles hinter seinem Rücken mit Georg zu besprechen. Dies war leider nicht das erste Mal, dass sie so handelte. Ihre Mutter rechtfertigte sich meistens damit, dass sich Heinrich nur unnötig über alles aufregen würde. Vielleicht wäre er aber einfach nur gerne öfter gefragt worden.

Als Anna in der Kinderzimmertüre erschien, wurde Lilly aus ihren Gedanken gerissen. Sie hatte Soferl dabei immer nur gestreichelt, so dass sie schließlich zu weinen aufhörte. Nur die geröteten Augen und Wangen zeugten noch deutliche Spuren ihrer Verzweiflung. So fand Anna ihre Töchter, um ihnen, nicht wirklich strahlend, zu berichten, dass sie am kommenden Donnerstag nach Paris fliegen würden. Aber keiner freute sich mehr, ein tolles Projekt war wieder einmal zerstritten worden.

Die letzten zwei Tage bis zum Abflug vergingen rasch, ohne, dass Heinrich das Thema noch einmal erwähnte. Für ihn war die Sache erledigt. Seine Frau hatte ihn, wie schon hunderte Male in ihrer Ehe hintergangen, die Kinder gegen ihn aufgehetzt und wieder ihren Willen durchgesetzt. So dachte er voll innerer Verbitterung. *Jetzt soll sie machen was sie will,* war ihm doch egal.

In Wahrheit hätte er sich aber gefreut, wäre er detaillierter über die Reise informiert worden. Er hatte, als das erste Mal davon die Rede war, sogar überlegt, spontan Urlaub zu nehmen und die Damen zu begleiten. Sie hatten jedoch nie mehr vom Wegfahren gesprochen, daher hatte er angenommen, es stünde nicht mehr zur Debatte. Dass Anna ihn nun vor vollendete Tatsache stellte, kränkte ihn sehr. Dies jedoch zuzugeben, würde er niemals tun. Er verlöre seine ganze Autorität; und die sollte ihm wenigstens bleiben, wenn ihm schon die Liebe nicht geblieben war.

Die Maschine ging um 13 Uhr von Schwechat weg und sollte am frühen Nachmittag in Paris Orly landen. Es war eine angenehme Zeit und sie würden gleich den ersten Abend mit Georg und seiner Frau entspannt genießen können. Yvonne wollte die beiden vom Flughafen abholen, da Georg noch in der Redaktion zu tun hatte. Soferl war ein wenig aufgeregt und freute sich jetzt ehrlich auf den unerwarteten Urlaub. Aber wo blieb ihr Papi nur so lange. Es war besprochen worden, dass er sie zum Flughafen fahren würde. Vorher wollte er nur rasch einen Sprung auf die Klinik machen. Das war, so wusste Anna, kein gutes Zeichen. Er verspätete sich bei solchen Unternehmungen immer gerne und sie wollte unter gar keinen Umständen das Flugzeug verpassen, nicht einmal in allerletzter Minute mit hängender Zunge zum Gate rennen.

Das blieb ihr dann leider nicht erspart, denn, als sie eigentlich schon von zu Hause wegfahren sollten, rief Heinrich an und sagte, dass er leider aufgehalten war und es nicht rechtzeitig schaffen würde, seine Familie zum Flughafen zu bringen.

„Nehmt euch halt ein Taxi", meinte er lapidar, „und einen schönen Urlaub", fügte er kalt hinzu. Kein liebes Wort, nicht einmal ein Küsschen an Soferl. Diese stand neben dem Telefon und fragte ängstlich: „Was ist los, kommt Papi nicht?"

„Es geht sich leider nicht aus", flüsterte ihr Anna zu, „aber es tut ihm sehr leid."

Warum verdarb er ihr jetzt wieder die Reise? *Nur weil er auf mich böse ist, bestraft er sein Kind.* Anna konnte es nicht fassen. Was ging in diesem Menschen vor? Eisig fragte sie, ob er nicht doch noch seine Tochter sprechen wolle. Dann reichte sie Soferl den Hörer. Sie hörte, wie Sophie immer nur sagte: „Ja, ... ja, ... das verstehe ich ... Auch Bussi ... Ja ... baba." Sie wurde immer leiser, dann legte sie auf.

„Er kommt nicht weg", sagte sie verlegen zu ihrer Mutter. „Was machen wir jetzt?"

„Ich habe Chrisi am Handy erreicht, er kommt in zehn Minuten, das geht sich aus, es ist nicht viel Verkehr auf der Süd-Ost-Tangente", rief Anna, um einen heiteren Ton bemüht.

Als eine kleine Ewigkeit später die Zwillinge an der Haustüre läuteten, war Anna recht beschwingt. Sie wollte sich unter gar keinen Umständen die Reise verderben lassen. Soferl brauchte eine fröhliche Mutter, sagte sie sich und überdies freute sie sich wirklich ihren ältesten Sohn wieder zu sehen.

„Ich hab mir gedacht, ich komme auch mit", meinte Lilly, ohne auf die Tatsache einzugehen, dass sie und ihr Bruder die Fahrt nach Schwechat an Vaters Stelle machten. Es hätte jetzt auch keinen Sinn gehabt, die Dinge groß zu bereden, Heinrich hatte keine Zeit und Schluss der Debatte. Das würde jedenfalls Chrisi sagen und wahrscheinlich hatte er damit vollkommen recht. Er stand immer auf dem Standpunkt, dass man Dinge, die nicht zu ändern waren, auch nicht lange zu bereden bräuchte. Er nannte dies immer Vorschusssorgen. Anna ermahnte sich, daran zu denken, wenn die nächsten unlösbaren Probleme auf sie zukämen. Jetzt wollte sie aber mehr an das Naheliegende denken, dann es war doch ziemlich spät geworden und die Abflugzeit rückte sehr rasch heran.

Einchecken mussten sie auch noch, dachte sie mit einem besorgten Blick auf ihre Armbanduhr.

„Kein Problem", meinte ihr Sohn, der schnell, aber sicher fuhr. „Ich lasse euch beim Check-in-Schalter aussteigen, dann suche ich mir rasch einen Parkplatz und komme nach."

„Dann sehe ich dich vielleicht nicht mehr“, zeterte Soferl. Abschied nehmen, selbst für kurze Zeit, war nicht wirklich leicht für sie. Da kam sie ganz ihrer Mutter nach. Chrisi ließ aber keine trübe Stimmung aufkommen. Er habe alles unter Kontrolle, meinte er lachend.

„Ich komme schon noch rechtzeitig für Bussi Bussi!“

So war es dann auch. Lilly rannte schon mal vor, um Platz beim Check-in-Schalter zu halten, was aber gar nicht notwendig gewesen wäre, denn an diesem Donnerstag war nicht all zu viel los und die Formalitäten gingen rasch vonstatten. Gerade als sie Richtung Zoll gehen wollten, rannte Chrisi um die Ecke: „Da bin ich, hat alles geklappt! Also geht jetzt, sonst verpasst ihr wirklich noch das Flugzeug, dann haben wir umsonst drei Strafzettel wegen Raserei bekommen.“ Auf seine sensible Art hatte er erkannt, dass Soferl auch diesmal der Abschied von ihren Geschwistern schwer fiel und mit diesem kleinen Scherz die trübe Stimmung vertrieben. Er küsste seine Mutter herzlich auf beide Wangen, wünschte ihr eine recht lustige Zeit und man würde ohnedies hundert Mal telefonieren und mailen, dann trieb auch seine Schwester zum Gehen und Anna lief mit Soferl zu ihrem Gate, denn sie wurden bereits aufgerufen. *Das ist wieder typisch*, dachte Anna, aber dann siegte doch die Vorfreude auf eine unbeschwerte Zeit und als sie in die Polster der Flugzeugsessel sank, war ihr aufkeimender Ärger über Heinrich verschwunden und so sollte es die nächsten Tage bleiben.

5.

Die Zeit in Frankreich war von der ersten Minute an wunderbar. Sie bummelten teils zu viert oder wenn Georg arbeiten musste nur mit Yvonne durch die Straßen von Paris, tranken Kaffee in Saint Germain des Prés und saßen bis spät abends in kleinen Lokalen zum Nachtmahl.

Soferl blühte regelrecht auf. Es wurde mit keinem Wort über ihre Krankheit gesprochen und Anna vermisste nicht einmal die Essensliste, die sie bis dahin vorbildlich und akribisch genau weiter geführt hatte. Diese hatte sie gar nicht erst mit nach Paris genommen. Soferl schien die fröhliche Stimmung, das lange Schlafen und das Nichtkümmern um ihr Essen sehr zu genießen.

Soferl hatte schon immer ein Faible für alles Französische gehabt und so genoss sie es ganz besonders, mit Yvonne in deren Muttersprache zu reden. Wenn die beiden alleine waren, sprachen sie immer Französisch. Sie konnte dadurch ihre Sprachkenntnisse unter Beweis stellen und gleichzeitig auch verbessern. Mit Anna, die nur schlecht die fremde Sprache beherrschte, redeten sie deutsch.

Schon am zweiten Tag mutierte das Soferl zu einer kleinen Pariserin und wollte unbedingt alleine das Frühstück einkaufen gehen. Da viele kleine Läden in unmittelbarer Nähe der Wohnung lagen, hatte auch Anna dagegen nichts einzuwenden. Sehr selbstbewusst kam sie vom Einkaufen zurück, alle hätten sie verstanden. Ein junger Mann wollte sogar wissen, ob sie hier in der Nähe wohne.

„Ohne Stottern ist mir die Hausnummer eingefallen“, meinte sie stolz. „Ob der wohl denkt, dass ich Französin bin?“, fragte sie schelmisch.

„Schon möglich, dein Französisch ist très bien!“, ergänzte Yvonne.

Soferl hatte viel zu viel gekauft, Käse, Pasteten und herrlich duftendes Gebäck und so beschlossen sie, da das Wetter für April ungewöhnlich warm war, ein Picknick im Bois de Boulogne zu machen. Georg käme, wenn er zeitgerecht mit seiner Arbeit in der Redaktion fertig würde, am Nachmittag nach.

Mit Decken und einem riesigen Korb voller Köstlichkeiten fuhren die drei Frauen mit der Metro bis zur Station „Avenue Foch“. Unterwegs kauften sie noch einige Zeitschriften, sehr zum Leidwesen Annas nur französische. *Ich sollte doch mein Schulfranzösisch etwas aufmöbeln*, dachte sie und beneidete Soferl ein wenig um ihre guten Sprachkenntnisse. Aber sie könne sich ja die

Bilder anschauen oder sich vorlesen lassen, wurde sie von Tochter und Schwiegertochter lachend getröstet. Fröhlich kamen sie im Park an.

Zum am Boden sitzen war es doch etwas zu kalt, aber sie fanden eine Bank, schleppten noch Stühle heran und machten es sich so sehr gemütlich. Yvonne drapierte liebevoll und sorgfältig die Lebensmittel, Besteck und Gläser, ein kleines Fläschchen Wein hatte sie ebenfalls mitgenommen. Es sah alles sehr schmackhaft aus. Soferl hatte sich in die Lektüre ihrer Zeitung vertieft. Als Yvonne sie aufforderte ein wenig von den mitgebrachten Köstlichkeiten zu probieren, murmelte sie nur, dass sie jetzt keinen Hunger hätte. Später würde sie dann etwas essen. Diese Sprüche kannte Anna nur zu gut. Sollte die gute Zeit vorbei sein?

Es ist doch einige Tage recht harmonisch gelaufen, warum sagt sie so etwas jetzt schon wieder.

„Bitte iss doch etwas“, sagte sie in flehendem Tonfall zu ihrer Tochter, „nachher wollen wir Boot fahren gehen. Es wird dir schmecken, gestern hast du doch auch …“ Anna redete nicht weiter, sie brauchte nur in Soferls Augen zu sehen und wusste, dass jedes weitere Wort ihrerseits zwecklos war. Im Gegenteil, Soferl würde sich noch mehr verhärten, je dringlicher ihre Mutter in sie insistierte.

„Ich würde gerne ein wenig spazieren gehen“, schlug Yvonne vor, „wenn du noch lesen willst, können wir alles so lassen. Wir ’aben sicherlich noch einmal ’unger, wenn wir zurück sind, vor allem auf das Süßigkeit.“ Sie sagte alles in so drolligem Deutsch, dass Anna schmunzeln musste. Ihre Schwiegertochter war ein sehr feinfühliger Mensch und die Idee des Spazierganges rettet die Stimmung.

Eine Weile gingen die beiden Frauen schweigend nebeneinander her. Soferl war auf den Vorschlag zu lesen eingegangen und bei der Bank sitzen geblieben. Anna hatte das Gefühl, dass sie ihr nachschaute, aber vielleicht bildete sie es sich auch nur ein. Yvonne wollte nicht taktlos erscheinen, deshalb begann sie mit keinem Gespräch über Sophies Essstörungen, obwohl sie von Georg über deren Zustand unterrichtet war. Was hätte sie auch sagen sollen, warum isst sie nicht die köstlichen, fetten Pasteten, die sie selber gekauft hatte. Anna war froh, dass sie eine Weile schweigend dahin marschierten.

„Es ist sehr traurig mit der Soferl“, sagte Anna plötzlich übergangslos aus der Stille heraus.

„Ja, ich weiß, ihr tut mir beide so leid“, erwiderte die Jüngere und berührte leicht Annas Arm.

„Ich dachte der Urlaub bei euch wird Soferl etwas helfen und sie aus ihrer Isolierung holen. Gestern war ich noch fest überzeugt, dass es ihr ein wenig besser geht, als in Wien. Ich habe mich so gefreut, als ich sie mit dir frühstücken sah“, sagte Anna traurig.

„Bitte verstehe mich nicht falsch, aber erwarte dir keine allzu großen Wunder in so kurzer Zeit." Dann wurde sie noch eine Spur ernster, auch sehr um die richtige Wortwahl in der fremden Sprache bemüht, sagte sie: „Sophie hat kurz mit mir gesprochen und sie erhofft sich von dem Aufenthalt hier auch eine Besserung."

„Was hat sie gesagt", wollte Anna wissen. Was kann sie Yvonne erzählt habe, was sie ihr als Mutter nicht sagen wollte. Anna und Yvonne waren alles andere als die klassische Schwiegermutter-Schwiegertochter, es verband sie wirklich eine ausgesprochene Herzlichkeit, aber jetzt fühlte Anna doch einen kleinen Stich. Yvonne redete langsam weiter, so als ob sie sich jedes Wort überlegte:

„Sie möchte, dass in dieser Zeit das Essen gar kein Thema ist." So jetzt war es gesagt. Sie hatte nicht recht gewusst, wie sie das ihrer Schwiegermutter erklären sollte, ohne deren mütterliche Kompetenz anzugreifen oder diese gar zu beleidigen. Beides hätte sie sich nie gestattet, dazu war sie zu gut erzogen und hatte ein zu feinfühlendes Wesen.

„Wie soll ich das machen", fragte Anna. „Wenn ich gar nichts mehr sage, dann isst sie vielleicht überhaupt nichts mehr und wird noch dünner. Dann muss sie ins Spital, das haben mir die Ärzte immer wieder versichert. Ab einer gewissen Untergrenze des Gewichtes, kann sie nicht mehr zu Hause bleiben und muss vielleicht auch künstlich ernährt werden. Ich habe schreckliche Angst, dass das passiert." Anna wollte ihre Schwiegertochter eigentlich gar nicht so massiv in das Geschehen hinein ziehen, aber das Gesagte war einfach aus ihr heraus gesprudelt. Sie hatte wirklich große Angst, dass sie Soferl doch eines Tages in stationäre Behandlung geben musste.

„Versuche es wenigstens einige Tage. So schnell wird sie nicht noch weiter abnehmen. Wenn wir sehen, dass sie gar nichts zu sich nimmt, kannst du ja wieder versuchen sie zum Essen zu überreden." Yvonnes Vorschlag klang vernünftig.

„Ich gebe Soferl in kein Spital, da wird alles noch schlimmer, dann fangen wieder all die Untersuchungen an. Nichts hasste sie so sehr, wie die Fragen nach dem BMI, das Vermessen der Oberarme, des Blutdruckes und der Körpertemperatur." Anna hatte dies mehr zu sich, als zu Yvonne, gesagt. „All das haben wir schon durchgemacht und du weißt nicht, wie anstrengend diese Zeit für Soferl war."

„Ich verstehe dich nur zu gut", meinte Yvonne mitfühlend, „aber wir passen gut auf sie auf, ich helfe dir dabei. Vielleicht geht es ihr wirklich etwas besser, wenn das Essen nicht immerfort thematisiert wird. Lass es uns ein paar Tage probieren!"

„Das Letzte, was ich möchte, ist, dass sie in eine Klinik für Anorektiker eingeliefert werden müsste. Dort lernt sie all das, was sie bis jetzt noch nicht kennt."

„Was meinst du", fragte die Jüngere verwundert. Sie hatte schon von solchen Kliniken gehört, aber sich nicht wirklich vorstellen könne, wie die Mädchen behandelt werden.

„Viel Mädchen, die dort leben, sind primär magersüchtig, werden aber in den meisten Fällen bulimisch. Es herrscht mitunter ein regelrechter Konkurrenzkampf unter den Patientinnen, wer es schafft schneller abzunehmen.

Wenn aber das Gewicht permanent fällt, werden diese armen Geschöpfe oft künstlich ernährt, sie stecken ihnen einen Schlauch in den Mund und schütten das Essen nach, wie bei einer Weihnachtsgans." Anna war, als sie davon sprach, den Tränen nahe.

Hastig sprach sie weiter: „Ich habe von Familien gehört, deren Mädchen zwar sehr, sehr mager waren, als sie in diese Kliniken gebracht wurden, aber als sie Monate später wieder nach Hause entlassen wurden, hatte sich nichts verbessert, im Gegenteil, sie wirkten wie lebendige Wracks. Sie hatten jeden Lebenswillen verloren, ihr Denken und Handeln kreiste nur mehr um Nahrung, die sie hastig in sich hineinstopften, um sie sofort wieder zu erbrechen." Leise und traurig fügte sie hinzu: „Manche auch zehn Mal am Tag."

Erschüttert hatte Yvi, wie sie manchmal genannt wurde, ihrer Schwiegermutter zugehört.

„Das ist ja furchtbar", meinte sie nach einer Weile, „so weit darf es bei Sophie nicht kommen, da hast du vollkommen recht." Obwohl sie mit Anna grundsätzlich übereinstimmte und für ihre kleine Schwägerin auch alles andere erhoffte, als je in so eine Klinik eingewiesen zu werden, war sie dennoch überzeugt, dass ein paar Tage ohne Nahrungskontrolle für Sophie nur von Vorteil wären. Vorsichtig und einfühlend versuchte sie Anna zu überreden, wenigstens für kurze Zeit das Essen nicht zu thematisieren. So schnell würde sie nicht unter die magische Marke fallen. Anna war nicht restlos davon überzeugt, aber sie nahm sich vor, es dennoch zu versuchen. Einige Tage konnten wirklich nicht schaden, dachte sie voll Zuversicht. Wie oft hatte sie schon neue Hoffnung in etwas gesetzt und war doch nur wieder enttäuscht worden. Es grenzte an ein Wunder, dass sie überhaupt noch hoffnungsvoll sein konnte.

Ohne es zu merken hatten die beiden Frauen einen Rundgang gemacht und kamen fast an derselben Stelle wieder zu Soferl zurück, von wo sie weggegangen waren. Sie waren länger weggeblieben, als sie die Absicht gehabt hatten und Soferl erwartete sie schon. Nachdem sie ihre Modezeitschriften ausgelesen hatte, wurde ihr etwas langweilig. Handy hatte sie keines mit, ihre Mutter wollte aus Kostengründen nicht, dass sie im Ausland telefonierte. Die Geschwister könne sie von der Wohnung aus anrufen und alles andere wäre überflüssig. Soferl war damit einverstanden gewesen, ihre Schulfreundinnen vermisste sie im Moment ohnedies nicht wirklich. Jetzt hätte sie aber gerne ihre Mutter oder Yvonne angerufen. *Wo sind denn die so lange?*, fragte sie sich immer wieder und wurde zunehmend besorgter.

Sie beschloss, einmal den Picknickkorb wieder einzupacken. Als sie die Pasteten einwickelte, blieb ein kleines Stückchen an ihrem Finger kleben. Sie wollte dies erst in eine Serviette wischen, da es aber doch ein relativ großes Stück war, würde es einen riesigen unschönen Fleck hinterlassen. Sie wusste, dass Yvi auf ihre Tischwäsche sehr bedacht war und daher wollte sie diese nicht gar so verschmutzen. Kurzer Hand schleckte sie ihre Finger ab und zerkaute das kleine Stück Leberpastete.

Es schmeckte köstlich. Soferl war selbst überrascht. Sie schnitt noch ein winziges Eck herunter, steckte es in den Mund und zerdrückte es genüsslich mit der Zunge am Gaumen. So etwas Gutes hatte sie schon lange nicht mehr gegessen, eigentlich noch nie in ihrem Leben. Sie brach auch eine kleine Scheibe Weißbrot ab, biss herzhaft hinein und kostete nochmals von der Pastete. Im Nu hatte sie die ganze aufgegessen. Auch von dem Baguette war bald nicht mehr all zuviel übrig. Es hatte ihr alles vorzüglich geschmeckt. Am liebsten hätte sie auch noch von dem köstlichen Käse gegessen, aber da sah sie ihre Familie um die Ecke biegen und stopfte das Restchen Brot rasch in den Korb. Schade, die Feigen wären auch gut gewesen, dachte sie.

Anna sah sofort, dass ihre Tochter etwas gegessen hatte, sagte aber, eingedenk Yvonnes Worte nichts. Soferl erwähnte auch mit keinem Wort, dass sie die Pastete aufgegessen hatte. *Hoffentlich wird ihr nicht schlecht,* dachte Anna mit Besorgnis.

Soferl lauerte auf eine Bemerkung ihrer Muter und war irgendwie überrascht, als Yvonne fragte, ob sie noch da bleiben wolle oder zum Boot fahren Lust hätte. Soferl, die Teiche über alles liebte, wollte letzteres. So stopften sie die Reste der Köstlichkeiten in den Korb und wanderten ein Stück durch den Park, bis sie zu einer Bootsvermietung kamen.

Georg hatte inzwischen angerufen und den Damen mitgeteilt, dass er zum Kaffee kommen würde und so beschlossen sie mit der Jause auf ihn zu warten. Anna genoss den unbeschwerten Tag im Kreise ihrer Kinder ungemein und fühlte im Augenblick die Last der Sorgen nicht so schmerzlich. Überraschenderweise machte sie sich auch kaum Gedanken, als sie am Abend, beim Auspacken des Picknickkorbes bemerkte, wie viel Soferl von den Pasteten und Broten genascht hatte. In Wien hätte sie die Tochter hunderte Male gelobt, dass sie so brav gegessen hatte, aber sich im Stillen über die Heimlichkeit des Essens auch wieder sehr geärgert. Es war auch das erste Mal, dass sie nicht befürchtete, Soferl würde sich erbrechen. Im Augenblick nahm Anna alles relativ gelassen zur Kenntnis. Sie hielt sich wirklich an den Rat von Yvonne und kommentierte Soferls Essen mit keinem Wort.

Die ersten Tage musste sie sich zwingen nichts zu sagen, wenn sie sah, dass das Kind den ganzen Tag über nur ein kleines Stückchen Croissant oder einen Apfel zu sich genommen hatte, aber schon nach kurzer Zeit fand es Anna entspannend, die Verantwortung etwas abzugeben. Sie gab sie quasi an Soferl zurück. Auch für Soferl war dies eine neue Situation. Es lag plötzlich in ihrem eigenen Ermessen etwas zu essen oder nicht. Hatte sie bis vor Kurzem darüber entschieden, nichts zu essen, war es manchmal aus einer Protesthaltung heraus geschehen, jetzt lag es völlig in ihrer eigenen Hand. Anfangs war sie überrascht, aber bald schien sie die ungewohnte Freiheit zu genießen. Sie war ebenfalls deutlich entspannter als in Wien.

Yvonne, die wie viele Pariserinnen wenig frühstückte, trank nur einen café au lait und aß ein Croissant dazu oder sie brach ein Stück Baguette ab, um es in den Kaffee zu tunken. Auch Anna liebte dieses morgendliche Mahl und wie es Soferls hilfsbereite Art war, besorgte sie täglich das frische Gebäck, während die Frauen den Tisch in der Küche deckten. Sie kaufte immer einige Stücke zu viel, mit der Begründung, dass es schon jemand essen würde. Sie setzte sich dann zu Yvi auf die Bank, zupfte ein kleines Eck von dem duftenden Backwerk ab und schaute sehnsüchtig auf deren Milchkaffee.

„Willst du auch eine café au lait?“, fragte Yvonne unbefangen. Soferl stutzte, dann sagte sie schüchtern an ihre Mutter gewandt: „Darf ich?“

„Warum nicht, mit viel Milch ist dies sicher très bien“, beantwortet Yvonne an Annas statt die Frage und stellte auch schon eine wundervolle Bol, gefüllt mit geschäumter heißer Milch und einem Schuss starken schwarzen Kaffee vor ihre Schwägerin hin. Anna sagte gar nichts. Sie hatte das unbestimmte Gefühl, dass sie hier keine Rolle spielte. Eine eigenartige Stimmung ergriff sie. Was war geschehen?

Soferl riss noch ein Stück Baguette ab, tunkte es, wie Yvonne, in den heißen Kaffee und steckte es genüsslich in den Mund. Es schmeckte ihr offensichtlich wirklich sehr gut. Sie biss herzhaft in das französische Butterkipferl und beratschlagte fröhlich mit ihrer Schwägerin, was sie am heutigen Tag unternehmen wollten. Obwohl sie deutsch sprachen, hörte Anna nicht richtig zu. Sie freute sich, dass das Soferl so glücklich war, natürlich, sie war ihre Tochter, aber sie war ein kleinwenig eifersüchtig auf ihre Schwiegertochter. Was bildete sie sich da ein. Sie, Anna, hatte Monate lang alles für ihre Tochter getan und das Unmögliche fast möglich gemacht und dann saßen sie da in einer winzigen Pariser Wohnung und alles sollte gut sein und in wenigen Tagen die Krankheit besiegt. Es wäre ein Wunder und an Wunder glaubte Anna schon lange nicht mehr. Und außerdem, wenn dies schon machbar wäre, wollte sie die jenige sein, die es vollbracht hätte.

Soferl wirkte unbefangener und entspannter als in Wien. Was hatte sich in den wenigen Tagen, die sie hier in Paris weilten, verändert? Sollte es gar an ihr liegen, mit ihrem ewigen Gerede von dick und dünn, ihrem Perfektionismus und Kontrollzwang, fragte sie sich und ein eigenartiges Gefühl zunehmender Besorgnis machte sich bei ihr breit.

„Mami, was ist“, hörte sie Soferl wie aus weiter Ferne sagen. „Willst du nicht mitgehen?“ Wohin mitgehen, Anna hatte nicht zugehört, sie war so in Gedanken versunken, dass sie die Pläne, die beide für heute schmiedeten, überhörte.

„Ja, geht nur“, sagte sie etwas abweisend. Soferls gute Laune wurde sofort ein klein wenig getrübt. Sie meinte etwas traurig: „Warum willst du nicht mitkommen, das Musée Marmottan ist wirklich sehenswert.“

Nach einer kurzen Pause sagte sie fast bittend: „Du liebst doch auch die Impressionisten.“

„Gut“, meinte Anna, „ich dachte, du möchtest einmal mit Yvi etwas alleine unternehmen.“

„Da haben wir noch die nächsten Tage Zeit genug“, meinte Yvonne herzlich. Sie hätte wirklich gerne einmal etwas alleine mit dem jungen Mädchen unternommen, aber sie hatte Annas Gedanken beim Frühstück erahnt und so schien es ihr nicht ratsam, wenn sie jetzt auch noch mit Soferl alleine ins Museum ginge. Sie wollte unter gar keinen Umständen den Eindruck erwecken, dass sie all zu viel Einfluss auf die junge Schwägerin ausübe oder gar einen Keil zwischen Mutter und Tochter triebe.

Sie konnte Anna aber nur teilweise verstehen. Natürlich war es schmerzlich mit anzusehen, dass sich nach Monate langen Bemühungen kein Erfolg einstellte und dann plötzlich schafft eine fast Fremde, dass das Kind wieder etwas Appetit bekam. Aber wie lange konnte das andauern? Schon morgen könnte alles wieder beim Alten sein, dachte sie realistisch.

Was sie nicht nachvollziehen konnte, war, warum Anna plötzlich so beleidigt wirkte. Sie, Yvonne hatte es nur gut gemeint mit ihrem Ratschlag, einmal das Thema Essen nicht so in den Vordergrund zu stellen. Sie wollte doch nur helfen. Sie würde sich nicht mehr einmischen, beschloss sie.

Ein wenig befangen und einsilbig machten sie sich dann bald auf, um in das Museum zu fahren. Es lag am anderen Ende der Stadt und es würde eine Weile dauern, bis sie dort wären. Aber sie hatten Zeit, denn Georg wurde erst wieder am Abend erwartet.

Obwohl es schon später Vormittag war, herrschte in der Metro noch immer dichtes Gedränge. Sie saßen bisweilen recht weit von einander entfernt und als sie bei Trocadero umstiegen, mussten die drei Damen aufpassen, dass sie nicht getrennt wurden. Die lange Fahrt gab aber Anna Gelegenheit, die kleine Missstimmung, die beim Frühstück geherrscht hatte, nochmals gründlich zu überdenken und vor allem Abstand zu gewinnen. Es erschien ihr jetzt auch absurd, dass sie so abweisend und beleidigt reagiert hatte, war aber froh mit niemandem darüber sprechen zu müssen. Yvonne, in ihrer netten Art, achtete bewusst darauf, dass, wenn es irgend wie machbar war Mutter und Tochter nebeneinander in der Metro saßen und sie passte nur auf, dass sie all gemeinsam an der richtigen Station ausstiegen. Sie vermied es vor allem, mit Soferl alleine zu plaudern.

Aber es sollte doch ein lohnender Ausflug werden. Das Musée Marmottan war relativ klein, mehr einer privaten Villa ähnlich und von einem wunderschönen Garten umgeben. Das Anwesen, ursprünglich ein Jagdhaus aus dem frühen 19. Jahrhundert, wurde zu späterer Zeit von M. Jule Marmottan zu einer vornehmen Stadtvilla umgebaut und diente der Familie bis Mitte des 20. Jahrhunderts als Wohnsitz, bevor es zu einem Museum umgewidmet wurde. Jetzt beherbergte es fast ausschließlich Impressionisten, und in überwiegendem Maße Bilder von Monet. Da die drei Damen große Kunstliebhaberinnen waren, hatten sie reichlich Gesprächstoff, während sie durch die Villa schritten, denn nicht nur die Bilder, sondern auch das Gebäude selbst war äußerst sehenswert. Es waren kaum Besucher anwesend, so konnten sie alles in Ruhe betrachten.

Anna beobachtete Soferl sehr eindringlich, ohne, wie sie hoffte dies erkennen zu lassen. Das Mädchen war ganz anders, als noch einige Wochen zuvor in Wien, als sie zusammen die Schiele Ausstellung besichtigten, dachte Anna. Sie betrachtete ruhig und ausgeglichen die Gemälde, war zwar fasziniert von dem was sie sah, aber es ging nicht mehr diese Sucht nach Aufnahme von ihr aus, im Gegenteil, sie strahlte fast, als sie sich zu ihrer Mutter wandte und sagte: „Das ist wirklich das Schönste, was es auf der Welt zu sehen gibt, diese Farben, diese Harmonie." Soferl war ehrlich begeistert. Yvonne war ein wenig zurück geblieben, jetzt kam sie zu dem Bild, vor dem auch Anna mit Soferl stand und sagte: „Ich möchte euch dort drüben noch etwas zeigen, kommst du mal, Sophie?" Sie betonte immer das i auf wohlklingend Weise, damit klang der Namen anders, er wirkte erwachsener, reifer. Soferl hatte noch nie gegen ihre kindliche Namensversion protestiert, jetzt sagte sie plötzlich zusammenhanglos, ohne auf die Aufforderung Yvonnes sich ein besonderes Bild anzuschauen, einzugehen: „Mir gefällt, wie du Sophie sagst, besser, als ich zu Hause gerufen werde." Dann wandte sie sich an ihre Mutter: „Könntest du mich ab jetzt auch so nennen?"

„Ja, natürlich, wenn du das willst“, sagte Anna freundlich, jedoch eine ungeahnte Wut stieg in ihr hoch. *Was soll das jetzt wieder für eine Neuerung sein, war Soferl nicht immer lieb und herzig, alle haben sie so gerufen.* Laut sagte sie aber: „Hoffentlich vergesse ich es nicht, du warst so lange die Soferl, aber ich werde darauf achten!“

Sie bummelten noch eine Weile in den Zimmern herum. Eigentlich hatten sie schon alles gesehen, aber es gefiel ihnen so gut, dass sie sich kaum trennen konnten. Nachdem sie das Museum verlassen hatten, fuhren sie auch nicht sofort nach Hause, sondern stiegen bei Tour Eiffel aus und gingen ein Stückchen zu Fuß. Das Wetter war nach wie vor warm und sonnig, so genossen sie den Spaziergang an der Seine.

Soferl, ab jetzt eigentlich Sophie, wollte noch in das Kaufhaus La Fayette, aber dazu hatte Anna keine Lust mehr. Sie war von dem Museumsbesuch müde, wollte in Ruhe einen Kaffee trinken und die wunderbaren Bilder, die sie gesehen hatte, auf sich wirken lassen. Dem Rummel eines Großkaufhauses wollte sie sich daher nicht aussetzen.

„Geht doch ohne mich“, meinte sie ehrlich, „vorausgesetzt Yvonne hat noch Lust dazu.“ Sie wollte ihre Schwiegertochter nicht all zu sehr in Beschlag nehmen. Sie hatte ohne dies schon sehr viel Zeit mit den beiden verbracht und Anna hatte sich heimlich gefragt, wie sie das mit ihrer Arbeit in Einklang bringen konnte.

„Oh, oui, naturellement, ich gehe gerne mit Sophie einkaufen“, Yvonne schien ehrlich erfreut zu sein. Sie erklärte Anna noch genau wie sie zu ihr nach Hause käme, dann trennten sie sich. Als sie gerade zur Metro hinab gehen wollte, schrie ihr Soferl nach: „Mami, in die Gelbe einsteigen!!!“ Anna drehte sich um, sah ihr Kind hell lachen und fröhlich winken, dann verschwand sie mit Yvonne ebenfalls in einem Metroschacht. Sie wirkte nicht nur glücklich, sie war es in diesem Moment auch.

Anna fuhr mit der ihr angegeben Metro Richtung Yvonnes Wohnung, stieg aber unterwegs bei St. Michel aus. Sie wollte noch ein wenig die Stadt genießen. Sie ging an Notre-Dame vorbei und überlegte, die herrliche Kathedrale von innen zu besichtigen, aber die Menschenmassen davor stießen sie ab. Sie wollte alleine sein. So schlenderte sie weiter und ehe sie es sich versah, stand sie vor der Glaspyramide des Louvre. In den nächsten Tagen wollten sie alle zusammen diese herrliche Galerie besuchen.

Anna schlenderte durch die Parkanlagen, in Gedanken versunken. Plötzlich stand sie in einer kleinen Gasse, vor einem winzigen Hotel.

Jetzt wusste sie, wieso ihr die Gegend so bekannt vorkam. Hier war sie schon einmal gewesen, mit Heinrich, vor tausend Jahren, wie sie bitter dachte. Damals waren sie jung gewesen, hatten Georg, ihr einziges Kind bei der Großmama gelassen und waren übers Wochenende nach Paris gefahren. Es hatte die ganze Zeit geregnet und sie waren sehr verliebt gewesen. Im Märchen wären neun Monate später die Zwillinge zur Welt gekommen, aber Annas Leben war kein Märchen und so hatten sie bei aller Verliebtheit auch viel gestritten, weil sie kein geeignetes Lokal fanden, Anna ihren Pass einmal verzweifelt gesucht hatte und dann in den Untiefen ihrer Handtasche doch wieder fand und weil Heinrich im Zimmer rauchte.

Plötzlich erschienen ihr die Probleme von damals winzig, ja gerade zu lachhaft, im Vergleich zu den jetzigen. Damals hatten sie wenigsten noch gemeinsame Sorgen, nun, so musste sie traurig erkennen, trug jeder seine eigenen Lasten.

Was war geschehen, warum hatten sie sich so entfremdet? Es waren viele Jahre seit damals vergangen und nie wieder hatten sie eine kleine, feine Reise zusammen unternommen. Dann kamen die Zwillinge und für gemeinsame Stunden zu zweit blieb immer weniger Zeit. Aber war dies wirklich der eigentliche Grund für ihr Auseinanderleben? Anna überlegte, ob sie Heinrich anrufen sollte, aber dann tat sie es doch nicht. Stattdessen fotografierte sie das Portal des Hotels, sie würde ihm das Bild in Wien schenken.

Sie ging ein wenig traurig und in Gedanken versunken zur Metro. Sie fühlte sich nicht eigentlich verzweifelt, aber auch nicht glücklich, als sie so alleine in Paris herumspazierte. Sollte sie versuchen, etwas an ihrer eigenen Situation zu verändern? Aber was und vor allem wie? Heinrich wurde immer gleich böse, schob die Schuld von sich auf Anna und sie tat es ihm gleich. Meistens entstand daraus wieder nur ein sinnloser Streit, bei dem beide nachträglich nicht wussten, warum er entbrannte.

Sie bummelte noch eine Weile durch kleine verträumte Gassen und plötzlich verflog Annas Betrübtheit und sie fühlte sich auf eigenartige Weise leicht, fast sorglos, wie schon lange nicht mehr. Vielleicht lag es daran, dass sie das Soferl bei Yvi in guten Händen wusste und spürte, wie gut es dem Kind im Augenblick ging. So fuhr sie recht beschwingt in die Wohnung ihrer Kinder.

Als sie aufsperrte, war Georg schon zu Hause. Es war ihr ein wenig peinlich, dass sie nicht zu erst geläutet hatte, denn es war schließlich nicht ihre Wohnung, aber Georg zerstreute sofort ihre Skrupel.

„Gut, dass wir einmal alleine sind", sagte er, nachdem sie es sich beide im Wohnzimmer gemütlich gemacht hatten. „Soferl geht es offensichtlich etwas besser."

„Ja, finde ich auch", gab ihm seine Mutter einsilbig zur Antwort. Ihre Hochstimmung war mit einem Male verschwunden.

„Du klingst, als ob dir das gar nicht recht wäre." Georg konnte nicht verstehen, warum Anna so unfreundlich reagierte.

„Du glaubst doch nicht allen Ernstes, dass in den paar Tagen plötzlich alles wieder gut ist, nur weil sie von einer halbe Semmel oder besser Croissant abgebissen hat“, sagte sie giftig. Georg schien die Bemerkung seiner Mutter zu überhören, denn er fügte freudig hinzu: „Yvonne findet auch, dass sie sich offensichtlich gut fühlt.“

Anna verkrampfte sich schlagartig und noch ein wenig eisiger meinte sie: „Naja, wenn Yvonne das so sieht.“

„Bist du darüber nicht glücklich?“, wunderte sich der Sohn.

„Natürlich schon“, erwiderte sie zögernd, „aber es wird nicht so bleiben. Das ist nur ein kurzer Moment, dann geht es ihr wieder schlechter.“

„Bist du deshalb so verhalten in deiner Freude. Yvonne fand es nämlich toll, dass sich Soferl so wohl bei uns fühlt.“ Georg strahlte. Man sah ihm an, dass auch er es genoss, dass seine kleine Schwester sich hier so rasch erholte und als er dies sagte, erkannte Anna auch die tiefe Liebe, die ihn offensichtlich mit seiner Frau verband. Er rechnete es vor allem Yvonne als Leistung an, dachte sie plötzlich bitter, sie schafft es Soferl zu heilen.

„Ich habe Angst, dass sie doppelt leidet, wenn es ihr wieder schlechter geht“, versuchte sie versöhnlich zu wirken. Das war nicht ganz ehrlich, denn Anna hatte plötzlich nicht um Soferl Angst, sondern um sich selbst. Was würde sie machen, wenn das Kind, das sich offensichtlich hier sehr wohl fühlte, für längere Zeit in Paris bleiben wollte. Schon alleine bei diesem Gedanken ergriff sie Furcht. Ihre ganze Daseinsberechtigung geriet ins Wanken.

Obwohl Anna ein sehr feinfühliger Mensch war, sich selbst gegenüber aber so gut wie nie Sentimentalitäten erlaubte, traten ihr jetzt doch Tränen in die Augen. Sie riss sich aber sofort wieder zusammen und sagte in ruhigem Ton zu ihrem Sohn: „Es ist nicht nur die Magersucht, nichts ist mehr bei uns in Ordnung.“ Sie schwieg eine Weile, Georg wartete taktvoll, wie es seine Art war, dass seine Mutter weiter sprechen würde.

„Dein Vater kümmert sich überhaupt nicht um Soferl und ihre Krankheit, er geht zu keiner einzigen Untersuchung mit, er redet wenig mit ihr, wenn sie sich nicht zufällig über den Weg laufen, spricht oft tagelang kein Wort. Egal was sie macht, weder die Schule, noch ihre wenigen Freizeitaktivitäten interessieren ihn. Hat er sich schon um euch drei Kinder nicht wirklich viel gekümmert, so ist alles jetzt noch viel schlimmer geworden. Den Zwillingen scheint dies nicht mehr so viel aus zu machen, aber Soferl leidet darunter. Sie sagt es zwar nicht, aber ich weiß es trotzdem.“

Georg war ehrlich entsetzt. Dass es in seiner Stammfamilie Probleme der vielfältigsten Art gab, war ihm zwar bewusst, aber dass es so schlimm stand, hatte er nicht angenommen. Warum sein Vater so teilnahmslos seinen Kindern gegenüber war, konnte er überhaupt nicht verstehen. Wie beneidete Georg ihn um diese. Wie gerne wäre er ein sorgender Vater gewesen. Aber er verdrängte seine eigenen traurigen Gedanken, wandte sich ganz seiner Mutter zu, ohne sie zu unterbrechen. Er fühlte, wie dringend sie jemanden brauchte, dem sie alles erzählen konnte. Gerade als er sie fragen wollte, wie sie selbst damit zurecht käme, dass Heinrich die Kinder emotional so sehr vernachlässige, sagte sie: „Ich hatte immer den Wunsch alles ausgleichen zu müssen. Aber das funktionierte auch nicht. Euer Vater fühlte sich dadurch ausgegrenzt und in ein Eck gedrängt. In den letzten Jahren gibt er, was immer passierte, mir die Schuld." Sie steigerte sich jetzt in eine Selbstanklage hinein, aus der sie nur schwer wieder herausfand. Zum Schluss meinte sie resignierend: „An der Reise wird er auch wieder nur herumkritisieren. Er wirft mir immer vor, dass ich sein Geld für lauter unnötige Dinge ausgebe. Am liebsten sagt er das, wenn Soferl es hören kann und ich für sie irgendetwas kaufte oder Geld brauchte. Das ist dann besonders schön", setzte sie traurig und ironisch hinzu.

Darauf wusste Georg nichts zu erwidern. Sie schwiegen eine Weile. Dann meinte er realistisch: „Aber da solltest du doch doppelt froh sein, wenn es Soferl wenigstens vorübergehend besser geht. So war deine Reise wirklich sinnvoll und Papa kann dir für diesen Entschluss nur dankbar sein."

„Das stimmt allerdings nur teilweise. Du kennst doch Papa. Wenn er schlecht gelaunt ist, wird er wieder mich für alles, was in nächster Zukunft passiert, verantwortlich machen."

Aber es gab da noch etwas, das hatte nichts mit Heinrich zu tun. Das betraf ganz alleine Anna und das Kind. Sie wusste nicht so genau, wie sie davon Georg gegenüber sprechen sollte, ohne ihn oder Yvi vor den Kopf zu stoßen. Sie redete ein wenig um die Sache herum, dann sagte sie: „Du wirst das vielleicht nicht verstehen, ihr habt noch keine Kinder."

Es kam Anna jetzt selbst ein wenig absurd vor, was sie dachte, aber sie wollte doch, dass er es wüsste: „Sie ist mit Yvonne so glücklich. Das freut mich natürlich, aber die letzten Tage hatte ich manchmal das Gefühl, dass mich Soferl nicht mehr braucht. Ich bin, vor allem, seit sie krank ist, so viel mit ihr zusammen, dass ich mir eine Zeit ohne sie gar nicht vorstellen kann." So offen hatte sie noch nie zu jemandem gesprochen.

„Bitte sei nicht eifersüchtig auf Yvonne", erwiderte Georg und sein Ton wurde weich. All die Liebe zu seiner Mutter und zu seiner Frau schwang aus seinen Worten: „Yvonne liebt euch alle sehr, besonders aber Soferl."

Anna erkannte plötzlich wie sinnlos ihre Bedenken gewesen waren. Ihr Sohn hatte recht, es war dumm von ihr auf die französische Schwiegertochter eifersüchtig zu sein. Soferl konnte froh sein, dass sie so herzlich von dieser aufgenommen wurde. Schon bald konnte Yvonne eine eigene kleine Tochter haben, die sie verwöhnen würde. Das sagte sie lachend zu Georg.

„Nein", meinte er traurig zu seiner Mutter, „leider nicht. Wir werden nie ein eigenes Kind haben." Er war bei diesen Worten aufgestanden, hatte seine Mutter umarmt, dann war er in die Küche gegangen und hatte zwei Gläser geholt.

„Bitte sprich mit niemandem darüber. Wir wissen erst seit kurzer Zeit definitiv Bescheid und es ist für Yvonne nicht leicht." Dann öffnete er eine Flasche guten Rotwein und sie unterhielten sich über Paris, die Bilder, die sie heute sahen und Anna erwähnte, dass sie das Hotel in dem sie einst mit Heinrich logierte, zufällig entdeckt hatte. *Ob sie das wohl Papa erzählen wird?*, dachte Georg, sagte es aber nicht. Da hörten sie Yvonne und Soferl nach Hause kommen. Beide waren in ausgelassener Stimmung und Anna bereute wieder einmal ihr schlechtes Französisch, denn sie hätte zu gerne mitgelacht. Aber auch als sie ins Deutsche überwechselten, blieb die Stimmung heiter und lustig.

Sie unterhielten sich eine Weile recht angeregt über alles erdenkliche, verglichen Wien und Paris, einen neuen Film, den sie nicht gleichzeitig, aber jeder für sich gesehen hatten und lachten über einzelne Stellen. Dann machte Georg den Vorschlag noch auf den Montmartre zu fahren.

„Heute ist ein klarer Abend, wer weiß wie das Wetter wird und ihr müsst Paris bei Nacht sehen." Zu Soferl, die zu ihrem großen Bedauern sowohl von Georg, als auch von ihrer Mutter nach wie vor so genannt wurde, sagte er lachend: „Mit dem alten Bruder ist es natürlich nicht ganz so toll, wie es sein könnte", dabei kniff er sie in ihre dünnen Wangen und meinte herzlich: „Aber besser als zu Hause sitzen ist es doch." Anna war glücklich. Sie liebte ihre Familie über alles und die dummen Gedanken von vorhin kamen ihr jetzt besonders sinnlos vor. Fröhlich machten sie sich auf, Georgs Auto zu suchen. Es war immer schwierig in dieser Gegend einen Parkplatz zu finden, so parkte er oft weit entfernt von seiner Wohnung und wenn er den Wagen nicht wirklich brauchte, fuhr er auch meistens mit der Metro. Als sie gerade einsteigen wollten, sagte Georg: „So einen guten Parkplatz finde ich nie mehr. Lasst uns mit dem 38-er Bus fahren, er fährt an wunderschönen Plätzen vorbei. Es ist fast wie eine Touristentour durch das nächtliche Paris! Das letzte Stück gehen wir dann zu Fuß!" Da es ein lauer Abend war, stimmten die anderen begeistert zu.

Als sie schließlich die Kirche von Sacre Cœur hell erleuchtet erblickten, war es reichlich spät geworden. Sie gingen die vielen Stufen hinauf, unter ihnen lag das nächtliche Paris. Es war wunderschön. Anna war überwältigt. Als sie sich zu ihrem Sohn umdrehen wollte, sah sie, wie er beschützend den Arm um seine Frau legte und sie dann zärtlich küsste.

„He, aufhören zu schmusen", scherzte Soferl. Da nahmen sie das Kind, das eigentlich keines mehr war, stumm in die Mitte und alle drei drückten sich kurz und innig, so als ob sie sich gegenseitig Halt geben würden. Anna fühlte, dass sie hier nicht dazu gehörte, aber es tat ihr nicht weh, sondern sie fühlte im Gegenteil eine gewisse Entlastung. Die Kinder in Wien unterstützten sie auch so gut sie nur konnten, aber dies hier war auf eigentümliche Weise anders. Es war, als ob Anna die Last der Verantwortung an ihren Sohn abgeben dürfe. Er hatte diese sogar freiwillig auf sich genommen und würde sie tragen, wenigstens eine kleine Weile. *Es wird lange genug sein,* dachte sie, *bis ich mich ein bisschen erholt habe. Dann schaffe ich es schon wieder.* Nie dachte sie auch nur einen Moment daran, Soferl ein wenig Eigenverantwortung zu übertragen.

Als sie die drei so innig vereint beisammen stehen sah, fiel Anna das Gespräch mit Georg ein, und dass er und Yvonne nie eigene Kinder haben würden. Wie war das möglich, beide so junge und gesunde Menschen. Anna wollte nicht fragen, an wem es läge, es war im Prinzip auch egal. Es war in jedem Fall ein schrecklicher Schicksalsschlag. Wenn sie zurück dachte, wie glücklich sie gewesen war, als sich Georg bald nach der Hochzeit ankündigte, dann die Zwillinge und Jahre später noch mal das Soferl. Es war jedes Mal eine schöne Zeit gewesen, das musste sie zugeben, auch wenn es mit viel Arbeit verbunden war, wollte sie dennoch keinen Tag mit den Kindern missen. Die arme Yvi, dachte sei voll Mitleid, *niemals schwanger sein, keine Geburt erleben, das beglückende Gefühl, wenn sie „frisch geschlüpft" einem auf den Bauch gelegt werden und man noch spürt wie sie eins sind mit dir, auch wenn die Nabelschur schon durchschnitten war.* Dieses beglückende Gefühl, das in ihr hochstieg, wenn sie an die Geburt und erste Zeit mit ihren Kindern dachte, war eigentlich nie vergangen, überlegte sie jetzt plötzlich und eine ungeheuere Dankbarkeit stieg in ihr empor. Gleichzeitig auch tiefes Mitgefühl für ihre Schwiegertochter, die so ein herzlicher, warmer Mensch war. Sie wäre eine gute Mutter geworden. Warum passieren solche Dinge?

Sie wurde je aus ihren Gedanken gerissen, als Soferl rief: „Mami komm, wir gehen, du kannst dich ja gar nicht vom nächtlichen Paris losreißen."

„Lass uns noch etwas trinken. Ich weiß eine gute Lokal, mit 'errlichem Rotwein", wenn Yvonne leicht ermüdete, verfiel sie in ihren besonders lieben Accent und Anna hätte ihr stundenlang zuhören können. Besonders lustig fand sie es, wenn Yvi die Artikel vertauschte. Aber sie musste sich heimlich eingestehen, sie wäre glücklich, könnte sie selbst halb so gut Französisch, wie ihre Schwiegertochter Deutsch.

Als sie Richtung Place du Terre schlenderten, kamen sie bei einigen Crêpes-Verkäufen vorbei. Georg, der zu jeder Tages- und Nachtzeit essen konnte, das hatte er von seinem Vater, kaufte sich eine riesige Crêpe mit Nüssen, Schokolade und einer Sauce, von der er behauptete, diese gebe es nur am Montmartre.

„Willst auch eine?", fragte er zwanglos sein Schwester. Soferl wollte erst protestieren, plötzlich sagte sie spontan: „Ja, warum nicht, auch so eine wie du hast." Kaum hatte Soferl das riesige Ding in Händen, stopfte sie es gierig in sich hinein.

„Iss nicht so hastig, es nimmt dir keiner weg und heiß sind die Dinger auch, du wirst dir die Zunge verbrennen", aber der Rat von Georg kam zu spät. In Windeseile hatte Soferl die ganze Crêpe verspeist. Als sie wenig später die beiden Damen, die ein Stückchen voraus gegangen waren, einholten, rief sie schon von weitem: „Ich habe eine Crêpe gegessen, Georg hat mir eines mit Nüssen und Schokolade gekauft!"

„Das freut mich, dass es dir jetzt immer so schmeckt", meinte Anna ehrlich erfreut. Sie wollte jetzt nicht näher auf Soferls gegessene Crêpe eingehen, da sie gerade mit ihrer Schwiegertochter über deren Arbeit sprach und über ihre bevorstehende berufliche Veränderung. Ohne auf ihre eigene Kinderlosigkeit einzugehen, erzählte sie, dass sie eine Sozialakademie besuchen wolle, um sich gezielt vom Schicksal besonders benachteiligten Kindern widmen zu können.

„Das wird aber sehr hart für dich werden", meinte Anna, dann wurden sie durch Soferls Rufen unterbrochen. Sie wollte offensichtlich unbedingt, dass ihre Mutter die tolle Neuigkeit auch wirklich zur Kenntnis nahm.

„Die französischen Palatschinken sind viel besser als unsere", sagte sie daher nochmals. Dann murmelte sie leise irgendetwas auf Französisch zu ihrer Schwägerin, worauf beide herzlich lachten. Anna, die nichts von dem Gesprochenen verstanden hatte, stand etwas verloren daneben. „Ich glaube, die grenzen uns aus, ich habe auch keine Ahnung warum es geht", meinte Georg lachend und hakte sich bei seiner Mutter unter. Sie spazierten noch eine Weile am Montmartre herum, sahen den Straßenmalern bei der Arbeit zu und genossen die Atmosphäre, die vom Place du Terre ausging.

„Ob von denen wohl auch einmal einer berühmt wird, wie Toulouse-Lautrec oder Degas", fragte Soferl sinnend. „Ich würde es ihnen wünschen!" Dann murmelte sie leise, mehr zu sich selbst, als an ihre Familie gerichtet: „Man stellt sich vieles vor und dann erreicht man es doch nicht!"

Kurze Zeit später fanden sie das von Yvonne vorgeschlagene Lokal und setzten sich an den einzig freien Tisch ganz hinten in der Ecke. Es war ein Lokal wie aus einem französischen Film. Anna war immer wieder überrascht, dass sowohl Paris, als auch Yvi so ganz dem Klischee entsprachen, das sie von der Stadt und ihren Bewohnern hatte. Georg bestellte einen roten Hauswein, der wäre der beste hier, Soferl wollte nur Wasser.

„Wasser ist nicht gut, da wird dir vielleicht schlecht auf die fette Crêpe“, meinte Anna.

„Du kannst auch ein kleines Schlücklein Wein trinken“, meinte Georg.

„Hier in Paris trinken viele Kinder schon Wein, das schadet nicht“, pflichtete Yvonne ihm bei. Soferl hörte den beiden gar nicht mehr zu. Was hatte ihre Mutter da gesagt, die fette Crêpe. Immer wieder dröhnte es in ihren Ohren, fett, fett, fett.

Soferl, die bis vor wenigen Minuten noch strahlende Laune verströmte, war plötzlich sehr ernst geworden und sagte nichts, prostete den anderen kaum zu, als der Wein, ein herrlicher, nicht zu dunkler Rotwein am Tisch stand. Er schmeckte, wie er aussah, leicht herb, gerade richtig kühl, ohne zu viel Säure, rann er einem die Gurgel hinunter. Soferl wurde jetzt von allen Familienmitgliedern wenigstens zum Kosten ermuntert.

„Ich mag nicht“, zierte sie sich anfangs, dann machte sie doch einen kleinen Schluck, aber es schmeckte ihr wirklich nicht. Plötzlich sprang sie auf, entschuldigte sich und verschwand in Richtung Toiletten. Anna wollte ihr sofort nachgehen, aber Georg legte nur mitfühlend die Hand auf die seiner Mutter und meinte beruhigend: „Lass sie, es wird schon nichts sein.“

Alle wussten, was Anna dachte, auch Yvi machte ein besorgtes Gesicht. Sie hätten sie nicht zum Wein überreden sollen. Aber war es wirklich nur der Wein? Vielleicht war ihr auch gar nicht schlecht, vielleicht musste sie einfach nur aufs Klo, versuchte sie ihre pessimistischen Gedanken in eine positive Richtung zu lenken. Das Gespräch war seit Soferls Verschwinden irgendwie ins Stocken geraten und wollte nicht wieder so richtig in Gang kommen. Jeder spürte die Nervosität der anderen. Anna war die Erste, die das Warten auf Soferls Rückkehr nicht länger aushielt. Im Aufstehen sagte sie: „Ich muss schauen, wo sie ist.“ In Wahrheit dachte sie aber, ich schaue ob sie speibt.

Als sie den Damenwaschraum betrat, kam ihr Soferl entgegen. Sie hatte an der Stirn leicht feuchte Haare, offensichtlich hatte sie sich das Gesicht gewaschen, ihre Wimperntusche war auch ein wenig verschmiert. Sie sah aus, wie ein kleines Mädchen, das mit den Schminksachen ihrer Mutter herumgespielt hatte. Aber dies war kein Spiel, das war alles traurige Realität.

„Wie geht es dir?“, fragte Anna. Es war eine rhetorische Frage.

Anna hätte in der Toilette nicht nach Spuren von Erbrochenem suchen müssen, um zu wissen, dass sich ihre Tochter übergeben hatte. Aber wie in Trance benützte sie doch dasselbe Klo, in dem auch Soferl gewesen war und fand, wonach sie heimlich suchte. Ein eigentümliches Gefühl beschlich Anna. Es lag zwischen Verzweiflung und Erwartung, sie konnte es nicht so genau einordnen.

Obwohl Soferl in Wien auch schon oft erbrochen hatte, war Anna aber jetzt besonders erschüttert. Diesmal schien ihr Schlechtsein ohne sichtbaren Grund, völlig unerwartet zu sein. Soferl war noch bis vor wenigen Minuten super gut gelaunt gewesen. Was war geschehen, dass all das plötzlich wie ein Kartenhaus in sich zusammenfiel und in Erbrechen gipfelte?

Anna spürte aber auch eine gewisse eigenartige, absurde Erleichterung. Die Angst, nicht mehr gebraucht zu werden, die sie schon in Wien manches Mal beschlichen hatte, war unbegründet, da das Kindchen eben doch noch nicht wieder völlig hergestellt war. Angst und Sorge hielten sich die Waage, mit dem guten Gefühl des Unersetzbarseins. Gleichzeitig graute Anna vor sich selbst, dass sie solcher Gedanken fähig war.

Plötzlich kamen ihr die eigenen Worte voll zu Bewusstsein, die fette Crêpe. Da wird dir schlecht auf die fette Crêpe, hatte sie zu ihr gesagt. Hatte sie sie damit nicht erst aufmerksam gemacht und sie quasi ermuntert, sich zu erbrechen? Warum hatte sie das überhaupt gesagt? Wollte sie sie wirklich beschützen oder wollte sie sie vor allem bewachen? In den paar Minuten auf der Toilette hatte sich etwas verändert, aber Anna konnte nicht erkennen, was es war.

Bald danach brachen sie nach Hause auf. Das Wetter war noch immer mild, fast warm, aber sie hatten plötzlich keine Lust mehr zu einem Spaziergang. Georg rief ein Taxi, er müsse tags darauf zeitig aufstehen, er wolle jetzt schlafen, hatte er gesagt. Schweigend fuhren sie nach Hause.

Von dem Vorfall am Montmartre wurde nicht mehr gesprochen, aber Soferl hatte das Frühstücken wieder eingestellt und damit auch die nette Plauderei mit Yvi. Anna machte sich große Vorwürfe, aber es war geschehen und sie konnte, wie so vieles, nicht mehr rückgängig machen, auch wenn sie es sich noch so sehr wünschte. Nichts desto trotz herrschte aber tagsüber eine fröhliche Stimmung und sie unternahmen viel in der herrlichen Stadt an der Seine.

An einem der letzten Abende hatte Anna noch einmal mit Georg und Yvonne über Soferls Essstörungen geredet. Dabei war die Frage nach einer Psychotherapie konkret angesprochen worden. Anna musste zugeben, dass sie in dieser Richtung völlig hilflos war, da Soferl, nach den frustrierenden Versuchen im letzten Jahr, nun von dieser Seite strikt jede Hilfe ablehnte und sie, als Mutter nicht in der Lage war eine Therapeutin für das Kind zu bestimmen. Sie fragte sich aber auch, warum sie gar so zurückhaltend und zweifelnd an die Frage nach einer neuerlichen Therapie heranginge. Gut, im Vordergrund stand Soferls strikte Weigerung, die Sache nochmals in psychologische Hände zu legen. Aber Anna zögerte auch aus einem andern Grund. Sie hatte vor allem Angst, dass alles noch schlimmer würde, wenn sie bis in die Tiefen der Seele vordringen würden.

„Die Angst vor der Psychotherapie ist völlig unbegründet", erwiderte Yvonne ruhig.

„Wenn man sich einmal bewusst ist, dass einem in schwierigen Situationen, die man alleine nicht bewältigen kann, Hilfe gegeben wird, ist es sogar angenehm. Es tut nämlich um nichts weniger weh, wenn man die belastenden, zum Großteil in der Vergangenheit geschehenen Dinge im Unterbewusstsein belässt, als wenn man sie hervorholt und damit lernt umzugehen. Es ist vergleichbar mit einer Massage", setzte sie ihre kleine Rede fort, „der Muskel schmerzt auch, wenn man nichts mit ihm macht. Die Masseurin hilft die Verspannung zu lösen. Der erste Schritt tut vielleicht weh, aber schon bald stellt sich ein sehr wohliges Gefühl ein. Man sollte aber nicht glauben, dass mit einem Mal alles behoben werden kann. Der Muskel und die Psyche sind sehr träge Organe, oft sitzt die Verletzung tiefer als angenommen wird. Dann sollte man nicht davor zurückschrecken auch wirklich in die Tiefe zu gehen. Es hilft in jedem Fall und hinterher wundert man sich über das befreite Gefühl."

Anna war zutiefst beeindruckt. Von dieser Warte aus hatte sie dies alles noch nicht betrachtet. Vielleicht könne sie Soferl doch zu einem Gespräch überreden. Sie wollte sich das wirklich durch den Kopf gehen lassen. Da sagte Yvonne leise, jedoch sehr bestimmt: „Aber man muss selbst bereit sein dazu, sonst hilft es einem wenig." Nach einer kurzen Pause, so als ob sie überlegte, dies auch wirklich laut auszusprechen, sagte sie: „Ich gehe auch in Therapie, denn ich kann keine Kinder bekommen."

„Das tut mir so leid", erwiderte Anna voll Wärme, ließ sich aber nicht anmerken, dass sie es schon gewusst hatte. Das war auch, in Anbetracht der Tragik gänzlich unwesentlich, von wem sie es erfahren hatte. Es blieb die Tatsache bestehen, das die beiden jungen Leute, die sich offensichtlich herzlich liebten und sicherlich gute Eltern geworden wären, ihre ganze Lebensplanung umstellen und diesen schweren Schicksalsschlag hinnehmen mussten. Trotz der eigenen Trauer, die deutlich spürbar war, als Yvonne davon sprach, widmeten sich beide aber sofort wieder Annas Sorgen.

Anna hielt auch mit der Tatsache nicht zurück, dass Soferl in der Schule sehr schlecht geworden war und eine Lehrerin sogar vom Durchfallen gesprochen hatte. Georg fand dies alles nicht so schlimm, sie werde es schon schaffen, meinte er schmunzelnd.

„Wir waren alle nicht so die Kanonen in der Schule." Yvi hingegen sah darin aber ein ernstes Problem. Sie kannte sich, wie Anna immer deutlicher bemerkte, mit Anorexie sehr gut aus. „Das ist schon ein schwieriges Problem, denn diese Kinder können sich durch ihre Mangelernährung nur sehr schwer konzentrieren und die ständige Müdigkeit lässt sie noch leistungsschwächer werden." Dann fügte sie hinzu: „Sophie war auch bis vor Kurzem eine sehr gut Schülerin, der Abfall wird sie zusätzlich noch belasten.“ Anna musste sich eingestehen, dass Yvonne mit vielem, was sie sagte, recht hatte.

„Was meint Papa zu all dem?“, fragte Georg vorsichtig.

„Das weiß ich leider auch nicht“, erwiderte seine Mutter resignierend. Darauf gab es nichts zu sagen. Georg wusste um das gespannte Verhältnis seiner Eltern, das offensichtlich auf Soferl übergriff. Sie sprach so gut wie nie von ihrem Vater und hatte auch, als sie kleine Mitbringgeschenke kaufte, nur an ihre Geschwister und an einige Freunde gedacht.

Dies schien sie aber doch zu belasten, denn am letzten Abend sagte sie voll des schlechten Gewissens: „Ich habe noch kein Geschenk für Papa.“ Es klang so traurig, dass sich Yvi noch spät am Abend mit ihr aufmachte, um eine passende Kleinigkeit zu finden. Sie wüsste einige kleine Läden, die noch offen hätten. Von dort brachte Soferl auch ihrer Mutter ein buntes Armband mit.

„Danke“, sagte sie, als sie es ihr gab, „dass du mit mir nach Paris gefahren bist.“ Nach einer kleinen Pause, Anna hatte sich ehrlich über das Geschenk gefreut und immer wieder betont, dass sie selbst den Urlaub auch sehr genossen hatte und dass sich Soferl doch nicht immer für alles so aufwendig bedanken müsse, fügte das Kind hinzu: „Und bitte entschuldige, dass ich dir immer so viele Probleme mache, mit dem Essen und dem ewigen Speiben. Ich werde mich bemühen, dass du nicht mehr so viele Sorgen mit mir hast“, fügte sie leise hinzu. Anna traten die Tränen in die Augen. Nur mit Mühe bewahrte sie ihre ruhige, gefasste Haltung. *Warum sagt sie so etwas? Warum entschuldigt sie sich immer für Dinge die sie ohnedies nicht wirklich ändern kann, sie ist krank und macht all das nicht absichtlich. Warum quält sie sich so?*

Soferl hatte sich die meiste Zeit hier sehr wohl gefühlt, überlegte ihre Mutter, wenn man von dem unglücklichen Ausgang am Montmartre absah. Dieses Gefühl drohte jetzt wieder zu verschwinden. Es schien, als ob sie sich vor dem nach Hause kommen ängstigte. Sie genoss hier offensichtlich die Ruhe und die harmonische Stimmung. *Georg und Yvi sind ganz anders als wir,* dachte Anna. Ist es das, was sie fürchtete: Die Streitereien, die schlechte Laune, Heinrichs Gereiztheit, die bei jeder noch so kleinen, unbedachten Äußerung aufkam?

Es war aber noch viel mehr. Soferl hatte dank ihrer feinen Sensoren sehr rasch erkannt, dass ihre Krankheit auch in gewisser Weise Einfluss auf ihre Eltern hatte und sie das einzige Bindeglied einer krisengeschüttelten Beziehung war. Obwohl die Eltern nie von einer möglichen Trennung sprachen, fürchtet sie eine solche doch.

Davon sprach sie einmal zu Lilly. Sie hatte damals über die Scheidung von Eltern einer Freundin erzählt und sich überaus alteriert, wie schrecklich so ein

Schritt vor allem für die Kinder wäre. Es war unverkennbar, dass sie sich selbst damit meinte.

Weder Anna noch Heinrich ahnten, wie sehr sich Soferl in Wahrheit um ihre Eltern sorgte. Das Opfer des Hungerns brachte sie quasi auch für ihre Eltern. Es war ja leider nicht zu leugnen, dass Soferls Krankheit ihre einzige Gemeinsamkeit blieb. Sie reden zwar nicht viel darüber, aber allein die Tatsache, dass sie nicht gesund war, verband sie in gewisser Weise. Das machte begreiflicherweise unheimlichen Druck auf das geschwächte Mädchen. Aber ohne Soferls Magersucht hätten sie sich mit ihren ureigensten Problemen der Partnerschaft beschäftigten müssen. Das schaffte Anna jedoch nicht und Heinrich schon gar nicht. Das hatten sie noch nie gekonnt, auch nicht am Anfang ihrer Ehe, als die Last der ungeklärten Dinge noch klein war.

„Du bist unfähig Konflikte zu lösen", diesen Satz hatte sie schon tausende Male von Heinrich gehört, wie recht er damit hätte, würde er sich auch betroffen fühlen.

Ich sollte doch noch einmal versuchen, eine Therapeutin hinzuzuziehen, überlegte Anna. Sie dachte intensiv an das Gespräch einige Abende zuvor. Georg hatte wahrscheinlich recht, wenn er meinte, die ganze Familie bräuchte dringend professionelle Unterstützung. Sie, Anna, müsse auch an die Zwillinge denken.

Ja, ich weiß, ich muss immer an andere denken, aber wer denkt eigentlich an mich? Haben meine Eltern jemals wirklich an mich gedacht? Voll Bitterkeit erinnerte sich Anna an ihre eigene Kindheit, an die Verlassenheit, die sie durch das frühe Weggehen ihres Vaters erlebte und an dessen Stelle eine überbesorgte Mutter getreten war, die mehr auf die Meinung ihrer Mitmenschen achtete, als auf das Wohlergehen der einzigen Tochter. Aber was half es, sich mit düsteren Gedanken an die eigene Kindheit zu beschäftigen, um Prozesse die viele Jahre zurücklagen und nicht mehr zu ändern waren. Schließlich war nicht sie die Kranke, sondern das Kind. Dies rief sich Anna immer wieder ins Gedächtnis.

Die unverhofft erhaltenen Ferien gingen rasch ihrem Ende entgegen. Alle hätten die Zeit am liebsten ein wenig angehalten, denn sie hatten die gemeinsamen Tage sehr genossen. Leider konnten, wie sie es vage geplant hatten, Georg und Yvonne nicht mit nach Wien fliegen um das Osterfest gemeinsam zu feiern. Aber im Sommer sollte es ein Wiedersehen geben. Trotzdem flog Anna schweren Herzens nach Hause.

Die Tage in Paris waren eine kleine Auszeit gewesen, aber wie vorher zu sehen gewesen war, hatte sich nichts an Soferls Krankheit verändert, außer, dass sie, wenn sie heimlich etwas zu sich nahm, dies hastig, wie unter Zwang in sich hineinstopfte. Manchmal waren auch recht eigenartige Dinge dabei, wie Essiggurkerln oder Paprika, aber meistens Weißbrot und Äpfel und immer öfter in riesigen Mengen. Seit dem Vorfall in dem Lokal hatte sie kaum etwas Warmes gegessen und doch glaubte Anna, dass sie etwas zugenommen hätte. Sie schaute im Allgemeinen etwas rundlicher aus, die Augen lagen nicht mehr so tief in dunklen Höhlen und die Ärmchen, wohl noch die eines Kindes, waren nicht mehr gar so dünn. Im Großen und Ganzen konnte sich Anna sagen, hatte die Reise schon eine Erholung gebracht. Damit war sie vor Heinrich rehabilitiert. Er hatte kein einziges Mal angerufen, weder mit Georg telefoniert, was er aber sonst auch sehr selten tat, noch sich nach Soferls Befinden erkundigt. Sie hatte ihrem Vater von der guten Ankunft Bescheid gegeben, aber ein unpersönliches „Na, dann schönen Urlaub", hatte ihr die Lust auf ein weiteres Telefonat genommen. Mit ihren Geschwistern hatte sie seltsamer Weise auch nicht sehr oft gesprochen. Irgendwie war es Anna vorgekommen, dass sie sich hier in Paris eine kleine eigene Welt aufbauen wollte. So tat es Anna rückblickend leid, dass sie Soferl nicht mehr mit Yvi unternehmen hatte lassen. Warum, fragte sie sich, habe ich mich immer wie eine Glucke zwischen die beiden gesetzt? Es wäre nett und entspannend für Sophie gewesen, mit der Schwägerin alleine durch Paris zu ziehen, aber jetzt war es zu spät.

Immer wieder passiert mir, dass es zu spät ist, fuhr es Anna durch den Kopf. *Nie achte ich rechtzeitig auf das Wesentliche.* Sie fühlte sich bedrückt, als sie von ihrem Sohn und dessen Frau Abschied nahm. Für Soferl war es eine regelrechte Katastrophe. Sie klammerte sich schluchzend an ihren Bruder, konnte sich gar nicht von ihm trennen. Sie gebärdete sich, als ob es ein Abschied für Jahre wäre. Sie wollte nicht nach Wien zurückfliegen, obwohl sie sich natürlich auf ihre Geschwister freute. Ahnte sie insgeheim, was sie dort erwarten würde?

6.

Soferl hatte die Zeit in Paris wirklich genossen. Weniger das Alleinsein, als vielmehr das Ohne-Konkurrenz-Sein, sowohl in der Schule, als auch zu Hause. Es hatte sie niemand gemaßregelt oder auch nur aufmerksam gemacht, wenn sie weder geschminkt noch besonders gestylt außer Haus ging.

„Es kennt mich hier ohnedies niemand“, hatte sie mehr zu sich selbst, als zu den anderen gesagt. Am liebsten hätte sie in Wien auch so gelebt, nur für sich selbst verantwortlich und ein klein wenig unabhängig.

Ihren Status, des immer schönen, strahlenden Mädchens aufrechtzuerhalten, fiel ihr seit ihrer Rückkehr zunehmend schwerer. Sie wusste aber nicht, wie sie dies ändern könnte, ohne ihr vermeintliche Trendsetterposition aufgeben zu müssen.

Noch etwas war in Paris anders gewesen. Da hatte Anna es für eine kurze Weile geschafft, Soferl selbst bestimmen lassen, was sie essen wollte oder nicht.

Jetzt in Wien fing sie wieder an, ihr Vorschriften zu machen. Sie hoffte, wenn Soferl nicht nur heimlich und vor allem unsinnige Dinge essen würde, sie sich auch nicht zu erbrechen bräuchte. Voll Panik dachte sie an den Abend am Montmartre. Davor hatte Anna die meiste Angst. Allein das Wort Bulimie jagte ihr Schrecken ein.

Von diesem Abend abgesehen, glaubte Anna doch, dass sich Soferls Zustand in Paris in gewisser Weise verbessert hatte. So nahm sie doch wenigstens gelegentlich an gemeinsamen Mahlzeiten teil und hatte auch hin und wieder sogar etwas Warmes gegessen. Es waren zwar immer nur winzige Portionen, die sie, bevor sie sie in den Mund steckte am Teller hin und her schob und dann stundenlang daran herumkaute, aber sie hatte doch etwas gegessen.

Damit war es nun schlagartig vorbei. Jetzt war sie wieder in ihr altes Schema hineingeraten, sie aß, wenn überhaupt, nur noch heimlich und versuchte auch dies zu vertuschen. Essen war in ihren Augen so etwas wie ein Laster, das man am Besten vor anderen verbarg. War man schon nicht stark genug, es aufzugeben, sollte doch möglichst niemand davon erfahren. Wurde sie gefragt, ob sie etwas gegessen hätte, verneinte sie dies stets und war beleidigt, wenn man sie gelegentlich dabei ertappte. Wenn sie aber doch etwas aß, fühlte sie sich schlecht, es ekelte ihr vor den Dingen, die sie hastig in sich hineingestopft hatte. Sie verachtet mehr und mehr ihre Schwäche und betete für mehr Stärke, die sie anderen Tags dann doch wieder nicht aufbringen konnte. Aus dieser Frustration heraus, aß sie manches Mal auch Süßigkeiten und Schokolade. Oft wurde ihr davon wirklich übel und plötzlich dachte sie daran, sich wieder, wie schon vor ihrer Reise nach Paris zu übergeben. Dies alles geschah zwar nicht unmittelbar nach ihrer Rückkehr, aber der Wandel der Krankheit vollzog sich doch relativ rasch.

Die Ostertage, auf die sich alle nun nicht mehr so freuten, da Georg und Yvonne nicht dabei sein konnten, wurden wider Erwarten sehr nett. Soferl hatte die Familie mit vielen kleinen selbstgebackenen und gebastelten Geschenken überrascht. Es machte ihr scheinbar nach wie vor Freude, die Familie zu verwöhnen. Die Stimmung war im Großen und Ganzen recht gut.

Aber auch das bedeutet für die stressgeplagte Familie nur eine kleine Auszeit. Es schien fast so, als ob diese immer wiederkehrenden Phasen der Besserung nur dazu dienten, neue Kraft schöpfen zu können, um wenig später noch schlimmere Vorkommnisse zu bewältigen.

Die einzelnen Familienmitglieder gingen sehr unterschiedlich mit der Tatsache der Besserung um. Die Zwillinge waren jedes Mal überzeugt, dass eine Wende zum Guten eingetroffen war und die Krankheit zwar langsam, aber sicherlich zum Stillstand kommen würde. Sie waren fröhlich und sahen der Zukunft optimistisch entgegen. Anna genoss diese Zeit natürlich auch, aber sie blieb verhalten in ihrer Freude, so als ob sie dem Glück nicht ganz traute. Damit sollte sie leider recht behalten. Heinrich tat, wie wenn es nie Probleme gegeben hätte. Möglicherweise stimmte das auch, denn er gestand sich innerhalb seiner Familie keine ein.

Niemand merkte es sofort, aber in Wahrheit war Soferl noch einen Schritt weiter in die Essstörung hineingeraten. Mit einem Mal hatte sich ihr Wunsch nach dünn sein irgendwie verändert. Ihr Fasten glich jetzt einem Kampf, den sie gegen sich selbst führte. Sie lebte in einer eigenen Welt, mit eigenen Gesetzen. Ganz am Anfang ihrer Krankheit waren sicherlich die Figur und die Meinung der anderen sehr ausschlaggebend für ihre Fastenkuren gewesen. Sie wollte unter allen Umständen schön sein, sie wollte ein Model werden. Sie hatte auch sofort ziemlichen Erfolg damit gehabt und sehr viel abgenommen. Rückblickend gesehen, ging es ihr in dieser Phase der Krankheit wenigstens psychisch relativ gut. Sie hatte eine Zeit lang mit allen Mitteln um Aufmerksamkeit gebuhlt. Jahrelang war sie immer nur die Kleine und als sie plötzlich auch die Dünne wurde, fiel sie ihrer Familie erst so richtig auf. Womit sie jahrelang gerungen hatte, gelang ihr nun überraschend einfach: sie hatte für kurze Zeit die Aufmerksamkeit ihres Vaters auf sich ziehen können. Er war sogar ein oder zwei Mal bei einer Ärztin gewesen, wegen ihr, der Soferl. Dann hatte er bald darauf das Interesse wieder verloren, aber wahrscheinlich hatte sie sich nicht genug angestrengt. So wird es gewesen sein, wenn sie noch mehr abnahm, würde er sie vielleicht doch beachten.

Ihr Hungern war ein Aufschrei nach Hilfe und ihre Magerkeit die Bestätigung für ihr bisheriges Tun. Dann war irgendetwas schief gelaufen. Soferl wusste allerdings nicht so genau was. Aber sie würde es herausfinden. Durch irgendein widriges Ereignis war ihr die Kunst des strengen Fastens entglitten. Sie dachte unentwegt über ihre Fastenkuren nach. Wann, so grübelte sie, hatte sich das angenehme Gefühl, das sie früher bei Hunger verspürte und ihr die Bestätigung gab, auf dem richtigen Wege zu sein, in qualvolle Pein verwandelt. Es war auch damals schmerzhaft, aber eben doch anders. Sie wusste ganz genau, dass sie nie wieder so wenig essen würde können. Dafür verachtete sie sich.

Ich bin so unfähig, wie die meisten Menschen, verhöhnte sie sich im Geiste. Sie fühlte sich schwach und labil. Sie wollte einerseits nicht immer nur als das kleine, süße Soferls, mit guten Noten und noch besseren Manieren, wahrgenommen werden, andererseits fürchtete sie sich auch vor dem Selbstständigwerden, vor dem Erwachsensein. Das würde bedeuten, dass sie noch mehr Verantwortung übernehmen müsste, für andere, aber vor allem für sich und, was noch schlimmer wäre, sie würde eine richtige Frau sein müssen. Davor graute ihr. Aber all das wurde durch die Horrorvorstellung übertroffen, als simpler Durchschnittsmensch, unbeachtet von allen anderen, im Mittelmaß versinken zu müssen. Auf Durchschnittlichkeit hatte sie immer schon herabgeblickt. Selbst so zu sein, hätte sie nicht ertragen, denn ihre Ansprüche, früher durch Anna in unerreichbare Höhen getrieben, jetzt durch sich selbst genährt, waren grenzenlos.

Bald darauf kreisten ihre Gedanken noch mehr um Diäten, Gewichtsab- und -zunahmen. Wenn sie abends in ihrem Bett lag, konnte sie lange nicht einschlafen, aber jetzt nicht mehr so sehr des Hungers wegen, sondern weil sie an nichts anderes mehr denken konnte als an das, was sie den Tag über zu sich genommen hatte. Es war in ihren Augen immer zu viel.

Wann genau Soferl diesen Wandel durchmachte, konnte rückblickend niemand mehr sagen. In Zeiten ihrer extremen Magerkeit, in der sie auch von Fremden angestarrt wurde, hatte sie es geradezu geliebt, über ihre Krankheit, vor allem aber über ihr niedriges Gewicht zu reden. Manchmal wies sie selbst auch darauf hin: „Hoffentlich fliege ich bei dem Wind nicht davon", hatte sie mitunter gemeint und den Stolz auf ihre Zartheit hatte man herausgehört. Seit dies nicht mehr so drastisch der Fall war, begann sie die Krankheit zu verharmlosen. *Wenn alle finden, dass ich wieder fett bin, kann ich nicht krank sein,* überlegte sie, auch wieder maßlos übertreibend, denn sie war natürlich nicht wirklich dick, nur eben nicht mehr asketisch mager. Aber das wollte sie nicht gelten lassen.

Es stimmte allerdings tatsächlich, Soferl hatte einige Kilos zugenommen und man merkte ihr die Krankheit nun, zumindest optisch, nicht mehr so deutlich an. Sie hatte nun einen Ansatz von Taille, kleine, feste Brüste und leicht gerundete Hüften. Sie war ihrem Alter entsprechend noch immer sehr unterentwickelt, aber sie wirkte nicht mehr so ausgezehrt. Eines Abends, als sie vor dem großen Badezimmerspiegel stand und eingehend ihre Figur betrachtete, fielen ihr die Worte einer Ärztin wieder ein, die damals zu ihr gesagt hatte: „In der Pubertät wird sich alles ändern. Jedes Mädchen wird als Frau weiblicher und runder." Damals hatte sie sich vor diesen Worten geekelt und jetzt tat sie es wieder.

Sie wollte keine Frau werden, damals nicht und jetzt auch nicht. „Ich werde es zu verhindern wissen", beschloss sie. Sie wollte auch nicht so werden wie ihre Mutter, immer in Sorge um andere, kaum ein eigenes Leben lebend. Durch das überaus enge, fast symbiotische Verhältnis, das die beiden verband, wusste sie instinktiv, dass Anna sich innerlich nicht wirklich mit ihrer Rolle als Hausfrau und Mutter identifizierte, obwohl sie dies, darauf angesprochen, vehement leugnen würde. So war es nur natürlich, dass Soferl eine Zeit lang davon geträumt hatte, es einmal ganz anders zu machen als ihre Mutter und eine emanzipierte Karrierefrau zu werde. Sie wollte interessant und schön sein, sie wollte ihr Leben intensiv und spontan erleben und vor allem wollte sie nie und nimmer abhängig sein, gefangen in einer Beziehung in der sie nicht mehr leben wollte, aber nicht anders konnte. Obwohl sie niemals mit ihrer Mutter oder den Geschwistern über die Ehe der Eltern gesprochen hatte, merkte sie doch nur zu deutlich, wie unglücklich ihre Mutter war. So wollte sie niemals werden. Aber was war in Wahrheit aus all ihren Idealen geworden? Sie dachte jetzt immer öfter, dass sie in allen Punkten versagt hatte. Realistisch betrachtet, war sie im Begriff dieses Traumbild resigniert aufzugeben, da sie sich stets müde, lustlos und antriebsarm fühlte. Wie, so musste sie sich eingestehen, sollte sie eine erfolgreiche Powerfrau werden, wenn sie nicht einmal die wenigen alltäglichen Dinge zur vollen Zufriedenheit ihrer Familie schaffen konnte und zu ihrer eigenen schon gar nicht. Das war das Wichtigste. Nie, aber auch absolut nie war sie mit sich selbst zufrieden. Immer war da etwas, das sie noch besser oder schöner oder gescheiter machen hätte können. Sagten es nicht die anderen, fand sie es selbst.

Soferls Rückzug von Familie und Freunden wurde immer drastischer. Sie ging, ausgenommen in die Schule, kaum noch außer Haus oder lud Freundinnen zu sich ein. Selbst ihren Geschwistern gegenüber war sie ausgesprochen zurückhaltend. Obwohl sie sich in Paris sichtlich wohl gefühlt hatte, erzählte sie ihnen wenig davon. Nur nach ausdrücklicher Befragung gab sie einsilbige Antworten.

Mit ihrer Distanziertheit ging aber auch eine gewisse Reife von Soferl aus. Sie wirkte nicht eigentlich älter, aber in gewisser Weise alterslos, nicht mehr mager, sondern asketisch. Die Haare, noch vor wenigen Monaten ihr ganzer Stolz, hatten ihre schöne Farbe verloren und hingen kraftlos herab. Selten machte sie sich die Mühe sie mit Tüchern oder Spangen zu betonen. Sie hatte, seit sie wieder in Wien war, etwas von ihrer Kindlichkeit verloren, aber auch von ihrer spontanen Herzlichkeit.

Lilly war davon am meisten betroffen und litt sehr darunter. Ein paar Mal fragte sie ihre Mutter, was in Paris passiert wäre. Sie hatte jetzt fast gänzlich den Zugang zu ihrer Schwester verloren. Noch vor nicht all zu langer Zeit, war sie die vertrauteste Ansprechpartnerin ihrer kleinen Schwester gewesen. Jetzt wussten beide oft nicht, was sie miteinander reden sollten. Unternehmen konnten sie schon lange nichts mehr gemeinsam. Das belastet sie schwer. Anna fühlte sich auch in eine schwierige Position gedrängt. Sie sah, wie Lilly unter der veränderten Situation litt, konnte ihr aber nicht helfen. Sie wusste nicht einmal, ob der Grund für Soferls verändertes Verhalten wirklich in Paris lag oder ob dies nicht ein Indiz für ihre weiter fortschreitende Krankheit war.

Anna musste immer öfter an die anderen Eltern mit magersüchtigen und bulimischen Kindern denken. Schon vor Monaten hatten sie ihr prophezeit, dass dies eben der ganz normale Verlauf der Krankheit wäre, nur damals hatte sie noch selbstgefällig gedacht, dies würde bei ihrer Tochter nicht geschehen. Sie würde auf ihr Soferl gut aufpassen. Und doch war es geschehen, obwohl sie aufgepasst hatte. Vielleicht nicht genug, vielleicht auch zu viel ...

Aus unerklärlichen Gründen fing Anna wieder an, sie zu kontrollieren. Sie zählte die gegessenen Joghurts, warf hin und wieder einen Blick in die Naschlade, ob Schokolade fehlte und versuchte täglich Soferl ein warmes Essen aufzuzwingen. Meistens ohne Erfolg. Sie sprachen nie darüber, aber die Mutter ließ ihr so gut wie keinen Freiraum. Niemand in der Familie erkannte zu diesem Zeitpunkt der Krankheit, dass die übermäßige Kontrolle und die Unfähigkeit davon abzulassen, Soferls Protestverhalten immer mehr verstärkte und dies entscheidend dafür war, die Essstörung aufrechtzuerhalten. Alles, aber auch wirklich alles, drehte sich ums Essen. Anna fing an, ihre eigenen Kalorien zu zählen und die Nahrungsmittel in gute und schlechte einzuteilen, nicht ohne auch Soferl davon zu unterrichten. Über ihre Sorgen sprechen, konnte sie allerdings mit niemandem. Sie hatte das Gefühl, dass es keinen mehr interessierte, der Fall war abgeschlossen.

„Mit Soferl ist jetzt eh wieder alles in Ordnung, oder?“, wurde Anna von einer Freundin gefragt. Aber noch bevor Anna sagen konnte, dass leider gar nichts in Ordnung war, fuhr diese gleich selbstgefällig fort: „Das war eine Phase, ich hab immer gesagt, das geht vorbei."

So ist es, dachte Anna traurig, *es interessiert niemanden mehr. Aber es gibt eben wichtigere Dinge, als ein anorektisches Kind, das nicht einmal bis zum Skelett abgemagert war. In der Schule sagte ein Lehrer, Gott sei Dank man sieht es nicht mehr.* Na dann, war ja alles gut.

Lilly hatte ähnliche Erfahrungen gemacht, als sie Freunden von Soferl erzählen wollte.

Niemand hatte mehr echtes Interesse an ihrer Krankheit. Resigniert sagte sie zu ihrer Mutter: „Ist schon traurig, wie rasch die Anteilnahme verfliegt, wenn es keine Sensation mehr ist. An der Reaktion deiner Freunde kannst du sehen, wie viel wert du ihnen bist." Das Letzte hatte sie verächtlich dahingemurmelt, dann trotzig hinzugefügt: „Aber mich interessieren die Probleme der anderen auch nicht." Anna spürte deutlich, dass sie sich kränkte. Es ging ihr ja genauso, trotzdem erwiderte sie nichts darauf. Dann sprachen sie lange nicht mehr darüber.

In der Familie herrschte jetzt auch oft so eine Furcht, ein heikles Thema anzuschneiden. Früher waren sie zwanglos und unbefangen auch an schwierige, mitunter belastende Dinge herangegangen. Jeder hatte gesagt, was er dachte, ohne taktlos zu erscheinen. Jetzt überlegten sie viel, sagten dann oftmals gar nichts. Alle Familienmitglieder zogen sich immer deutlicher voneinander zurück, obwohl sie sich wahrscheinlich mehr denn je gebraucht hätten. Jeder wollte scheinbar die anderen entlasten, oder zumindest mit den eigenen Sorgen nicht noch mehr belasten, daher verschlossen sie sich voreinander.

Anna fiel es nicht sofort auf, aber plötzlich registrierte sie es doch: Soferl hatte aufgehört SMS mit der Botschaft, dass sie erbrochen hätte, an ihre Mutter zu schicken. Wann sie damit geendet hatte, wusste Anna nicht mehr. Anfangs dachte sie, es wäre mit dem Schlechtsein vorbei und es ginge Soferl tatsächlich besser.

Aber bald musste sie zur Kenntnis nehmen, dass es ihr nun, obwohl man ihr die Krankheit auf den ersten Blick nicht mehr so deutlich ansah, um vieles schlechter ging, als noch wenige Wochen zuvor. Paris war eine Auszeit gewesen, hatte aber keine Besserung gebracht.

Anna fühlte sich zutiefst verunsichert. Sie stand quasi wieder am Anfang. Nur waren jetzt schon eineinhalb Jahre vergangen und die Krankheit in eine gewisse Stagnierung getreten. Es wurde nicht deutlich schlimmer, aber auch überhaupt nicht besser. Es war irgendwie immer das Gleiche. Das zu akzeptieren, fiel Anna besonders schwerer.

Als Anna seit vielen Monaten das erste Mal einen Abend außer Haus verbrachte und etwas später heimkam, roch sie schon im Vorzimmer das

Erbrochene. Als sie verzweifelt und angeekelt ins Klo schaute, konnte sie ihr Entsetzen kaum verbergen. Überall waren Spritzer von Erbrochenem, die Wände nur notdürftig mit Klopapier gereinigt. Einige Fetzten Papier lagen am Boden. Ob diese auch verschmutzt waren, konnte Anna nicht erkennen. Es war auch bedeutungslos, bei dem Chaos, das herrschte. Sie blickte sich suchend um, nach einem Anhaltspunkt für dieses Desaster.

Was war geschehen? Warum hatte sich Soferl derart übergeben, dass sie die Toilette so sehr verunreinigt hatte? Warum hatte sie diese nicht wenigstens hinterher gereinigt? Und wo war Heinrich? Als er sich auf ihr Rufen nicht meldete, wäre sie am liebsten wieder weggefahren. Was war passiert, fragte sich Anna und Panik stieg in ihr hoch. Wo war Soferl überhaupt?

Anna hängte ihre Jacke im Vorzimmer ordentlich, wie es ihre Art war, auf einen Kleiderbügel, dann zog sie sich die Schuhe aus und ging in Strümpfen leise durch die Wohnung. Ein kurzer Blick ins Wohnzimmer genügte ihr, um zu wissen, dass hier niemand den Abend verbracht hatte. Heinrich war offensichtlich noch gar nicht zu Hause, denn das Zimmer war so ordentlich aufgeräumt, wie sie es ein paar Stunden zuvor hergerichtet hatte. Alles stand auf seinem Platz, niemand hatte es benutzt. Der Blick in die Küche vermittelte ihr das Gegenteil. Hier herrschte das totale Chaos.

Soferl hatte, wie nicht zu übersehen war, wieder einmal gekocht. Vielleicht für ihren Vater. Das tat sie jetzt häufiger. Dann bereitete sie äußerst aufwendige, üppige Speisen in riesigen Mengen zu. Hatte sie allerdings früher immer auch alles peinlich ordentlich weggeräumt, hinterließ sie jetzt doch sehr oft große Unordnung. So auch diesmal. Die Arbeitsplatte war mit Schokolade und Butter verschmiert, Fettspritzer zierten die Wände, unzählige Backformen lagen in der Abwasch. Am Herd stand eine große Pfanne mit Fleisch und Gemüse, alles schwamm in einer Sauce aus Schlagobers und Rahm. Es sah zwar sehr lecker aus, war aber sicher ausgesprochen kalorienreich und ungesund. Das machte sie immer, dachte Anna mit leiser Wut und auch Verzweiflung. Sie will uns ständig mästen und alles soll fett und schwer sein. Soferl selber würde davon nicht einmal den Kochlöffel abschlecken.

Anna rief leise Soferls Namen, erhielt aber keine Antwort. Vielleicht hatte sie die Mutter nicht gehört. Sie rief noch einmal, diesmal etwas lauter. Plötzlich stand das Kind in der Türe. Lautlos, wie ein Geist, war sie aus ihrem Zimmer gekommen. Und sie sah aus wie ein Gespenst. Anna erschrak, als sie ihre Tochter so dastehen sah. Die Locken hingen ihr zerzaust ins Gesicht, ein kleiner Rest von Erbrochenem klebte an den Spitzen der struppigen Haare, die Wimperntusche malte schwarze Spuren rund um die Augen, so dass die Höhlen noch tiefer erschienen, als sie ohnedies schon waren und der Mund wirkte rot und clownhaft in dem weißen Gesicht. Soferl, die früher immer sehr auf ihr Äußeres bedacht war, war einem Clochard nicht unähnlich. Sie hatte eine Pyjamahose und ein altes verwaschenes Leiberl an, darüber einen undefinierbaren Pullover. Anna hatte gar nicht gewusst, dass sie überhaupt solche Klamotten besaß. Aber all das registrierte sie nicht richtig, zu entsetzt war sie, von dem was sie sah.

„Was ist passiert?“, fragte sie.

„Was soll passiert sein?“, fragte Soferl tonlos, wie aus weiter Ferne: „Ich habe gekotzt.“ Dann ging sie ebenso lautlos, wie sie gekommen war, wieder in ihr Zimmer. Anna stand stumm und fassungslos da und konnte keinen klaren Gedanken fassen. *„Jetzt ist es auch bei uns so weit“*, dachte sie schockiert.

Anna wusste nicht, wie lange sie so in ihrer Küche verharrte. Sie wollte Soferl nachgehen, sie trösten, mit ihr reden, sie auch nur halten. Aber sie hatte keine Kraft dazu. Sie stand einfach nur reglos da. Später nahm sie einen Fetzten und putzte das Klo. Sie schrubbte und wischte voll Verbissenheit, so als ob sie damit das Problem wegputzen könnte. Tränen traten ihr in die Augen, aber Anna sagte sich, das käme von dem scharfen Putzmittel, das sie verwendete. Sie durfte sich ihrer Verzweiflung nicht hingeben, es hätte sie ohnedies niemand getröstet. Sie war wieder einmal ganz alleine, so wie Soferl, die in ihrem Zimmer saß und gewartet hatte, dass die Mutter käme.

Tags darauf wollte Anna noch einmal auf den Vorfall zurückkommen und Soferl fragen, was an diesem Abend eigentlich genau vorgefallen war, aber sie war ihrer Mutter derart abweisend gegenüber, dass Anna nicht den Mut und auch nicht die nötige Kraft fand, mit ihrer Tochter zu reden. So verbrachten sie den Tag fast schweigend und eine gewisse Kluft tat sich zwischen den beiden auf. Es war ihnen die Verzweiflung sehr wohl an zu merken, aber keine konnte den Arm nach der anderen ausstrecken. So verharrten sie in der Distanz zueinander und selbst darin lag eine gewisse Symbiose. Jede trauerte mit der anderen, konnte es aber nicht aussprechen.

Keiner aus der Familie hatte die Bescherung am Klo gesehen und Anna hatte es auch niemandem erzählt. In ihrer ersten Panik, wollte sie mit Lilly darüber sprechen, aber dann sagte sie sich, sie dürfe ihre Tochter nicht noch mehr belasten, als unbedingt notwendig war. Elisabeth trug ohnedies schon Last genug, indem sie immer mehr zur direktesten und unmittelbarsten Ansprechpartnerin ihrer Mutter wurde. Was hätte Anna ihr sagen sollen: „Deine Schwester hat das Häusl angekotzt“, oder so in dieser Richtung, es war auch belanglos, wie man es umschrieb, das war die traurige Realität.

Und damit ein für alle Mal klar wurde, dass es sich nicht um eine einmalige, peinliche Angelegenheit gehandelt hatte, entdeckte Anna weitere Spuren, kaum, dass Soferl von der Schule nach Hause kam. Diesmal stellte

Anna sie jedoch zu Rede. Sophie wollte ins Badezimmer verschwinden, um sich die Zähne zu putzen, da fragte Anna: „Was ist mit dir, Kind? Ist dir schon wieder schlecht?“ Ihr Ton war zärtlich und besorgt, sie wollte unter allen Umständen den Eindruck des Vorwurfes vermeiden. Soferl sagte kein Wort. Dann drehte sie sich langsam zu ihrer Mutter um, schaute sie mit großen dunklen Augen lange an und sagte dann traurig: „Ich kann nicht anders“, nach einer Pause, „ich muss mich einfach übergeben ... es tut mir leid.“ Sie wollte nicht weinen, konnte aber nur mit Mühe die Tränen zurückhalten. Entschuldigend murmelte sie: „Ich weiß, dass ich dir immer nur Kummer mache.“ Anna konnte darauf nichts erwidern. Sie fasste ihr Kind bei den Händen und eine Weile standen sie stumm nahe beisammen. Die Vertrautheit, die in diesen Momenten zwischen Mutter und Tochter herrschte, war aber nur von kurzer Dauer. Beide spürten, wie sie sich brauchten, konnten sich aber nicht wirklich näher kommen. Die Krankheit stand wie ein böser Dämon dazwischen, hielt sie gleichermaßen gefangen. Sie konnten sich nicht näher kommen, sich von einander lösen aber auch nicht.

Auf den Vorfall kamen sie nicht mehr darauf zu sprechen, obwohl sie es beide ersehnten und die Situation möglicherweise verbessert hätte. Aber mehr denn je verschlossen sie sich vor einander. Bald waren davon auch die Zwillinge betroffen.

Die einzige Tätigkeit, die Soferl offensichtlich genoss, war das Kochen. Sie konnte sich stundenlang in der Küche beschäftigen, las jede Menge Kochbücher und kochte immer aufwendigere und ausgefallenere Speisen. Diese servierte sie ihrer Familie dann mit großer Grandezza und war aufs Äußerste beleidigt, wenn nicht alles aufgegessen wurde. Sie selbst sah man nie essen, meistens wurde nicht einmal mehr für sie aufgedeckt. Nur bei den so genannten großen Essen saß sie vor ihrem leeren Gedeck mit am Tisch. Wenn sie sich doch manches Mal überreden ließ von diesem oder jenem zu kosten, nahm sie erst winzige Mengen, dann immer schneller werdend, mehr und mehr. Bald darauf verließ sie den Tisch und kehrte mit rotem Gesicht wieder zurück. Keiner sagte etwas. Anna ging dann auf die Toilette und putzte heimlich das Klo. Sie handelte wie in Trance. Nie dachte sie genau nach, was sie da überhaupt tat, es hatte für sie keinerlei Bedeutung. Sie wusch sich die Hände und servierte die Nachspeise.

Das ging über Wochen so dahin, jeder wusste es und keiner nahm es zur Kenntnis. Später konnte Anna nicht mehr sagen, warum sie dieses Spiel so lange Zeit mitgespielt hatte. Das Thema Essen war das zentrale, die Krankheit selbst tabuisiert. Damals begann, was bald zur Katastrophe wurde.

Einige Male hatte Lilly sie in der Küche überrascht, wie sie hastig einige Bissen Fleisch und Reis in sich hineinstopfte. Beim ersten Mal hatte die ältere

Schwester gefragt, warum sie nicht bei Tisch essen wolle. Da war Soferl ziemlich böse geworden, hatte ihr mit knappen Worten erklärt, dass sie keine Zeit hätte und war den restlichen Abend sehr schweigsam gewesen. So hatte Lilly nichts mehr gesagt, auch wenn sie sah, wie die Jüngere immer einsamer und unglücklicher wurde. Niemand in der Familie durfte auch nur ein Wort mit ihr wegen ihres Nichtessens sprechen, sonst brach sofort ein riesiges Theater aus. Sie war nun nicht mehr die stumme Dulderin, sondern schrie manchmal ihre Geschwister an, sie sollen sie in Ruhe lassen und sich um ihre eigenen Angelegenheiten kümmern. Zuweilen sprang sie auch auf und schloss sich weinend in ihrem Zimmer ein. Später entschuldigte sie sich devot und wortreich für ihr schlechtes Benehmen. Zu ihrer Mutter sagte sie bisweilen, sie wisse ohnedies, dass sie ihr nur Kummer und Sorgen mache. Dann war sie wieder das hilfsbereite, liebe, immer höfliche Soferl. War Heinrich zugegen, wurde es noch eine Spur schlimmer, denn er hielt indirekt zu seiner Tochter, ohne ihr wirklich zu helfen.

„Was ist das schon wieder für ein Wirbel? Lasst sie doch in Ruhe", sagte er dann, meinte aber, lasst mich doch in Ruhe. Es wurde darauf hin eine Zeitlang geschwiegen und nur mühsam ein neues, unverfängliches Thema angeschnitten. Eine quälende Angst machte sich unter Anna und den Zwillingen breit. Alle Spontaneität, die in der Familie geherrscht hatte, war verschwunden. Trotz ihrer Verkrampftheit hielten sie aber eisern an den Familienessen fest, so als ob dies das letzte Bindeglied zueinander wäre. Die Gespräche wurden immer oberflächlicher, fast unpersönlich und obwohl alle Familienmitglieder wussten, dass unendlich viel besprochen werden sollte, getraute sich niemand konkret die Situation anzusprechen.

Am aller wenigsten durfte über Soferls Gewicht geredet werden. Genau wusste Anna allerdings nicht darum Bescheid, denn sie wog sich schon lange nicht mehr im Beisein ihrer Mutter. Seit sie nicht mehr zum Abwiegen ins Kinderspital fuhren, machte Soferl ein regelrechtes Geheimnis um ihr Gewicht.

„Das geht nur mich etwas an, die Ärzte interessiert es auch schon lange nicht mehr", mit diesen Worten hatte sie ihre Mutter aus dem Badezimmer verbannt. Als Soferl jetzt aber in aller Deutlichkeit ihre Gewichtszunahme zur Kenntnis nehmen musste, brach fast eine Welt für sie zusammen. Sie weinte bitterlich, all die Mühe des strengen Fastens war in ihren Augen umsonst gewesen. Wozu hatte sie sich die vielen Monate hindurch gequält. Sie hatte versuchte, sich in eine alte Jeans zu zwängen, schleuderte diese dann wütend in ihr Zimmer, zog statt dessen ein weites T-Shirt über und schlüpfte in ihre uralte, ausgewaschene Jogginghose. So fand Anna sie später schlafend auf ihrem Bett.

Am Abend sagte sie wütend: „Ich esse nie mehr etwas." Anna tat gut daran nichts zu erwidern, auch als sie wenig später sah, wie sie ein mürbes Kipferl hastig, im Stehen in sich hineinstopfte. Als sie ihre Mutter im Vorzimmer kommen hörte, steckte sie es schnell in das Brotsäckchen zurück und nahm sich ein Glas kaltes Leitungswasser. Niemand sollt sie beim Essen sehen, sie wollte es ja nicht mal selbst.

Für das geplagte Mädchen war die Tatsache, dass man ihr die Krankheit äußerlich nicht mehr in aller Deutlichkeit ansah, eine regelrechte Katastrophe. Zu ihrem großen Ärger sagten ihr auch fast alle, dass sie nun wieder gut ausschaue. Sie hörte dann nicht das Lob und die Anerkennung, sondern nur Kritik und in ihren Ohren klang es, dass sie fett und unansehnlich geworden war. Sie besaß überhaupt keine objektive körpereigene Wahrnehmung mehr. Weder ihre Eltern, noch Soferl selbst, wussten aber, dass auch dies zu den typischen Merkmalen der Anorexie gehörte.

Anna fühlte sich immer machtloser ihr zu helfen, manchmal ahnte sie, dass sie die Situation sogar noch verschlechtern würde. Alles drohte in eine Sackgasse zu führen, aus der niemand wusste, wie wieder heraus zu finden war. Obwohl Soferl objektiv betrachtet, wirklich etwas gesünder aussah, als noch wenige Wochen zuvor, was Anna zwar ein Rätsel war, denn essen sah sie ihre Tochter äußerst selten, hatte sich die eigentliche Krankheit nicht gebessert. Sie litt nun mehr als je zu vor unter schrecklichem Hunger.

In Paris hatte sie die eigens errichtete Schwelle überschritten und für ihre Verhältnisse relativ viel gegessen Jetzt war es für Soferl noch um einiges schwerer, das rigide Fasten wieder aufzunehmen und über einen längeren Zeitraum auch durchzuhalten. Erst wenn das Gewicht wieder sänke, würde es ihr leichter fallen, die strenge Diät durchzustehen. Dass das ewige Hungergefühl besonders schwer zu ertragen war, wenn auch das sich selbst auferlegte Zielgewicht kaum zu erreichen war, konnte sie sich nur all zu gut vorstellen. Erst wenn dieses den Ansprüchen der Kranken entspräche, würde sie sich wenigstens psychisch besser fühlen. So kasteite sie sich, wie sie auch manchmal selber bemerkte, umsonst.

Soferl war natürlich noch immer sehr zart und ihre gesamte Entwicklung entsprach in keiner Weise ihrem Alter, aber sie hatte das krankhaft Ausgezehrte verloren. Die Knochen standen ihr nicht mehr gar so heraus und das Gesicht hatte sich auch ein wenig gerundet. Sie wirkte leicht entrückt und eine gewisse Melancholie ging von ihr aus. Dies ließ sie interessant und vergeistigt erscheinen, in Wahrheit fühlte sie sich jedoch ständig müde und ausgelaugt.

Einmal fragte Anna in der Selbsthilfegruppe, wie sich das wenige Essen mit dem nicht allzu besorgniserregenden Gewicht in Verbindung bringen ließe. Da musste sie von Maria hören, dass es eine so genannte unspezifische Essstörung gäbe.

„Diese Form der Essstörung ist gar nicht so selten", erklärte ihr Maria. „Sie ist oft mit Bulimie gekoppelt." Das hörte Anna nicht gerne. Mit vielem konnte sie fertig werden, aber vor der Ess-Brechsucht hatte sie panische Angst. Zu deutlich standen ihr die Ereignisse der vergangenen Wochen vor Augen. Trotzdem hörte sie aufmerksam zu, als die Leiterin weiter sprach: „Diese Mädchen erfüllen alle Kriterien, die eine Magersuchterkrankung ausmacht, der niedrige Blutdruck, die ewigen kalten Hände, keine Mensis, eben alles, nur das Gewicht ist nicht so niedrig, mit unter sogar fast normal."

„Aber wieso sind sie dann noch krank?", fragte Anna verwundert. Zu gerne hätte sie gehört, dass alles bald vorbei sein werde. Doch Maria zerstörte augenblicklich diese irrationale Hoffnung. „Es besteht bei dieser Krankheitsform zwar keine drohende Lebensgefahr, aber dies ist auch der einzige Unterschied. Die betroffenen Mädchen stecken um nichts weniger in der Krankheit fest."

All das Gehörte bedeutete für Anna keinen wirklichen Trost. Natürlich war sie beruhigt, dass von einer akuten Lebensbedrohung und damit verbundenen Hospitalisierung nicht gesprochen werden musste. Trotzdem war sie überzeugt, dass es Soferl momentan nicht wirklich besser ging, als zu Zeiten ihrer extremen Magerkeit. Damit sollte sie leider nur allzu recht haben.

In der Schule lief es denkbar schlecht und der Schulstress machte Soferl sehr zu schaffen. Es war eigentlich noch ärger als vor ihrer Abreise nach Paris. Die Probleme mit den Schularbeiten wurden immer gravierender und Anna konnte kaum mehr an etwas anderes denken, als an Soferls Noten. Sie pilgerte zu den Lehrern und hoffte um weitere Unterstützung. Da musste sie aber bald erkennen, dass das Interesse von deren Seite sehr abgenommen hatte und die meisten Lehrer das Soferl nicht mehr für krank hielten. Ein Lehrer sagte unumwunden, dass er nicht an die Krankheitsgeschichte glaube, jetzt, da sie etwas zugenommen hätte.

„Ich dachte immer Magersüchtige sind wie Skelette", sagte er spöttisch. Anna war entsetzt.

Anorexia nervosa war eben für viele Menschen noch immer keine wirkliche Krankheit, sondern nur eine pubertäre Spinnerei, allenfalls eine vorübergehende unangenehme Phase. Dass diese heimtückische Krankheit nicht ausschließlich vom Untergewicht abhängig war, wussten die wenigsten.

Anna hatte mit ihrer Befürchtung, dass Soferl jetzt noch mehr unter der Krankheit litt, leider recht. Sie fühlte sich als Versagerin, die ihr selbst gestelltes Ziel nicht erreicht hatte. Sie hatte nichts sosehr herbei gesehnt, wie bedürfnislos, Fakiren ähnlich, über ihren Körper erhaben zu sein, aber sie hatte es nicht geschafft.

Die wenigen Kilos, die Soferl jetzt mehr wog, verminderten aber nicht ihre extremen Mangelerscheinungen. Es gingen ihr die Haare in Büscheln aus und die Nägel brachen wie Glas, kaum dass sie etwas anfasste. Zu all dem kam, dass sie noch immer nicht ihre Monatsblutung hatte. Dies, so hatte sie schon ein paar Mal zu ihrer Schwester gesagt, störe sie überhaupt nicht, sie meinte im Gegenteil: „Das ist eh alles grauslich." Als Lilly erwiderte, dann könne sie auch nie ein Kind bekommen, hatte sie nur die Schultern gezuckt. All dies waren natürlich handfeste Parameter für die Schwere der Erkrankung. Eine Ärztin hatte Anna einmal erklärt, dass der ausgehungerte Organismus alles unnötige einspare und die wenigen Nährwerte, die er erhält, für die Aufrechterhaltung von lebenswichtigen Prozessen verwendet. Dies erklärte auch das Kältegefühl und den niedrigen Blutdruck. Beides benötigt, um normal hohe Werte zu erreichen, eine Menge Energie, die der Körper, in diesem Stadium der Krankheit nicht mehr übrig hat. Ebenso verhält es sich mit den Haaren und auch der weibliche Zyklus ist von vielen energetisch gesteuerten Merkmalen abhängig. Darüber hinaus ist die fehlende Menstruation ein Schutz vor einer ungewollten Schwangerschaft, die Mädchen mit dieser schwachen Konstitution nicht überleben würden. So hat die Natur auch bei groben Entartungen wieder auf wunderbare Weise für Schutz gesorgt. Dies alles wusste Anna zwar, aber es war ihr kein wirklicher Trost.

An Tagen, an denen es Soferl etwas besser ging, betete Anna, es möge so bleiben, obwohl sie wusste, dass dem nicht so sein werde, denn bald darauf ging es ihr oft schlechter denn je. Das Aufstehen fiel ihr zusehends schwerer, da sie oft in der Nacht nicht schlafen konnte und erst viele Stunden nach Mitternacht in einen erholsamen und ruhigen Schlaf fiel, der am Tiefsten in den Morgenstunden war. So war sie tagsüber immer müde, kaum von der Schule nach Hause, legte sie sich auf ihr Bett und schlief sofort ein. Manchmal weckte sie Anna ein, zwei Stunden später auf, in der Hoffnung, dass sie nächtens besser schlafen würde, doch dies traf selten zu. In der Nacht hörte Anna sie manchmal in der Küche hantieren, die Kühlschranktüre öffnen oder in Laden nach etwas Suchen. Was Soferl da trieb, blieb ihr lange Zeit ein Rätsel, bis sie einmal aufstand und Soferl überraschte, wie diese rasch Brot und Schinken in sich hineinstopfte.

„Was machst du da?", fragte die Mutter verwundert und schlaftrunken. Sie konnte sich nicht erklären, warum das Kind um zwei Uhr morgens in der Küche stand und heimlich Wurst und Käse aß, den sie beim Nachtmahl indigniert und von oben herab abgelehnt hatte.

„So ungesunde Dinge esse ich nicht“, hatte sie ihre Mutter gemaßregelt. Es herrschte eine gespenstische Stimmung, als sich die beiden mitten in der Nacht trafen. Die Küche lag im Dunkeln, nur durch einen Spalt Licht, das aus der halb geöffneten Kühlschranktür schimmerte, erleuchtet.

Soferl stand, in einem weiten, viel zu großen alten Nachthemd, barfuß, mit einem Stück Käse in der einen und Brot in der anderen Hand da und stammelte: „Was machst du da?“

„Das gleiche habe ich dich gefragt“, Anna war wütend und auch fassungslos. Soferl ließ die Arme sinken und das Brot, das sie eben noch in den Mund stecken wollte, fiel ihr aus der Hand, stumm kullerten ihr Tränen aus den Augen. Leise sagte sie: „Entschuldige, dass ich dich weckte, aber ich konnte nicht schlafen.“ Dann wollte sie an ihrer Mutter vorbei, in ihr Zimmer. Anna hielt sie fest, führte sie behutsam zu dem kleinen Tisch, der in der Ecke der Küche stand und drückte sie auf die Bank. Soferl ließ, wie in Trance, alles mit sich geschehen. Sie wirkte irgendwie erleichtert, dass sie nicht alleine in ihr Zimmer gehen musste. Anna setzte sich zu ihr auf die Küchenbank, schlang die Arme um ihr jüngstes Kind, so saßen sie eine lange Weile, ohne mit einander zu reden. Soferl hielt still und genoss die Umarmung ihrer Mutter. Es tat ihr so wohl. Lange hatte sie darauf warten müssen. Später löste Anna behutsam die Umarmung und sagte: „Du kannst nicht schlafen, gell.“ Sie erwartete keine Antwort, als sie sagte: „Du hast wohl schrecklichen Hunger in der Nacht.“

Soferl presste die Lippen aufeinander, sie konnte ihrer Mutter darauf keine Antwort geben. Sie war in einer Phase der Krankheit, in der sie so etwas niemals zu gegeben hätte, aber Anna hatte mit dieser Feststellung vollkommen recht.

„Warum quälst du dich, wenn du eigentlich gerne etwas essen möchtest“, fragte Anna vorsichtig.

„Ich weiß nicht was du damit meinst“, fuhr Soferl ihre Mutter an und rückte unmerklich ein klein wenig von ihr ab.

„Ich quäle mich nicht. Mir schmeckt es nicht“, fügte sie trotzig hinzu. Anna wusste, dass sie im Augenblick auf keinen Fall drängen durfte, aber sie spürte instinktiv, dass jetzt eine gute Gelegenheit war, mit ihr zu reden.

„Du bist doch ohnedies sehr dünn“, setzte sie das Gespräch fort und versucht direkte Fragen zu vermeiden, bei denen sich Soferl in die Ecke gedrängt gefühlt hätte, „du bräuchtest nicht zu hungern.“

„Ich hungere nicht, aber ich finde es eklig, wenn ihr bei Tisch Unmengen in euch rein schlingt, alles fette und ungesunde Sachen.“ Nach einer kleinen Pause, in der Anna wohlweislich wieder schwieg, fuhr sie fort: „Ich bin stolz, dass ich das alles nicht mehr brauche, dass ich Kontrolle über mein Tun habe und mich nicht primitiven Gelüsten ausliefern muss." Sie sagte es stolz und Selbstbewusstheit schwang in ihren Worten mit. Das kleine Sätzchen *nicht mehr brauche* mit Betonung auf *mehr* ließ Anna besonders aufhorchen. Vorsichtig fragte sie: „War das früher anders?"

Soferl dachte nach. „Ja, schon", meinte sie zögernd. „Am Anfang wollte ich wirklich nur abnehmen. Ihr habt immer zu mir die Kleine gesagt und manchmal die Dicke", setzte sie ein wenig traurig hinzu. Überraschend offen schilderte sie dann ihrer Mutter, dass sie dies wirklich sehr getroffen hatte und sie deshalb begann das Gewicht zu kontrollieren. Aber niemand schien irgendetwas zu bemerken, keiner hatte sie je gelobt oder erwähnt, wie dünn sie geworden war. Da hatte sie beschlossen, das Spiel so lange fortzusetzten, bis es irgendjemandem auffallen würde. Dann ging alles überraschend leicht. Die Kilos purzelten und damit fiel ihr auch das Nichtessen immer leichter. Wenn sie doch hin und wieder Hunger verspürte, brauchte sie nur ein wenig in der Küche mit Esssachen hantieren und schon schien es zu verschwinden. So war die Lust am Kochen entstanden. Sie hatte in dieser Zeit oft das Gefühl, dass die Familie ohnedies sehr froh war, wenn sie all die Arbeit in der Küche erledigte, dass sie selten bei Tisch saß, hatte wohl niemand gestört. Sie schienen sie jedenfalls kaum zu vermissen. Sie lachte ein wenig traurig, als sie das sagte.

Vielleicht, wenn ich noch dünner wäre, wenn ich ein Geist wäre, würde ich ihnen eines Tages auffallen. Wie oft hatte sie das schon gedacht, sagen hätte sie es allerdings niemals können.

„Es war ein sehr angenehmes Gefühl, wenn ich Hunger hatte", sprach Soferl weiter. „Ich fühlte mich großartig. Ich glaube, so ähnlich muss es sein, wenn man Alkohol trinkt, irgendwie berauscht!" Etwas Versonnenes lag in ihrem Blick, als sie dies sagte.

„Ist das jetzt nicht mehr so?", fragte Anna vorsichtig.

„Nein, ganz und gar nicht!", rief Soferl heftig, dann mäßigte sie aber ihren Ton und sie sprach in ruhigem Ton weiter: „Bevor wir nach Paris fuhren, fühlte ich mich als etwas Besonderes. Es ist mir gut gegangen. Es war kein Opfer nichts zu Essen, im Gegenteil, es war mein ganzer Stolz, das wichtigste in meinem Leben." Anna verstand plötzlich die ganze Tragik, die aus diesen Worten sprach. Sie wusste aber nicht recht, wie sie darauf antworten sollte, ohne das gute Gesprächsklima, welches zwischen den beiden im Augenblick herrschte, zu trüben.

Noch bevor sie die richtigen Worte fand, sprach das Kind weiter: „Jetzt bin ich nicht nur schlecht in der Schule, sondern auch noch fett."

Soferl sagte es ohne Emotionen und Anna widersprach nicht. Sie hätte es ohnedies nicht geglaubt, aber vielleicht doch gerne gehört.

In der Schule schrieb sie einen Aufsatz in dem ein Mädchen krank wird, niemand hilft und diese stirbt. Dann weinen alle, aber das hilft der Toten auch nicht, lautete der Schlusssatz. Daraufhin rief die Klassenlehrerin Anna zu einem Gespräch zu sich in die Schule und zeigte ihr den Text. Alle waren überzeugt, dass etwas geschehen müsse und zwar so rasch als möglich. Viele fanden die Situation, in der sich die ganze Familie befand überaus schrecklich, aber keiner wusste konkrete Hilfe und so geschah eben wieder nichts.

7.

Soferls sechzehnter Geburtstag, der einige Wochen später war und den die Familie wie jedes Jahr im großen Stil feierte, wurde zum Fiasko, nicht nur für Soferl, sondern für alle Anwesenden.

Schon einige Tage vor dem Geburtstagsfest war aus Paris ein großes Paket gekommen, das Anna bis zur Feier versteckte. Insgeheim hatten sie mit dem Eintreffen von Georg gerechnet, aber er hatte es leider nicht einrichten können und daher das Geschenk mit der Post geschickt.

Lilly tat sehr geheimnisvoll und verkündete immer wieder, dass sie etwas ganz Besonderes für Sophie hätte, wollte aber nichts verraten. Es sollte wirklich eine Superüberraschung sein. Ursprünglich hatte sie die Absicht gehabt, ihrer Mutter von ihrer Geschenkidee zu erzählen, aber da sie selbst so begeistert war, wollte sie niemandem etwas sagen. Sie kaufte ein wunderschönes, riesiges Billet und auf das Kuvert klebte sie eine rosa Masche mit weißen Punkten. Es sah allerliebst aus – für Sophie – stand vorne darauf.

Dann kam der Tag des Geburtstages, Lilly half den Tisch decken und die Torte fertig zu verzieren. Als sie Erdbeeren auf das mit reichlich Creme überzogene Backwerk platzierte, dachte sie: *Schade um die ganze Torte, sie wurde doch nur für die anderen gemacht. Sophie wird kein Stückchen davon essen.* Dann hielt sie wie versteinert inne. *Das Soferl wird nichts essen,* dachte sie noch einmal. *Und was ist mit meinem Geschenk ...*, die Gedanken rasten in ihrem Kopf, sie war der Verzweiflung nahe. *Wie kann ich nur so gedankenlos sein. Es muss in ihren Augen wie ein Hohn aussehen.*

„Mama“, sagte sie leise zu ihrer Mutter, als diese die Küche betrat, „Mami, ich habe einen schrecklichen Fehler gemacht. Ich habe einfach nicht daran gedacht, ich habe es offenbar total verdrängt. Wieso bin ich so gedankenlos. Sie ist doch meine kleine Schwester.“ Anna verstand überhaupt nicht, was Lilly eigentlich meinte.

„Bitte erkläre mir einmal, worum es geht“, sagte sie nicht wirklich interessiert. Sie hatte jetzt keine Zeit für langatmige Diskussionen, in einer Stunde sollten die Gäste kommen. Alle waren immer überpünktlich und Anna wollte sich nicht die Blöße geben, nicht mit allem perfekt fertig zu sein. Schließlich hatte sie den ganzen Tag Zeit gehabt und lange genug gewusst, dass die liebe Familie erscheinen würde. Niemand hätte auch nur das geringste Verständnis für die eine oder andere kleine Panne und wäre es nur, dass der Kaffee nicht heiß genug serviert würde oder die Milch zu wenig aufgeschäumt war. So hörte sie Lilly nur mit halbem Ohr zu, als diese lamentierte: „Ich habe ihr ein Geschenk gemacht, mit dem sie absolut nichts anfangen kann."

„Dann muss sie es halt umtauschen, aber vielleicht gefällt es ihr ohnedies", meinte Anna besänftigend.

„Nein, so ist das nicht", stammelte Lilly und Tränen traten ihr in die Augen. „Das kann ich ihr nicht überreichen. Das ist, als ob ich ihr ins Gesicht schlage." Jetzt wurde auch Anna neugierig und fragte ein wenig unwillig, was an diesem ominösen Geschenk so schrecklich sei.

„Seit mehr als einem Jahr ist Soferl magersüchtig und hat in der Öffentlichkeit so gut wie nie mehr etwas gegessen und ich habe ihr eine Einladung zu einem Brunch geschenkt. Mama, ich habe nicht daran gedacht, sonst wäre mir nie so ein Fehler, so eine Unbedachtsamkeit passiert. Ich liebe meine Schwester, aber ich habe es vergessen. Ich habe es wirklich und wahrhaftig vergessen. Es ist wie ein Hohn."

Lilly hatte von einem Kunstbrunch gelesen und wollte mit ihrer kleinen, großen Schwester dorthin gehen. Sie dachte es sich, wunderbar den Tag mit Soferl im Museum zu verbringen und dabei auch noch köstlich zu speisen.

Jetzt, da es zu spät war, verstand sie sich selbst nicht mehr und konnte nur mit großer Mühe ihre Verzweiflung und Tränen verbergen. Sie holte rasch das Kuvert aus dem Geburtstagszimmer, Soferl durfte es auf keinen Fall sehen, dann brach sie in Tränen aus.

„Darf ich", fragte Anna leise und nahm die Karten heraus. Sie wusste nicht, wer ihr im Augenblick mehr leid tat, Sophie oder Lilly, die immer wieder nur stammelte: „Wieso ist mir das passiert, ich hab sie doch so lieb."

Soferl bemerkte sofort etwas von der traurigen Stimmung ihrer großen Schwester.

„Was ist", fragte sie, als diese wenig später aus dem Badezimmer herauskam.

„Nichts, ich wollte mir nur die Zähne putzen." Damit ließ sie die Jüngere stehen und begann den Geschirrspüler auszuräumen.

Sie wird schon sechzehn, aber sie schaut aus wie ein Kind, dachte Lilly traurig, als sie ihre Schwester in ihrem Geburtstagskleid sah. Sie sah aus und benahm sich wie eine Zwölfjährige. *War ich auch so kindlich? Heute, an ihrem sechzehnten Geburtstag sollte sie am Abend weggehen, Freunde treffen, vielleicht eine rauchen oder mit einem Burschi herumschmusen.* Das wünschte ihr Lilly, obwohl sie im gleichen Augenblick dachte, gut, dass sie noch nicht so weit ist. Sie sollte noch eine Weile „ihre Kleine" bleiben.

Am liebsten hätte sie die Schwester jetzt ein wenig geknuddelt, so wie früher. Sie war doch immer ihr Püppchen gewesen, mit den schönen Kleidchen und Söckchen. Immer lieb und ordentlich, wie eine Puppe eben.

So eine Tochter hätte ich auch gerne. Lilli musste plötzlich an die Kleinkinderzeit ihrer Schwester denken. Sie erinnerte sich gerne an diese Jahre. Sie und ihre Brüder waren eigentlich nie eifersüchtig gewesen, als sich nach acht, beziehungsweise vierzehn Jahren ein weiteres Geschwisterchen anmeldete. Im Gegenteil, es bedeutete für die Zwillinge, die ja bis dahin die „Kleinen" waren, sogar einen Schritt in die Selbständigkeit und Freiheit. Die Mutter war mit dem Baby beschäftigt und hatte dadurch für die großen Kinder nicht mehr so viel Zeit. So konnten sie sich oft ungehindert und vor allem unkontrolliert mit Freunden treffen oder gleich nach der Schule etwas unternehmen. Sie waren jetzt eben auch die „Großen", obwohl Georgs Erstgeborenenrecht natürlich nie in Frage gestellt wurde. Sie hatten zwar einig Pflichten zu erfüllen und mussten gelegentlich auf das Baby aufpassen, aber sie hatten auch wesentlich mehr Rechte bekommen. Die Mutter vertraute ihnen und fragte nicht wesentlich nach, was sie so den ganzen Nachmittag trieben.

Soferl war der absolute Höhepunkt im Leben der Familie. Alles drehte sich um die Kleine! Daran hatte sich wenig geändert.

Als die Geburtstagsgäste kamen, herrschte totaler Friede und Harmonie unter den fünf Familienmitgliedern. Jeder kannte seine Rolle und spielte sie perfekt. Die Familie hielt nach außen hin fest zusammen, sie wirkten einer Festung nicht unähnlich. Es wäre fast ein schöner Geburtstag geworden. Aber eben nur fast.

Die Torte sah wunderbar aus. Ein riesiges weiß-rosa Gebirge aus Schlagobers und Kuchenmasse, mit Erdbeeren verziert, sechzehn Kerzen rundherum und eine Lebenskerze in der Mitte. Alles in Rosa, natürlich, für die Prinzessin! Am Couchtisch lagen die Geschenke, die meisten auch in rosa und weißem Papier verpackt. Ein einziger Traum. „Süße sechzehn", sprach eine Tante verträumt dreinblickend, „da beginnt das Leben."

Wirklich, dachte Sophie, *vielleicht, wenn ich Glück habe, endet es auch ...*

Vor dem Auspacken flüsterte Lilli ihrer Schwester noch ins Ohr, dass ihr Geschenk nachkäme. Es wäre irgendwie nicht rechtzeitig fertig geworden. Es fiel ihr nicht leicht, Soferl bewusst anzulügen, aber hätte sie ihr sagen sollen, dass sie vergessen hatte, etwas Geeignetes zu besorgen und dass sie den Brunch jetzt mit ihrem Freund genießen würde.

Besaß sie den Gutschein überhaupt noch oder hatte sie ihn gleich zerrissen, als sie den tragischen Fehler bemerkte? Sie wusste es nicht mehr. Es war ja auch egal. Es war nur ein Essen, für gesunde Menschen ein angenehmer Zeitvertreib. Aber was dies für Soferl bedeutet hätte, wollte sich Lilli gar nicht ausmalen. Vermutlich eine einzige Qual. Und sie, die eigene Schwester, hatte nicht daran gedacht.

Später setzte sich die Familie noch zur Jause, nachdem sich die ganze Gesellschaft mit Sekt und Brötchen gestärkt hatte. Mit Champagner, wie Heinrich betonte. Er wusste immer, was er seiner Familie schuldig war und es war ihm auch nichts zu teuer, auch wenn er diesen von einem Patienten geschenkt bekommen hatte.

Heinrichs Schwester flötete, nachdem sie das Glas auf ihr Patenkind erhoben hatte: „Der sechzehnte Geburtstag ist halt doch etwas ganz Besonderes!" Da keiner das Gegenteil behauptete, ihr aber auch niemand zustimmte, fühlte sie sich bemüßigt, dieses näher aus zu schmücken. Sie strahlte, offensichtlich in Erinnerung an ihren eigenen sechzehnten Geburtstag, der aber schon eine Weile her war.

„Mit sechzehn ist einfach alles wunderbar! Da ist man verliebt. Fühlt sich so ganz als junges Mädchen", sie sah verträumt im Raum herum und Soferl dachte: *Sie meint wohl, dass man keinen Sex haben darf – VOR der Ehe, hat aber dann leider bei ihren eigenen Kindern nicht so ganz geklappt.* Sie lächelte im Geiste, als sie sich an das Familiendesaster erinnerte, als sich heraus stellte, dass eine ihrer Cousinen ohne Trauschein schwanger wurde. Daran dachte jetzt aber niemand mehr, denn die Tante faselte glückselig weiter, schwelgte in Erinnerungen und war gar nicht mehr zu bremsen. Endlich erhob sie das Glas. Sie selbst nippte nur ein winziges Schlückchen, denn sie trank nie Alkohol, das schien in ihren Augen irgendwie vornehm zu sein. Sie wollte mit Soferl nochmals anstoßen und sagte: „Jetzt wirst du so richtig erwachsen und bist nun kein Kind mehr. Das Leben wartet auf dich." Pathetisch fügte sie hinzu: „Lass dich ansehen", sie musterte sie von oben bis unten, „der Busen wird schon noch kommen, aber sonst bist du eine schöne junge Frau." Dann lachte sie selbstgefällig, überlegte lange, welches von den winzigen Brötchen sie sich erlauben durfte zu essen, ohne ihre gegenwärtige Diät zu gefährden.

Anna hatte der Rede mit wachsender Besorgnis gelauscht, aber nicht gewagt, ihre Schwägerin zu unterbrechen. Die Dame war einfach nicht zu stoppen, wenn sie einmal loslegte, ihre Statements abzugeben. Soferl schien das ganze Gerede aber nicht so tragisch zu nehmen, obwohl sie sonst oft heftig reagierte, wenn man ihr sagte, dass sie fast kein Kind mehr wäre.

Was die alte Tante da wieder für einen Schwachsinn verzapft hat. Soferl versank kurz in ihre üblichen Grübeleien. Sie fand, dass sich dieser Geburtstag in Nichts von den anderen unterschied. Wer sagt denn, dass gerade dieser etwas Besonderes sein sollte. Von ihren Freunden hatte sie so etwas noch nie gehört und die Geschwister erwähnten das auch niemals. Sie wollte einmal mit Lilly reden, ob sie dieses Alter wirklich großartig fand.

Das ist doch alles ein blödes Klischee. Ich bin nicht verliebt. Nichts darf man. Die Schule ist stressig, die Haut macht Probleme, die Freunde sind oft deppert und die Eltern auch. Was ist an alldem so toll! Am liebsten hätte sie dies laut gesagt, aber ihre Mutter hatte sich mit dem Fest so viel Mühe gegeben, da wäre es unfair gewesen, dies jetzt mit Missmut oder gar Unhöflichkeit zu belohnen. Soferl kannte ihre Rolle nur zu gut, lange genug spielte sie diese schon.

Bei der Jause passierte dann das Unweigerliche. Eine Tante fragte, warum Soferl denn gar nichts essen wollte, die Torte schmecke so gut und auch die anderen Sachen sehen lecker aus. Vorhin an den Brötchen hatte sich Sophie noch vorbeischwindeln können, aber jetzt bei Tisch sahen alle, dass sie nichts aß.

„Du bist auch dünner geworden", bemerkte die Tante, ob mitfühlend oder neugierig konnte keiner genau erkennen. Alle starrten plötzlich auf Sophie. Es war totenstill am Tisch.

„Ich bin magersüchtig, ich esse nichts. Wenn jemand dabei ist schon gar nicht." *Soll ich das jetzt wirklich sagen? Sie werden sicher alle denken, dass ich verrückt bin.* Ich könnte auch die ganze Torte in der Küche in mich hineinstopfen und dann kotze ich alles wieder ins Klo. Was wollt ihr, dass ich mache. Ich habe doch immer gemacht, was ihr wollt. Immer brav und lieb und angepasst. Und du, hörst du mir überhaupt zu? Zu wem rede ich eigentlich? Zu Papa oder zu Mama, oder zu den anderen dummen Verwandten, die selbstgefällig dasitzen und sich denken, gut, dass die unsere Probleme nicht kennen. Warum schaut die Mama so angestrengt zu mir her? Warum sagt sie nichts. Sie versucht doch sonst immer alles zu beschönigen. Was geht hier überhaupt vor, was wollen die alle von mir? Warum starren mich alle so an. Habe ich eine Warze auf der Nase oder abstehende Ohren? *Bin ich am Ende nackt und weiß es nur nicht. Warum hat denn die Omi plötzlich Tränen in den Augen? Alle machen so ein komisches Gesicht, sogar meine Geschwister sind auf einmal still geworden.*

„So ist es, unsere Soferl ist seit einem Jahr magersüchtig", hörte sie ihre Mutter mit zitternder Stimme sagen. Keiner von den Verwandten sagte ein Wort. Es herrschte Totenstille in dem Zimmer.

„Glotzt nur. Alle hier. Ich kenne euch alle und kann mir schon denken, wie jetzt hinter meinem Rücken geredet wird. Aber auch ihr habt Dreck am Stecken, nur wollt ihr es immer gut verbergen. Wenn es niemand weiß, dann ist es auch nicht geschehen. Das war schon immer das Motto in der Familie. Alles immer schön unter den Teppich, dann sieht es keiner", dachte Soferl, sagen wollte sie das unter gar keinen Umständen. Nie und nimmer wollte sie so unhöflich und taktlos sein. Sie wollte auch nicht unfair ihrer Mutter gegenüber erscheinen. Sophie war zwar mit vielen Dingen, die ihre Mutter tat, nicht einverstanden, aber das hatte sich Anna nicht verdient. Sie waren immer loyal zueinander gewesen.

„Komm Soferl, hör auf zu reden", flüsterte Lilli, die neben ihrer Schwester am Tisch saß.

Hatte sie das eben alles doch nicht nur gedacht, sondern auch laut gesagt? Und wenn schon. *Was ist so schlimm, dass ich magersüchtig bin. Warum kann ich das nicht sagen? Warum dürfen meine Eltern und Geschwister nicht darüber reden. Papa wollte auch nicht, dass ich in seine Klinik zum Blut abnehmen komme. Warum eigentlich nicht?*

„Da sehen alle, wie dünn sie ist und wissen es dann", hatte er gesagt. *Was wissen dann eigentlich alle? Dass ich krank bin? Na und, das ist ein Spital, da sind viele krank. Was ist an Blinddarmentzündung oder Angina weniger anrüchig, als an Magersucht. Anorexia nervosa ist besser, das klingt mehr nach Krankheit, die man haben darf. Auf Deutsch hat es so einen Anflug von Peinlichkeit. Man weiß ja, dass da mit der Familie etwas nicht stimmt. Stimmt! Etwas stimmt mit fast jeder Familie nicht, aber nicht alle haben ein magersüchtiges Kind. Wir schon. Wir waren schon immer etwas Besonderes und trotzdem wollen sie nicht, dass man davon redet. Warum wird gerade aus dieser Krankheit ein solch großes Geheimnis gemacht? Da sagen sie dann auch leise untereinander: Das ist ganz schrecklich, hast schon gehört. Sie, wer immer das sein mag, reden mit vorgehaltener Hand darüber, untereinander nur leise, damit es nicht auffällt. Nur nicht zu den Betroffenen etwas sagen, die sollen gar nichts merken, dass es jemand weiß, das könnte ihnen peinlich sein.*

„Wer will noch einen Sekt", fragte Heinrich in das Schweigen hinein. Alle ließen sich nachschenken, obwohl niemand mehr Lust hatte weiter zu feiern. Am allerwenigsten Soferl. Ihre Geburtstagsfeier hätte es sein sollen. Familie und Freunde hatten sich gefreut und sie hatte es verdorben.

Später riss sie das Papier von den Geschenken, bedankte sich höflich und wünschte nichts so sehr, als dass alle gehen würden und sie eine Weile allein sein könnte. Sie fühlte sich elend und schuldbewusst. Das hätte sie niemals laut sagen dürfen. Warum hatte sie nicht, wie sonst immer, den Mund gehalten und gelächelt, sich bedankt, von der Torte gekostet und sie dann still und heimlich ins Klo gespuckt. Niemand hätte etwas bemerken müssen. Warum war sie gerade heute nicht das brave, angepasste Mädchen?

Als endlich alle weg waren, wollte sie sich bei ihrer Mutter entschuldigen, aber sie wusste nicht, was sie sagen sollte. Sie wollte weinen, aber nicht einmal das gelang ihr. So lag sie nur auf ihrem Bett und starrte auf die Zimmerdecke. Zuvor hatte sie sich noch angeboten, beim Aufräumen zu helfen, aber Anna hatte ihre Hilfe nicht gebraucht.

Ich bin zu gar nichts mehr brauchbar, ich bin vollkommen nutzlos, sinnierte Soferl im Liegen. Plötzlich spürte sie, wie ihr Magen knurrte. Sie hatte, außer einem kleinen Stückchen Semmel und einem Magerjoghurt den ganzen Tag nichts gegessen. Sie gab sich vollkommen dem Gefühl hin, welches ihr die Magenschmerzen verursachten. Es tat weh, war aber gleichzeitig ein sehr angenehmes Gefühl für Soferl. Es füllte sie ganz aus. Sie konnte an nichts anderes mehr denken. Das hatte sie lange nicht mehr in aller Deutlichkeit gespürt. Das schlechte Gewissen, das sie wegen des verpatzten Nachmittages hatte, verschwand. Es gab nur mehr die Magenschmerzen. Je intensiver sie daran dachte, desto besser fühlte sie sich. Plötzlich wusste sie, dass es Hunger war, was sie da spürte.

Das können die anderen nicht. Die sind alle fett und lasch, denken an nichts anderes, als sich den Bauch mit ungesunden Dingen vollzustopfen. Sogar meine Geschwister sind so. Obwohl sie in jeder Weise großartige Menschen sind, aber das schaffen nicht einmal sie. Aber ich schon, wenn ich es nur genug will.

Fast glücklich fiel sie in einen traumlosen Schlaf.

Später am Abend setzten sich Eltern und Geschwister noch zusammen und diskutierten den Vorfall vom Nachmittag. Sie waren sich wieder einmal einig, dass etwas geschehen musste und Sophie dringend Hilfe brauchte. Wie oft hatten sie sich das schon vorgenommen und dann doch nichts unternommen. Diesmal war es nicht anders.

Am nächsten Tag wurde nämlich von dem Vorfall nicht mehr gesprochen, Soferl wirkte fast heiter, ohne aber provokant zu sein. Heinrich ging früh in die Klinik, ob er dort wirklich von Nöten war, konnte Anna nicht sagen, aber es entsprach seiner Art, unangenehmen Dingen aus dem Weg zu gehen. Nur Lilly kam kurz vorbei und beratschlagte mit ihrer Mutter, was sie jetzt machen sollten.

„Am besten du rufst in der Selbsthilfegruppe an, die wissen bestimmt Rat." Das war gar keine schlechte Idee und Anna erreichte auch wirklich sofort die Leiterin. Sie schilderte den Vorfall während der Geburtstagsfeier und musste überrascht hören, dass Soferl nicht ungewöhnlich agiert hatte. Viele Mädchen, so Marias Worte, verheimlichen ihre Krankheit lange Zeit, bis sie plötzlich nicht mehr an sich halten können und oft bei ganz unpassenden Gelegenheiten ihre Krankheit zur Sprache bringen.

„Deine Tochter hat lange geschwiegen, jetzt ist ihr, ohnehin schlecht belastbar, alles zu viel geworden, da hat sie einfach gesagt, was sie sich denkt. Es war kein wirklich passender Zeitpunkt, zugegeben, aber diese Mädchen denken nicht logisch, sonst wären sie nicht magersüchtig", sagte sie traurig. „Die Krankheit ist eine Mischung aus Angst nicht angenommen und gleichzeitig zu viel gegängelt zu werden. Eltern müssten einen Spagat zwischen beidem schaffen, den diese aber nie schaffen können, da die Mädchen auch hierbei die Latte immer höher legen, so wie sie an sich selbst immer mehr Ansprüche stellen. Magersucht ist mit ein paar Worten nicht zu erklären, die Krankheit verläuft auch sehr individuell. Es gibt natürlich einige parallel laufende Parameter, manchmal denkt man, eine Kontinuität oder irgendein Muster im Verlauf zu erkennen, aber dann läuft doch wieder alles in ganz unterschiedliche Richtungen und du, als Mutter stehst wieder vor einem Rätsel."

„Du hast mit jedem Wort recht", sagte Anna „aber was kann ich jetzt konkret machen? Es wird immer schlimmer. Soll ich sie doch zu einer Therapie zwingen?"

„Du kannst gar nichts machen, solange sich Sophie nicht freiwillig dazu entschließt. Das würde wieder Druck für sie bedeuten, den sie nicht aushält. Das hat der Vorfall vom Geburtstag gezeigt. Sie hätte die Brave oder Tolle oder irgendwer sein sollen, aber sie konnte keine der Rollen übernehmen."

„Aber ich kann sie nicht einfach so treiben lassen", versuchte sie Maria von der Dringlichkeit einer Behandlung zu überzeugen.

„Was willst du von mir hören", fragte diese höflich, aber doch ein wenig ungehalten. Es war immer das Gleiche, die Mütter halten die Situation nicht aus, da ihnen in den meisten Fällen niemand wirklich zur Seite steht und dann klammern sie sich an eine Therapeutin, die möglichst rasch alles wieder gut machen soll, bedenken dabei aber nicht, dass sie damit oft den Druck auf die Töchter noch verstärken. An der bestehenden Familiensituation würde sich in den meisten Fällen nämlich gar nichts verändern. Das sagte sie allerdings nicht zu Anna, sondern fügte nur milde hinzu: „Hol DU dir Hilfe in einer Therapie. Deine Tochter muss alleine wollen, sonst schadest du ihr mehr, als es ihr nützen würde."

„Das will ich natürlich unter gar keinen Umständen, aber ich glaube, Soferl wird alleine nie um Hilfe bitten."

„Oh ja, das wird sie schon", nach einer Pause: „Wenn der Leidensdruck groß genug ist, wird sie einsehen, dass sie Hilfe braucht. Es ist schrecklich hier zusehen zu müssen, wie das eigene Kind leidet und sich quält, obwohl es primär gesund und fröhlich war, aber so ist es. Je mehr du versuchst, dagegen etwas zu untenehmen, desto heftiger wird sie versuchen, sich dagegen zu wehren. Der Teufelskreis wird immer schlimmer." Maria hatte jetzt sehr eindringlich gesprochen. Sie wusste, dass vor allem Mütter sehr gerne den Fehler machen, die Töchter zu beeinflussen, professionelle Hilfe in Anspruch zu nehmen. Sie rechtfertigen dies nach dem Motto, wenn ich mich gar nicht mehr um das Kind kümmere, wird alles nur noch schlimmer. Oft ist es aber gerade diese Einflussnahme, welche die Krankheit nicht zum Erliegen kommen lässt.

Maria, die viele Jahre als Therapeutin mit essgestörten Kindern gearbeitet hatte, wusste jedoch nur all zu gut, dass dies sehr schwer nachzuvollziehen und noch schwieriger umzusetzen war und viele Ärzte und Therapeuten damit ebenfalls nicht umgehen konnten. Daher war es ihrer Meinung nach besonders wichtig, dass Eltern ihre Töchter selbst entscheiden ließen, wann sie Hilfe in Anspruch nehmen wollen und diese auch den geeigneten Hilfesteller selbst aussuchen sollen. Dies würde eine gewisse Eigenverantwortlichkeit voraussetzten und den Betroffenen wiederum etwas von ihrem verloren gegangenen Selbstwertgefühl zurückgeben. Sie könnten auch später Rat und Hilfe der Therapeutin besser annehmen, da sie den Eltern nicht mehr Rechenschaft schuldig wären, sondern eigentlich nur sich selbst. In ihrer Zeit als Therapeutin hatte sie viele Mädchen kennen gelernt, die zum Zeitpunkt der Krankheit bereits großjährig waren und denen die Eltern maximal beratend zur Seite stehen konnten. Oft wurde auch dies von den Patientinnen nicht mehr wirklich gewünscht, aber von den überbesorgten Eltern nur sehr schwer, manchmal gar nicht, akzeptiert. Viele Eltern konnten sich von ihrer Hilfestellung nicht mehr trennen, da sie oftmals ihr einziger Lebensinhalt geworden war. Dies war leider auch einer der Gründe, warum die Krankheit so lange unbehandelt blieb.

„Aber bitte mache nicht den Fehler, dich jetzt gleich wieder schuldig zu fühlen, nur weil du besorgt um deine Soferl bist", betonte sie abschließend.

Anna versuchte alles zu verstehen, was Maria ihr riet, aber es blieb trotzdem ein klein wenig Unbehagen in ihr zurück, als sie sich verabschiedete. Es entsprach absolut nicht ihrer Natur, Dinge einfach laufen zu lassen. Sie wollte, ja musste irgendetwas unternehmen. Sie als Mutter war schon immer gerne die letzte Instanz bei dem, was Soferl tat, jetzt sollte sie, in so einer wichtigen Sache, tatenlos zusehen, wie das Kind immer kränker und ausgezehrter wurde und sich vor allem psychisch zunehmend veränderte. Aber es war natürlich auf der anderen Seite viel Wahrheit in dem, was ihr Maria geraten hatte. Sie wollte es doch immer nur richtig machen und hatte doch so viel falsch gemacht.

Was hatte Maria gemeint, als sie zu ihr sagte: „Hol du dir Hilfe!" Hatte nicht auch Georg schon vor Monaten so etwas Ähnliches gesagt? Aber von wem sollte sie sich diese denn holen? Sie überlegte, wer ihr helfen könnte. Traurig musste sie erkennen, dass ihr in wirklich ausweglosen Situationen kaum jemand zur Seite stand. Jedoch war sie sich nicht sicher, ob sie überhaupt Unterstützung angenommen hätte.

Da fielen ihr plötzlich zwei alte Leitsätze wieder ein, die ihr schon früher immer sehr geholfen hatten, die aber offensichtlich ein wenig in Vergessenheit geraten waren. Der eine lautete, dass die beste Hilfe die sei, welche man sich selbst gibt und der andere, dass man niemanden verändern könne, außer sich selbst. Anna fühlte sich gestärkt und hoffnungsvoll, als sie plötzlich daran dachte.

8.

Anna war über die Vorkommnisse bei Soferls Geburtstag sehr entsetzt. Das hatte ihr die ganze Tragödie mehr als deutlich vor Augen geführt. Sie konnte an nichts anderes mehr denken. Bei ihren Recherchen hatte sie einmal gelesen, dass Magersucht immer auch eine „Familienkrankheit" wäre. Es war da sogar ganz konkret von der „magersüchtigen Familie" die Rede. Es ging hier nicht nur um die akut Kranken, sondern um die ganze Familie.

„Das würde auch auf uns zutreffen", sagte sie sich. Sie überlegte, dass die Familie doch zu wenig über die Krankheit wusste, in letzter Zeit wurde überhaupt nicht mehr darüber gesprochen.

Niemand versuchte mehr ernsthaft an Sophies Leben teilzunehmen. Solange Soferl das strahlende Kind gewesen war, das nie Probleme machte, hatte sie eine liebende Familie um sich gewusst. Alle waren stolz auf sie gewesen und glücklich dieses wunderbare Kind als Tochter oder Schwester zu besitzen. Aber im Angesicht der Krankheit stand Soferl ganz alleine da. Wie lange hatte sie stumm nach Hilfe geschrien und so gut wie keine Ansprechpartner gefunden.

Je intensiver Anna über Lösungsvorschläge nachgrübelte, desto überzeugter wurde sie, dass das Problem nur im Zusammenspiel der gesamten Familie irgendwie in den Griff zu bekommne wäre und es auf keinen Fall Sophies alleinige Angelegenheit bleiben durfte, daran zu arbeiten. Das System musste von innen eine Änderung erfahren und nicht nur von außen Hilfe substituiert werden. Anna war sich im Augenblick zwar überhaupt nicht im Klaren, was sich konkret ändern sollte, aber sie war überzeugt, dass die ganze Familie zusammenarbeiten musste, damit Soferl geholfen werden konnte.

Vorerst mussten einmal alle Familienmitglieder, jedoch ohne Soferl, zusammenkommen. Das war gar nicht so leicht, da das Kind fast ständig zu Hause weilte. Schließlich fand sich doch ein geeigneter Abend, aber sie überlegte trotzdem lange, wie sie eine so genannte „Familienkonferenz" ankündigen sollte. Obwohl sie ein direktes und offenes Verhältnis zu ihren Kindern hatte, war Anna regelrecht nervös, als sie ihren Sohn Christoph anrief. Es entsprach sonst nicht ihrer Art, lange um eine Sache herumzureden, sie kam immer schnell zum eigentlichen Grund ihrer Aussage. Diesmal zögerte sie ein wenig, dass aber von der Soferl die Rede war und dass sie gerne mit der ganzen Familie reden wollte, sagte sie jedoch sofort. Chrisi wurde schlagartig ernst und es war für ihn keine Sekunde fragwürdig, an dem von der

Mutter gewünschten Termin zu Hause zu sein. Ganz anders reagierte der Vater. Er stammelte wie immer von unabwendbaren Operationen und lebensrettenden Aktionen. Er hörte Anna eigentlich gar nicht mehr so richtig zu, warum es hier ginge, aber nach langem Hin und Her, sagte er sein pünktliches Kommen zu. Naja, sein pünktliches Kommen nicht, aber sein Kommen. Das war ja wenigstens schon etwas, denn normaler Weise hatte er tausend Ausreden zur Hand, die ihm ein Erscheinen gerade zu dieser Zeit unmöglich machten.

Dass Elisabeth da sein würde, war Anna klar, weshalb sie ihr auch als letztes Bescheid gab.

Die Geschwister kamen pünktlich, wer nicht kam, war Heinrich. Die Familie wartete und es war schon, noch bevor ein konstruktives Gespräch beginnen konnte, klar, wie die Weichen gestellt werden. Mutter – Kinder – Vater, obwohl es doch heißen sollte: Vater – Mutter – Kinder.

Endlich waren alle Familienmitglieder anwesend, Heinrich hatte irgend einen wichtigen Grund für seine Verspätung vorgebracht, der aber niemand interessierte und Anna begann, etwas förmlich, ähnlich einer Seminarleiterin, mit ihren Ausführungen.

Sie hatte sich viel Mühe gemacht, einiges zusammengestellt und Seiten eines Buches kopiert. Da alles sehr professionell wirkte, lauschte die Familie bald andächtig. Jeder war sich bewusst, wie ernst die Lage war. Die konkrete Frage, die Anna an Heinrich und die Zwillinge stellte, war: Wie könnten sie Soferl als Familie helfen? Sie betonte gleich zu Beginn, dass zwar Fehler gemacht wurden, vielleicht auch große, aber trotzdem niemand persönliche Schuld trage. Sie wollte auf jeden Fall verhindern, dass ein einziges, fruchtloses Streitgespräch entstünde und sich die Familie in zwei Parteien spalten würde.

Die gegenseitigen Schuldzuweisungen waren immer schon ein großes Problem in dieser Familie. Immer wieder wurden Beschuldigungen hin und her geladen, jeder auf jeden. Beim jetzigen Stand der Dinge würde sich die Stimmung noch verschlechtern. Soferl, von natur aus ein sehr sensibler Mensch, würde dies sofort spüren, bei sich selbst die Ursache suchen und wahrscheinlich auch finden. Daraus käme sie wiederum unter massiven Druck, ihr eigenes Gewissen würde ihr sagen, sie wäre für die neuerliche Missstimmung verantwortlich. Waren schon die ständigen Streitereien und Meinungsverschiedenheiten ihrer Eltern für das Kind sehr schwer auszuhalten, durften die Geschwister jetzt nicht auch noch mit hineingezogen werden. Dies hätte sie unweigerlich noch mehr belastet.

So begann Anna behutsam mit ihrer Rede, versuchte den Ist-Zustand zu umfassen und las auch hin und wieder einige Abschnitte aus einem Buch vor, um ihrer Familie das Gesagte fundierter und einprägsamer erklären zu können. Christoph hörte aufmerksam zu, seine Körpersprache zeigte aber unmissverständlich, dass er all das nicht wirklich annehmen konnte. Er hatte die Arme vor der Brust verschränkt und betrachtete seine Mutter distanziert.

Ganz anders Elisabeth: Sie lauschte gespannt den Ausführungen. Sie hatte selbst schon einiges über Magersucht gelesen, so war ihr die reine Theorie, die Anna der Familie vortrug, nicht mehr ganz so fremd. Sie war es ja schließlich gewesen, die ihrer Mutter am Anfang der Krankheit ein einschlägiges Buch zeigte und sie auf die Möglichkeit einer Magersuchterkrankung aufmerksam gemacht hatte. Wahrscheinlich befasste sie sich überhaupt am längsten von allen Familienmitgliedern mit diesem Thema, auch wenn sie sich zeitweilig davon zu distanzierten suchte. Dies war aber sicherlich ein Ausdruck ihrer heillosen Überforderung.

Ganz anders, aber für Anna nicht überraschend, reagierte Heinrich. Er war entsetzt! Er fand alles schrecklich, wie konnte das geschehen? Er tat, als ob er eben von Soferls Krankheit erfahren hätte.

Anna versuchte möglichst klar die einzelnen Rollen, die jedes Familienmitglied innehatte, aufzuzeigen. Sie selbst fühle sich ursächlich und maßgeblich verantwortlich für Sophies Zustand, da sie, in dem Wunsch nach einem „perfekten Kind", dieses sicherlich in hohem Maße überfordert hatte.

„Mir ist heute klar, dass ich Soferl zu sehr nach meiner eigenen Wunschvorstellung erzogen habe. Ich wollte auch vor dir, Heinrich und vor meiner eigenen Mutter mit diesem ‚gelungenen Kindlein' gut dastehen."

Es war sicherlich nicht leicht für Anna vor der ganzen Familie offen und schonungslos ihr eigenes Befinden aus zu breiten und, wie sie glaubte, ihr Versagen, einzugestehen. Sie hätte nicht bedacht, sagte sie, was für gravierende Folgen ihre Überfürsorge hatte und in welch hohem Maße sich Sophie belastet fühlte. Sie wollte nur das Beste, zum Wohle des Kindes und natürlich auch für beide als Eltern, was sie mit einer einladenden Geste zu Heinrich unterstrich.

Sie sagte nicht, dass sie auch das Beste für sich selbst wollte, zum Beweis, dass sie eine gute Mutter wäre. Sie hatte all die vielen Jahre immer um ein wenig Anerkennung von Seiten ihrer eigenen Mutter gekämpft und inständig gehofft, wenn sie ihre Sache einmal wirklich gut machen würde, sie diese auch erhielt. Es war aber immer nur an Anna herumkritisiert worden. Dabei hatte sie angeblich auch immer nur das Beste für ihre einzige Tochter gewollt, aber es gab in Annas Leben kaum etwas, das sie nur annähernd so gut konnte, wie ihre Mutter. Das fing bei der Allgemeinbildung an und hörte beim Klavierspielen auf.

Nie hatte sie es wirklich richtig gemacht. Vieles war gar nicht bemerkt worden. Das sollte Sophie ausgleichen. Es hat ja auch eine lange Weile funktioniert, wenigstens nach außen hin.

Anna bedachte aber in ihrer Selbstanklage nicht, dass viele Vorgänge in festgesetzten Bahnen liefen und sie nur begrenzten Einfluss darauf hatte. Vieles lag in ihrer eigenen Kindheit verankert und die Konstellation aus Heinrichs Stammfamilie trug das Übrige dazu bei.

Als Anna ihre Rede beendet hatte, herrschte unter den Familienmitgliedern betretenes Schweigen. Niemand wusste darauf etwas zu antworten.

Was denken die jetzt, vor allem Heinrich, fuhr es Anna durch den Kopf. Er wirkte unbeteiligt, als ob ihn das Ganze nicht wirklich etwas anginge. Eine gewisse Selbstzufriedenheit ging von ihm aus, als er die Worte seiner Frau vernahm, vor allem als sie so bereitwillig die Schuld auf sich nahm. So wie das Gespräch im Augenblick verlief, konnte er zufrieden sein.

Es war ungewöhnlich still im Wohnzimmer. Anna nahm ihren ganzen Mut zusammen und fuhr in ihren Ausführungen fort, nicht ohne vorher noch einmal zu betonen, dass sich wirklich niemand angegriffen oder schuldig fühlen sollte.

Sie wusste im Voraus, dass sie auf gar keinen Fall den Eindruck erwecken durfte, Heinrich hätte Schuld an der Essstörung der Tochter. Sie wollte nicht Anklage erheben, denn er wäre begreiflicherweise in die Verteidigungsrolle gedrängt worden und dies hätte absolut zu nichts Konstruktivem geführt, ganz im Gegenteil, ein heftiger Streit wäre entbrannt und die Gesprächsbasis verloren gewesen. Sie hätten sich darauf hin nur wiederum sinnlos Schuld zugeschoben und es hätte keinen Platz für Verzeihen gegeben, da sie beide nicht eingelenkt hätten. Sie hatte dies in all den Jahren bei ähnlichen Gelegenheiten erlebt und so überlegte sie gut, bevor sie, mit einer gewissen Bestimmtheit im Ton und ungewohnt selbstbewusst sagte: „Ich fühlte mich von dir, Heinrich, in meiner Erziehungsarbeit zu wenig unterstützt!“

Jetzt war ausgesprochen, was sie lange Zeit nicht einmal zu denken wagte. Anna getraute sich ihren Mann bei diesen Worten gar nicht anzusehen. Wie würde er auf das Unfassbare reagieren? Nur keine Nachdenkpause machen, dachte sie und redete hastig, diesmal bewusst an ihre Kinder gerichtet, weiter: „So übernahmt ihr immer mehr Erziehungsarbeit.“ Sie dachte nach, dann sagte sie, ohne vorwurfsvoll zu klingen, jedoch sehr bestimmt: „Das stand euch aber nicht wirklich zu, denn ihr seid ihre Geschwister! Dies hat aber nun zur Folge, dass sich in unserer Familie die Ebenen verschoben haben und Soferl nicht mehr gleichwertig mit euch ist. Sie fühlt sich immer unterlegen und versucht verzweifelt allen Ansprüchen gerecht zu werden. Den größten Anspruch stellt sie an sich selbst. Das ist wahrscheinlich ihr Hauptproblem. Haben wir sie nicht immer auch ‚unser braves Soferl‘ genannt?“

Das bewies sie ja auch fast täglich, sie räumte auf, erledigte kleine Besorgungen und brachte Anna und den Geschwistern immer wieder kleine Geschenke mit. Beim gemeinsamen Abendessen bediente sie ihre Familie, räumte her und weg, wie ein armes Hausmädchen. Sie kochte für Eltern und Geschwister mit Leidenschaft, ohne freilich selbst davon zu essen. Je bestrebter sie war, ihrer Familie fast jeden Wunsch zu erfüllen, desto mehr wurde sie daraufhin ausgenutzt. Es war aber auch bequem, denn Soferl wollte auch noch alles perfekt machen. Obwohl die Geschwister sie einerseits offensichtlich sehr ausnützten, wurde Soferl andererseits wieder in emotionalen Dingen unglaublich verwöhnt und in Schutz genommen. Immer in dem Wunsch der kleinen Schwester zu helfen, mischten sie sich in alles ein, was Soferl tat. Es wurde so gut wie kein Wert auf Eigenständigkeit gelegt. Dies hätte ja zur Folge gehabt, dass alle Beteiligten ihr Erwachsenwerden akzeptieren müssten. Sie aber erwarteten darüber hinaus vor allem Unterordnung und Fügsamkeit von ihr.

Ein großes Problem war, dass die Entwicklung zur Individualität von allen Familienmitgliedern unterdrückt wurde. Dies bezog sich aber nicht ausschließlich auf Soferl, sondern umfasste eigentlich auch den Rest der Familie. Unter dem Deckmäntelchen der Zusammengehörigkeit kontrollierte jeder jeden. Die Zwillinge, in ihrer besonderen Verbundenheit, lebten in einer gesonderten Welt. Vieles betraf sie zwar, aber sie lösten es unter einander. Soferl hatte diese Hilfe nicht. Sie war in das Schema gepresst, hatte sich anpassen müssen.

So war es schon bei Anna als Kind gewesen. Wie jetzt bei Soferl, wurde auch ihr Handeln nicht so sehr von den eigenen Wünschen geleitet, sondern orientierte sich an den Vorstellungen der Anderen. Dies führte sehr rasch zu einer starken Einengung der Persönlichkeit. Anna war in dem Grundsatz erzogen worden, dass sich ein Mädchen unterzuordnen und gegebenenfalls gehorsam zu sein hätte. Sie hatte sich oftmals zurückgesetzt und unterlegen gefühlt, sich dann emotional abgeschottet und sich in Tagträumen verstiegen. So hatte sie viele ihrer Begabungen nicht genützt, da sie sich selbst überhaupt nichts zutraute. Obwohl sie dies alles sehr bedauerte, gab sie es paradoxerweise gerade an ihre jüngste Tochter weiter. Anna suchte in Soferl das, was ihre Eltern ihr als Kind nicht gaben, nämlich die ganze Aufmerksamkeit und Anteilnahme an ihrer Person. Da sie schon als Kind emotional sehr verunsichert war und dann einen Partner gewählt hatte, der ihr dieses Gefühl nicht nahm, sondern eher noch verstärkte, suchte sie in Soferl einen Ersatz. So entwickelte sich das Mädchen nach einem bestimmten Muster. Sie wollte Anna die emotionale Leere ersetzten und diese wiederum „missbrauchte“ sie, um vor Heinrich bestehen zu können. Soferl wurde genau das, was Anna brauchte, das perfekte Kind.

Darüber hinaus herrschte in der Familie ein sehr hoher Leistungsanspruch. Es war nicht verwunderlich, dass nur messbare Leistungen zählten, wie die

Schule und da wiederum nur klar definierte Noten. Soferl hatte eine Menge guter Eigenschaften und Talente, die aber alle nicht wirklich gewürdigt wurden und als nichts Besonderes galten.

Aber sie hatte doch einen Ausweg gefunden, ein kleines Loch, durch das sie hindurchschlüpfte, ohne dass ihr die Eltern und Geschwister nachkamen, wo sie für sich alleine sein konnte, wo sie vor allem einzigartig war. Die kleine Öffnung, die sie gefunden hatte, führte in eine Höhle, die aus Licht, Farben und Gerüchen bestand. Den Eingang fand sie allerdings nur durch strenges Fasten, dann, wenn der Hunger fast unerträglich wurde. Aber davon wussten die Eltern und Geschwister nichts, das war ihr alleiniges Geheimnis. Manchmal hätte sie gerne mit jemandem darüber geredet, aber sie fand nie die richtigen Worte. Am Anfang hatte sie es Bella erzählt, dann nicht einmal mehr dem Hund.

Von all dem wusste auch Anna nichts, obwohl sie sich viele Monate mit der Krankheit und Soferls Befinden auseinandergesetzt hatte. Den Zustand des Kindes konnte sie dennoch nicht präzisieren. Sie hatte jedoch mit vielem recht, was sie sagte. Sie sprach sachlich, aber sehr eindringlich zu ihrer Familie. Überraschenderweise hatte sie niemand unterbrochen, alle hatten erst interessiert, dann zunehmend erschrockener ihren Worten gelauscht. Sollte es wirklich so schlimm um die Kleine stehen, dachten sie wohl.

„Das ist mir jetzt alles ein bissl zu hoch und zu psychologisch", Christoph war der Erste der auf die lange Rede der Mutter antwortete. „Ich finde, wir hätten das Ganze gar nicht so lange treiben lassen dürfen. Wir hätten sie einfach zum Essen zwingen sollen! Du warst immer viel zu nachsichtig mit ihr. Entweder sie isst oder sie muss in ihr Zimmer gehen. Bei uns warst du viel strenger." Es fiel ihm wahrscheinlich nicht auf, aber jetzt hatte er wieder den belehrenden Ton in der Stimme, der ihn an einen Vater erinnern ließ. Nur der richtige Vater sagte leider nichts.

„Das stimmt", konterte Lilli, „aber wir waren auch nicht krank. Wir hatten eben keine Lust oder keine Zeit zum Essen, das ist ein großer Unterschied." Der Bruder wollte das nicht so recht verstehen. Lilly versuchte es ihm zu erklären: „Wenn ich zu Soferl sage, iss das jetzt, ist das genau so, wie wenn ich zu dir sage, rauch jetzt nicht mehr." Das musste Christoph einsehen. Während die Zwillinge hin und her debattierten, hatte Heinrich einige der kopierten Zettel, die am Couchtisch lagen, gelesen. Plötzlich unterbrach er die Kinder und las laut vor: „Diese Männer sind in der Regel sehr fleißig, ihre Arbeit ist ihnen heilig, bla, bla, bla." Es war sofort klar, dass er, als er weiter vorlas, sich selbst meinte: „Die primäre Aufgabe besteht in der finanziellen Versorgung der Familie, die sie (die Männer, Anm. d. Autorin) versuchen, mit aller Kraft bestmöglich zu erfüllen. So intensivieren sie mehr Energie und

Zeit in ihre Arbeit, als in ihre emotionale Beziehung zur Familie." (Zitat: Wardetzky; „Iß doch endlich mal normal" S. 136)

Heinrich wartete einen Augenblick, bevor das Donnerwetter über seine Frau losbrach.

„Wie kannst du es wagen, mich vor den Kindern derartig zu desavouieren und meine Rolle als Familienvater in Frage zu stellen?" Anna hatte keine Gelegenheit zu erklären, wie all das vorhin Gesagte gemeint war.

„Ich glaube nicht, dass dies geschah, aber es ist nicht unrichtig, dass du dich wenig um uns gekümmert hast", sagte Christoph schneidend. Seine heftige Reaktion war etwas ungewöhnlich, denn Anna hatte eigentlich angenommen, dass ihn die spärliche Präsenz seines Vaters kaum störte.

„Das hat doch so alles keinen Sinn", versuchte Lilli dem Gespräch wieder eine andere, konstruktivere Wendung zu geben.

„Ja, da hast du vollkommen recht", bemerkte Heinrich spitz, „das sehe ich auch so. Ihr habt mich aus meiner Vaterrolle hinausgestoßen." Jetzt wirkte er nicht mehr zornig, eher beleidigt.

„Das stimmt so auch wieder nicht. Du hast deinen Platz frei gemacht, mag sein, weil du mit Arbeit überhäufst warst, aber es hat dich niemand hinausgestoßen, du bist von selbst gegangen." Anna versuchte ruhig und sachlich zu bleiben, obwohl sie am liebsten laut geschrien hätte, vor Wut und Verzweiflung. Die Veränderung in der Familie war nicht von heute auf morgen geschehen, all das hatte sich über viele Jahre hinweg entwickelt. Es war allerdings auch nie wirklich etwas dagegen unternommen worden, dass sich die Dinge wieder zum Besseren verändert hätten. Offensichtlich war es beiden Eltern über einen langen Zeitraum nur recht gewesen, so wie es eben war.

Anna hatte ihre Freiheiten, sie konnte die Kinder erziehen, wie es ihr richtig erschien. Heinrich fragte nie, mischte sich in nichts ein. Dadurch erlangte er ebenfalls Freiheiten, die er offensichtlich auch benötigte. Was die Ehepartner aber nicht bedachten, war, dass sie für eben diese Freiheiten einen sehr hohen Preis bezahlten. Jetzt, nach so vielen Jahren, fühlten sich beide nicht mehr wohl in ihren Rollen. Heinrich nicht, da er sah, wie er immer mehr aus der Familie hinausgedrängt wurde und nun fast keinen Platz mehr in dieser hatte und Anna nicht, da sie, ähnlich einer Alleinerzieherin, immer ausgelaugter und verbrauchter wurde. Nun schien es, als ob es für eine Änderung zu spät wäre und die Eltern immer mehr ihr eigens Leben lebten. Nur das Soferl war noch da, die in ihrer Kleinheit und Magerkeit versuchte, die Eltern zusammenzuhalten.

Trotz Lillis Ermahnung vernünftig miteinander umzugehen, drohte das Gespräch zu eskalieren und sie waren von einer Lösung meilenweit, ja Lichtjahre, entfernt. Anna war sichtlich verzweifelt. So hatte sie sich diese

Zusammenkunft nicht vorgestellt. Es sollte um eine Lösung für Soferl gehen, nicht um sinnlose Schuldzuweisungen.

„Wir palavern jetzt schon über eine Stunde, aber über das eigentliche Thema, warum wir uns heute so formell hier eingefunden haben, ist noch nicht viel geredet worden." Lilly hasste es, wenn immer wieder vom Thema abgeschweift wurde.

„Wir alle dürfen eines nicht vergessen, Magersucht ist keine Laune oder eine Modeerscheinung eines überspannten Mädchens, Magersucht ist eine lang andauernde, ernst zu nehmende Krankheit", sagte sie ruhig und sachlich.

„Das ist ja gerade das Schwierige für mich, genau das kann ich nicht verstehen. Wenn es eine Laune von ihr wäre, würde ich ihr eine runter hauen, natürlich nur symbolisch", meinte Christoph schmunzelnd, obwohl ihm überhaupt nicht nach Lachen zu Mute war.

„Aber das ist es eben leider nicht", fügte er traurig hinzu.

Lilly wollte sich nicht unterbrechen lassen und sie sprach in sachlichem Ton weiter: „Habt ihr schon einmal überlegt, dass sich die Wuzi", wenn sie mit besonderer Liebe von ihrer kleinen Schwester redete, nannte sie diese manchmal so, „geradezu vierteilen muss, um uns allen zu gefallen."

Alle horchten Lilly gespannt zu. Mit klarer Stimme führte sie nun aus, was ihre Mutter schon zu Anfang des Abends vage angedeutet hatte. Relativ emotionslos sagte sie zu ihrer Familie: „Soferl findet grundsätzlich unsere Leistungen wesentlich grandioser, als ihre eigenen. Sie denkt, dass ich immer nur so genannte Spitzenleistungen erbringe. Wie schlecht ich in der Schule war und, dass es beim Studium auch immer wieder Hänger gibt, lässt sie überhaupt nicht gelten. Für die Kleine zählt nur, wie toll ich bin und findet sich selbst als viel weniger wert, nur weil sie noch nicht so viel erreicht hat. Sie bedenkt gar nicht, dass sie es schon aufgrund ihres Alters nicht erreicht haben kann."

Anna schaute dankbar und stolz zu ihrer großen Tochter als diese ihre Rede fortsetzte: „Dir, Chrisi, möchte sie einfach gefallen. Sie weiß, wie hübsch du dünne Mädchen findest, sie kennt ja genug von deinen Freundinnen. Es ist auch immer viel von Diäten und Sport, Stretching oder Fitness bei uns die Rede. Die Maße von Mädchen sind oft das Maß aller Dinge, zumindest in ihren Augen."

Christoph war sehr betroffen, als er die schonungslosen Worte seiner Schwester hörte. Sollte es sein, dass er maßgeblich daran beteiligt war, dass Soferl in die Magersucht gerutscht war? Das musste er später noch ausdiskutieren, denn er war ehrlich erschüttert. Aber jetzt wollte er seine Schwester nicht unterbrechen, denn sie sprach zügig weiter: „Georg und Yvi leben für Soferl in einer anderen Welt, nahezu im Olymp. Sie vergöttert die beiden und denkt sich wahre Wunderdinge über ihr Leben aus. Und für dich Mama, soll sie das kleine, süße, brave Mäderl bleiben. Ja gut, sie war sehr herzig und ich möchte sie am liebsten wieder knuddeln können!"

„Aber", sagte sie mit fester Stimme, „es ist vorbei! Mein Gott, Leute, sie ist sechzehn! Sie kann nicht ewig unsere Kleine bleiben. Sie hat ein Recht auf ein eigenes Leben, auf gewisse Freiheiten und auch auf eigene Fehler." Die letzten Sätze hatte sie nicht nur zu ihrer Mutter gesprochen, die hatte sie auch zu sich selbst gesagt. War es nicht auch so, dass sie, Elisabeth, ihrer Schwester wenig zutraute. Immer wollte sie die Kleine beschützen. Sogar jetzt, als sie kritisch sich selbst gegenüber sein sollte, nannte sie Soferl „die Kleine", dabei war sie gerade mal vier Zentimeter größer. Warum hing die Familie so an der Kindheit der Jüngsten? Jeder auf seine eigene Art. Sie wussten es nicht.

„Und von dir Papa", sagte Lilly zum Abschluss „wünscht sich Soferl, dass du sie ein wenig mehr beachtest, dass du ein klein wenig an ihrem Leben teilnimmst. Warum kocht sie für dich, wenn Mama einmal nicht da ist oder bügelt und räumt auf? Für Chrisi soll sie die femme fatale sein, die super ausschaut und nur Spaß im Leben hat, für mich die Karrierefrau, für Mama das Kleinkind und für ihren Vater, die schöne, halberwachsene Tochter, mit glänzenden Noten, die er, wenn er nur richtig stolz sein kann, auch beachten würde. Wie Leute, glaubt ihr, kann sie das jemals zustande bringen?" Nach einer kleine Pause fügte sie noch hinzu: „Sie sehnt sich wahrscheinlich nach Akzeptanz von uns allen und will so angenommen werden wie sie ist, bedingungslos und ohne Vergleiche mit anderen."

Die Familie sagte lange kein Wort, nicht einmal Heinrich sprang auf, wie es sonst immer seine Art war. Sie waren alle wirklich erschüttert. Elisabeth hatte das alles sehr gut erkannt, kein Familienmitglied, auch sich selbst nicht geschont, aber auch keinem direkte Schuld an der Erkrankung zu gesprochen. Es hätte auch wenig Sinn gehabt einen Schuldigen zu finden, denn es sollte eine Lösung zur Besserung gefunden werden und nicht ein Opfer. Aber alle trugen ihres bei, dass es zu der Krankheit kommen konnte und darüber fühlten sie eine unendliche Traurigkeit, denn sie wussten, dass Lilly mit jedem Wort ihrer wohlgesetzten Rede recht hatte.

Elisabeth hatte die Fakten erkannt und aufgezählt und die Lage, in der sich Soferl befand, dargelegt. Wie musste sich das arme Kind all die vielen Monate gefühlt haben, lange bevor die Krankheit überhaupt noch sichtbar war.

Anna, die ebenfalls viel über Anorexia nervosa gelesen hatte, holte ein Buch aus ihrem Zimmer, blätterte es durch und las dann vor: „Ein allen Familien gemeinsames Merkmal ist, dass die zukünftige Patientin nicht als Individuum mit eigenen Rechten gesehen und anerkannt wird, sondern vor allem als jemand geschätzt wird, der das Leben und die Erfahrung der Eltern zufriedenstellender und vollständiger machen soll. Solche Erwartungen schließen nicht aus, dass die Beziehung von großer Wärme und Zuneigung geprägt ist. Für gewöhnlich entwickeln sich enge Bindungen und ein intensiver Austausch von Gedanken und Gefühlen." Weiter unten sprang ihr noch eine Zeile ins Auge: „Was bringt Eltern dazu, ein Kind auf diese Weise zu missbrauchen?" (Zitat Bruch, Der Goldene Käfig, S. 54)

Nach diesen Worten waren alle ehrlich entsetzt und auch wenn es keiner aussprach, so wussten sie doch, dass das eben Gehörte voll und ganz auf sie alle zutraf. Begreiflicherweise war aber die Tatsache, einer gewissen Norm zu entsprechen kein Trost, eher das Gegenteil war der Fall. Warum war all das geschehen, wieso hatte niemand schon früher erste Anzeichen erkannt?

Das konnte niemand beantworten. Auch wenn es noch so schmerzlich war, musste jedes Familienmitglied auf unterschiedliche Weise die Tatsache akzeptieren, dass die Erkrankung von Sophie ein die ganze Familie betreffendes Problem war, mit dem nicht zu spaßen war und an dem alle mithelfen müssten, um eine Besserung herbei zu führen.

Durch die kühne, sachliche Rede von Elisabeth war allen Beteiligten mit einem Mal klar, dass Soferl den Spagat, den sie machen müsste, um allen wenigstens halbwegs gerecht zu werden, unmöglich schaffen konnte. Sie müsste sich ja regelrecht vierteilen.

„Du hast sicher mit vielem recht, was du über Soferl sagtest", meinte Chrisi an seine Schwester gewandt, „aber glaubt ihr, ist dies wirklich eine Erklärung für ihre Essstörungen?"

Er konnte all das immer noch nicht nachvollziehen. Seine Mutter verstand ihn nur allzu gut. Sie hatte auch lange gebraucht, um diese heimtückische Erkrankung halbwegs zu erfassen. Viele Bücher und stundenlanges Internet recherchieren und vor allem die Gespräche mit anderen betroffenen Eltern in der Selbsthilfegruppe, hatten ihr geholfen, ein wenig Einblick zu bekommen. Wirklich verstanden hatte sie aber auch nicht alles. Vor allem war sie noch unendlich weit davon entfernt, ihre Haltung dem Kind gegenüber zu verändern. Gerade dies wäre aber dringend notwendig gewesen. Ansatzweise formulierte es Lilly richtig.

„Ich glaube, sie will auch mehr Freiräume haben", sagte sie, mehr an ihren Bruder, als an die Eltern gewandt, „wir konnten in ihrem Alter mehr oder weniger machen was wir wollten. Wir waren für viele Dinge auch schon selbst verantwortlich. Du, Mama, kontrollierst sie, bei allem was sie tut. Wenn sie Freundinnen treffen will, erinnerst du sie, dass sie diese rechtzeitig anruft, dass sie sich warm anzieht oder Handy und Schlüssel nicht zu Hause vergisst."

Und natürlich, was sie isst oder vielmehr, was sie nicht isst, dachte Anna resigniert. *Kontrolle bestimmt zurzeit unser Leben, da hat Lilly recht. Ich zähle Kalorien, ob laut oder im Geiste, was macht das für einen Unterschied. Ich lasse sie nichts alleine tun.*

In dem Wunsch, ihr zu helfen, nahm Anna ihr wirklich mehr denn je die Verantwortung für ihr Handeln ab. Dem Kind war damit aber nicht geholfen, sondern das Gegenteil trat ein: Soferl übernahm immer weniger Eigenverantwortlichkeit und legte schon lange alles in die Hände ihrer Mutter.

„Uns hast du viel mehr zugetraut, oder ... vertraut", fügte die Tochter leiser hinzu. „Wieso nicht auch ihr, sie ist doch ohnedies so brav."

„Zu brav", murmelte Chrisi, „sie macht alles, was wir von ihr wollen ..." Er schien zu überlegen, was sie alles in letzter Zeit gemacht hatte, konnte gar nicht alles aufzählen. So sagte er nur: „... einfach alles. Das hätten wir nie gemacht."

Und natürlich all die vielen Wünsche, die nicht laut ausgesprochen wurden, die vor allem Anna über unsichtbare Sensoren an ihr Kind stellte.

Soferl verhielt sich zunehmend so, als ob sie keine eigenen Rechte hätte. Nach Auffassung der modernen Kinderpsychologie sollten aber die Bedürfnisäußerungen des Kindes von Geburt an berücksichtigt werden. Bei Soferl wurden aber nicht ihre eigenen Wünsche beachtet, sondern vorrangig die ihrer Mutter. Um dieser aber wiederum zu gefallen, erfüllte das Kind jede Form der an sie gestellten Erwartungen. So tappte sie zunehmend in die Abhängigkeitsfalle, die der Magersuchtkrankheit zugrunde liegt.

Es läge jetzt an der Familie eine drastische Änderung herbei zu führen. Nur so bestünde eine kleine Hoffnung, Soferl das Leben zu erleichtern, denn alleine, davon waren alle Familienmitglieder überzeugt, würde sie es nicht schaffen, diese tödliche Krankheit zu besiegen. Die Familie als Ganzes sollte eine Möglichkeit finden, damit sie nicht mehr unter einem solch gewaltigen Druck zu stehen bräuchte, der wieder dazu führte, noch perfekter sein zu müssen. Der schreckliche Teufelskreis musste unterbrochen werden.

„So, wir müssen etwas ändern, aber rasch", Christoph sprang auf, als ob er dadurch seinen Worten noch mehr Gewicht geben könnte: „Jeder von uns wird nun selbst am besten wissen, wo und wie seine individuelle Hilfe am effizientesten ist. Niemand kann dem Anderen vorschreiben, was er zu tun hat. Ich für mein Teil werde versuchen, die wirklich oberflächlichen Bemerkungen über Busen und Hintern zu unterlassen. Ich will versuchen, sie als meine kleine Schwester zu sehen, nicht als meine Tochter und schon gar nicht als meine Freundin. Ich habe nicht gedacht, dass meine dummen Sprüche sie so belasten". Fast erschöpft, setzte er sich wieder nieder.

Chrisi war ehrlich erschüttert, er tat Anna leid, als er so unglücklich auf dem Klavierhocker kauerte. Er hatte das alles nicht gewollt, aber es war nun einmal geschehen.

„Ich wollte sie immer nur beschützen, aber ich weiß jetzt, dass dies in diesem Maße falsch war", sagte Anna, ohne auf Chrisis Worte einzugehen. Was hätte es auch für einen Sinn gehabt, über die Fehler der Vergangenheit zu trauern, wichtig war, dass sie nicht weiter passierten. Anna wollte sich vor ihrer Familie nicht rechtfertigen, sondern sie war wirklich beseelt von dem Wunsch, ab sofort alles in ihrer Macht Stehende zu tun, um Soferl das Leben wieder zu erleichtern. Um das zu bewirken, musste sie aber sehr viel verändern. Vor allem musste sie einsehen, dass Soferl nun wirklich kein kleines Mädchen mehr war und durchaus Verantwortung für viele Dinge in ihrem Leben schon selbst übernehmen konnte. Wenn ihre Mutter oder im Optimalfall beide Eltern nur als Ratgeber fungieren würden und nicht von vornherein alles besser wüssten, bekäme sie die Sicherheit, die sie benötigte, um einen Schritt in die Unabhängigkeit zu wagen. Sie hätte dann vielleicht auch den Mut, einmal gegen den unbedingten Wunsch der Eltern zu handeln.

„Ich lasse sie jetzt einmal frei, am besten fange ich damit an, das Essen nicht mehr zu kommentieren und die Mengen zu kontrollieren. Wenn und was sie isst, lasse ich sie selbst entscheiden." Anna sagte das sehr enthusiastisch, dann fiel ihr ein, dass sie, als sie mit Soferl in Paris war, dies schon einmal recht gut umsetzen konnte. Warum sie wieder in die alten Muster verfallen war, wusste sie nicht.

„Das wird auch für mich gelten, ich bin zwar für immer und ewig die große Schwester, aber ich will ihr nicht alles und jedes vorschreiben. Sie macht alleine viele tolle Dinge und wenn sie einmal Scheiße baut, ist es auch in Ordnung. Macht ja jeder einmal oder nicht", setzte sie, an Chrisi gewandt, lächelnd hinzu. Obwohl das Thema alles andere als heiter war, herrschte doch eine angenehme, fast entspannte Stimmung unter den Geschwistern und der Mutter.

„Gut", sagte Christoph ungewöhnlich ernst zu seiner Familie. Er war aufgestanden und ging im Zimmer hin und her. Als sein Vater es ihm gleichtun wollte, bat er ihn höflich, aber bestimmt, wieder Platz zu nehmen, was dieser, sehr zur Verwunderung aller Anwesenden, auch tat.

„Vom Essen reden wir kein Wort mehr", sagte er. „Aber ich denke, wir sollten das Thema auch nicht mehr tabuisieren. Wenn sie sagt, es ist ihr schlecht, dann nur: Das glaube ich dir. Ich würde dir auch gerne helfen. Ich helfe dir überall, du kannst in allem auf mich zählen, aber, dass dir schlecht ist, kann ich dir nicht nehmen. Du kannst es nur ändern, wenn du deine Einstellung zum Essen änderst. Du bist für uns alle das Wichtigste auf der Welt – ich will nicht sagen, dass ihr weniger wichtig seid", Chrisi sah von seiner Mutter zu seiner Schwester, dann zu seinem Vater. Würden sie ihn verstehen oder Lilly sich gar zurückgesetzt vorkommen? Nein, ein Blick genügte und er wusste, wie seine Zwillingsschwester es aufgefasst hatte. So fuhr er in ruhigem Tonfall fort: „Aber in diesem Fall stimmt es, weil sie die Kranke ist und unsere ganze Hilfe braucht.“ Er dachte kurz nach, das erste Mal hatte er sie als Kranke bezeichnet, dann sagte er, wie zu sich selbst, aber doch laut und deutlich: „Wir dachten bis jetzt, ihr immer helfen zu müssen, aber es war eine falsch verstandene Unterstützung. Ich weiß seit heute, dass sie ein Recht auf Eigenständigkeit und Selbstständigkeit hat. Wir unterstützen sie von nun an in allem was sie tut, aber nicht zu unseren, sondern zu ihren Bedingungen. Wir ließen ihr in unserer Überfürsorge fast keinen Raum. Sie hatte kaum je die Möglichkeit irgendetwas alleine zu entscheiden. Nur das Fasten hat sie dann selbst für sich entschieden“, fügte er emotionslos hinzu.

Niemand konnte darauf etwas erwidern. So setzte er seine wohlgeformte Rede fort: „Ich denke, für alle zu sprechen, wenn ich sage, Soferl kann immer auf uns zählen und wenn sie jetzt mehr Eigenständigkeit erhalten wird, heißt das nicht, dass wir sie weniger lieben. Es bedeutet vielleicht, dass wir sie mehr lieben.“ Nach einer kaum merklichen Pause, fuhr er fort, wieder mehr zu sich selbst, als an die anderen Familienmitglieder gewandt: „Ich möchte Soferl sagen, dass ich immer ihr großer Bruder bin und ihr überall helfe, wenn sie es will“, dann fügte er eine Spur leiser hinzu: „Nur essen wollen, das muss sie selber.“

Nach dieser Rede schwieg die Familie eine Weile. Niemand wollte darauf etwas sagen. Chrisi hatte es auf den Punkt gebracht. Anna erinnerte sich, einmal auch über die Eigenständigkeit der Patientinnen gelesen zu haben und dem damit verbundenen Loslassen. Das war noch am Anfang der Krankheit. Da konnte sie mit diesen „Schlagworten“, wie sie damals fand, überhaupt nichts anfangen. Jetzt, nach dem Gespräch mit der Familie, wusste sie plötzlich genau, was gemeint war.

Lilly hatte mit einmal das Bedürfnis ihren Bruder zu umarmen, so aufgewühlt war sie, aber auch stolz in einer, trotz Krisen gebeutelten Familie zu leben, die wirklich zusammenhielt. Sie stand auf, ging die paar Schritte auf Chrisi zu, während sie ihn von hinten umfasste, sagte sie liebevoll: „Du bist ein toller Bruder!“

„Stimmt“, grinste der tolle Bruder, dann lachten beide, wie sie auch als Kinder immer gelacht hatten. *Sie haben sich beide,* dachte Anna, *das war schon immer so.*

Chrisi sah mit einem mal so unglaublich jung aus, obwohl er, ebenso wie seine Zwillingsschwester viel Reife gezeigt hatte. Anna hätte beide am liebsten in die Arme genommen. Die Kinder waren großartige Menschen und trotz ihrer Jugend reife Persönlichkeiten. Darauf konnten sie stolz sein und ihre Eltern auch.

Schade, dass ich darüber nie mit Heinrich reden kann, dachte sie plötzlich traurig. Sie schaute zu Heinrich, der gar nichts sagte. *Warum kommt er nicht auch zu mir und hält mich ein wenig. Soll ich zu ihm gehen?* Anna zögerte, ihm die Hand zur Versöhnung hinzustrecken. Da stand ihr Mann auf, ging auf die Terrasse und zündete sich wortlos eine Zigarette an.

9.

An diesem Abend konnte Anna lange nicht einschlafen. Obwohl sie einerseits über die Reaktion der Zwillinge glücklich war, fand sie Heinrichs Verhalten doch sehr traurig. Sie hatte wirklich gehofft, dass auch er ein wenig mehr Interesse an seiner jüngsten Tochter zeigen würde. Dass er fast unbeteiligt blieb, hatte sie nicht erwartet. Auch am nächsten Tag darauf erwähnte er die Zusammenkunft mit keinem Wort mehr. Es war, wie es immer war. Wenn sie konkret und selbstkritisch überlegte, erkannte sie, dass die Zwillinge mit allem, was sie sagten, recht hatten. Sie sprachen es zwar nicht wörtlich aus, aber Anna wusste, dass sie die overprotected Mutter war.

Stoße ich sie gerade dadurch immer tiefer in die Krankheit hinein? dachte sie voll Besorgnis. *Aber ich will doch nur das ganze Unglück von ihr fern halten. Wer kümmert sich denn schlussendlich um das Kind. Ist ja sonst keiner da,* überlegte sie traurig.

Diese Gedanken und Selbstzweifel verfolgten sie Tag für Tag, nur vor dem Einschlafen konnte sie in eine heilsame Scheinwelt flüchten. Das rettete sie in den Schlaf, den sie so notwendig brauchte. Doch am nächsten Tag waren die Sorgen und Ängste nicht kleiner oder lösbarer geworden, nein, sie standen wieder da, so entsetzlich unlösbar, wie anderen tags zuvor.

Nein, sagte sich Anna immer wieder, *ich will und darf nicht zulassen, dass meinem Kind etwas „so Arges" passiert. Aber was ist das Arge? Das Hungern? Oder das plötzliche Versagen in der Schule? Oder die Einsamkeit? Oder das Schauspielern, das Immer-gut-drauf-sein-Gesicht? Wovor will ich sie wirklich bewahren?* Tief in ihrer Seele schlummerte noch eine Frage, die wichtigste und grundlegendste von allen, die Frage, die sich Anna am wenigsten getraute zu stellen: Soll sie weiter, bis in alle Ewigkeit ihr schönes, liebes, kleines Kind bleiben?

Anna rief sich in den nächsten Tagen oftmals die Worte ihrer Kinder ins Gedächtnis und doch dachte sie an manchen Tagen mehr darüber nach, was sie falsch gemacht hatte, als darüber, wie sie es in der Zukunft besser machen könnte. Sie versank dann ganz in der Vergangenheit, fragte sich, warum sie die Krankheit nicht früher erkannt hatte und grübelte bisweilen in ihrer eigenen Kindheit und Jugend. Sie fragte sich in solchen Momenten tausende Male, wenn dies oder jenes nicht oder schon passiert wäre, was dann aus ihrem Leben oder dem der Kinder geworden wäre. Aber es waren all dies müßige Gedanken, denn niemand konnte die Zeit zurückdrehen. Manchmal, wenn Anna glaubte einen Ansatzpunkt gefunden zu haben, sie wüsste jetzt, was sie verändern könnte, um wieder in geordnete Bahnen zu kommen, war sie überaus glücklich, aber bald verschwand alles wieder hinter einer dichten Nebelwand und die Mutter wusste weniger denn je, wie sie mit der Situation umgehen sollte.

Obwohl sie nach dem Abend mit ihren Kindern und Heinrich von der Notwendigkeit einer Verhaltensänderung Soferl gegenüber überzeugt war, änderte sie bedauerlicherweise selbst kaum etwas. Sie verfiel fast augenblicklich wieder in ihr altes Denk- und Erziehungsschema. Das einzig Richtige wäre aber sicherlich gewesen, hätte sich Anna etwas zurückgezogen. Durch eigenes Innehalten wäre es möglich gewesen, Soferl ein wenig die Verantwortung für ihr Handeln selbst zu überlassen. Viele ineffektive und verletzende Machtkämpfe wären vermeidbar gewesen, hätte sie dies früher akzeptieren können.

Neben allen anderen Belastungen, war es für Anna schwierig, fast unmöglich, zu akzeptieren, dass sie mit Heinrich nicht über Soferls Krankheit reden konnte. Er wollte sich mit der Tatsache, dass Sophie an Anorexia nervosa litt, überhaupt nicht auseinandersetzen.

Als sie sich einmal zum Essen verabredeten, herrschte eine recht ausgeglichene Stimmung zwischen den Ehepartnern. Sie hatten, nach anfänglich erfolgloser Suche, eine nette kleine Pizzeria gefunden. Anna war zwar verwundert, dass durch die Lokalsuche nicht gleich eine Missstimmung zwischen ihnen ausgebrochen war aber sie nahmen gut gelaunt Platz. Aber das sollte sich bald ändern.

Sie saßen an einem kleinen Holztisch, gedeckt mit weißen Stoffservietten, vor sich jeder ein Glas Rotwein und warteten auf ihr Essen. Sie wussten, wie so oft in den letzten Jahren nicht, was sie wirklich miteinander reden sollten. Das war nicht nur seit Soferls Erkrankung so. Wenn Anna zurückdachte, war das schon viele Jahre ein großes Problem. Aber wie hätte sie es ändern sollen? Was hätte sie sagen sollen? Manchmal hatte sie versucht ihre Distanziertheit anzusprechen. Dann war die Antwort entweder: „Dann red halt was" gewesen oder es war sofort ein Streit ausgebrochen. Es brachte keine Lösung und beiden entfernten sich immer mehr voneinander. Annas Mutter gab auch immer den gut gemeinten Ratschlag: „Sag nix, so sind die Männer." Sie wird es wohl gewusst haben.

Sie vertrieben sich eine Weile die Zeit, indem sich jeder in die eigene Speisekarte vertiefte. Anna fragte nur hin und wieder, ob ihr Mann schon wisse, was er essen würde. Sie wusste es immer sofort, sie liebte italienisches Gemüse und nahm meistens noch irgendeine Pasta dazu. Sie tat jedoch so, als ob sie auch noch unsicher wäre, teils aus Gewohnheit, aber auch um Zeit zu gewinnen und die Peinlichkeit des Schweigens zu überbrücken. Beim Essen nichts zu reden war dann lange nicht mehr so schwierig.

Der Kellner unterbrach die drückende Stille, indem er die Bestellung aufnehmen wollte. Heinrich bestellte, ganz der Herr der alten Schule auch für seine Frau, dann Wein, Wasser, alles mit großer Geste. Der Kellner, der schlecht deutsch konnte, schlurfte davon, brachte aber fast augenblicklich die Getränke.

Das war es dann. Jetzt hockten die beiden wieder da, nur ohne Schutzschild durch die Speisekarten.

Anna grübelte vor sich hin. Sie wusste nicht, wie sie ein Gespräch mit ihrem Mann beginnen konnte. Er war abweisend, wie so oft. Doch heute bedrückte es sie ganz besonders. Zu viele Fragen lagen Anna auf dem Herzen und sie hatte niemanden, der ihr helfen konnte, sie zu beantworten. Sie fühlte sich so unsagbar hilflos. Sie sehnte sich mit all ihren Sinnen nach einem Menschen, der ihr ein wenig beistand, ihre Last zu tragen. Sie brauchte jemanden, mit dem sie reden konnte, mit jemandem, der wie sie litt, der wie sie, an dieser Krankheit zu zerbrechen drohte und der wie sie, sich nichts als Sorgen machte. Sie hoffte noch immer auf unsinnige Weise, dass dieser jemand Heinrich wäre. Er war schließlich ihr Mann und Soferl war sein Kind. Vielleicht war aber gerade das der Grund, warum Heinrich nicht reden wollte, nicht reden konnte.

Da wurde Anna je aus ihren Gedanken gerissen.

„Warum ist Soferl eigentlich vom Turnunterricht befreit?“, fragte Heinrich und etwas Provokantes lag in seiner Stimme, als er weiter sprach. „Sie geht auch zum Hundetraining, soviel ich weiß?“ Aha, komisch, dass er das weiß, dachte Anna, sagte aber so freundlich sie konnte: „Sie ist nicht kräftig genug, dass sie ein zweistündiges Turnen schaffen würde.“ Heinrich antwortet nicht gleich. Er zündete sich langsam eine neue Zigarette an, nahm einen großen Schluck aus seinem Rotweinglas und musterte Anna. Es war ein altbekanntes Spiel, Anna kannte die Regeln nur zu gut. Egal was sie sagen würde, es wäre immer das Falsche, das wusste sie. Allzu deutlich kam ihr das Gespräch vor einigen Wochen in den Sinn. Da hatte auch eine einzige falsche Bemerkung den ganzen Abend verdorben. Anna bemühte sich nichts zu sagen. Sie spürte, wie sie sich verkrampfte. Angst und Unsicherheit stiegen in ihr hoch. Da kam zum Glück eine Kellnerin und brachte das Essen. Anna fühlte sich sofort erleichtert, die Stimmung hatte sich entspannt.

Sie aßen eine Weile schweigend, jeder über sein Essen gebeugt, dann konnte sich Anna, trotz ihrer guten Vorsätze zu schweigen, nicht mehr halten: „Soferl ist krank“, sagte sie leise, wie zu sich selbst.

Augenblicklich brach das Donnerwetter los.

„Glaubst du, das weiß ich nicht, hältst du mich für deppert. Ich weiß viel nicht, denn du sagst ja nie etwas, aber das weiß ich doch", schrie Heinrich. Die wenigen Gäste, die in dem kleinen Lokal waren, schauten befremdend zu ihnen hinüber.

„Bitte sei etwas leiser", flehte Anna, der die Situation furchtbar peinlich war. „Die anderen Gäste schauen schon zu uns herüber. Das ist mir peinlich." Öffentliche Auftritte hasste sie.

„Mir braucht nichts peinlich sein", fauchte Heinrich, aber doch eine Nuance leiser.

„Du hast die Familie entzweit und die Kinder immer nur auf deine Seite gezogen. Aber das wird dir auch noch auf den Kopf fallen, sie werden sehen, was für eine schlechte Mutter du bist!"

„Was habe ich denn deiner Meinung nach zu tun verabsäumt, um eine gute Mutter zu sein?"

Schneidend fügte sie hinzu: „Hätte ich die Kinder ins Internat stecken sollen, so wie dich deine Mutter abschob, wäre ich dann …" Anna musste nicht weiter sprechen. Sie hatte den wunden Punkt bei Heinrich getroffen.

Da war es wieder, das Zähneknirschen, das er immer machte, wenn er besonders angespannt war. Man konnte ihm seine Erregung mehr als deutlich ansehen. Nur mit Mühe unterdrückte er seine unsagbare Wut. Auf wen war er so böse, auf Anna, weil sie an seiner schrecklichen Kindheit gerührt hatte oder auf seine Eltern, die ihn, so lange er sich zurückerinnern konnte, immer nur abgelehnt hatten oder auf sich selbst, dass er sich davon, auch nach so vielen Jahren nicht hatte befreien können. Selbst nachts in seinen Albträumen holte ihn die Kindheit ein, das Alleinsein, das Fortgehen der Eltern, besonders der Mutter. Jahrelang hatte er ein altes Wunderweltheft wie einen Schatz gehütet. Die Zeitung hatten ihm seine Eltern bei einem der wenigen Besuchen im Internat beim Abschied in die Hand gedrückt, „kannst du lesen, wenn wir weg sind", hatten sie ihm zu gerufen, dann waren sie mit den Schwestern nach Hause gefahren und für lange Zeit nicht wieder gekommen. Er war da gestanden, als kleiner Bub, mit der Kinderzeitung in der Hand, hatte sie dann sorgfältig zu seinen wenigen Habseeligkeiten gelegt und nur, wenn das Heimweh allzu schlimm war, hervorgeholt und darin gelesen. Dann konnte er sich vorstellen, wie seine Mutter ihm und den jüngeren Geschwistern vorlas und er fühlte sich weniger traurig, aber eines Tages hatte ein größerer und stärkerer Mitbewohner ihn dabei erwischt und von da an wurde er zum Gespött des ganzen Schlafsaales. Er getraute sich kaum noch die Zeitung heraus zu nehmen, nur wenn alle schliefen, strich er darüber und versuchte sich an seine Mutter zu erinnern. Eines Tages war das Heftchen verschwunden, nur einige Papierfetzen lagen in der Lade. Da weinte er sehr und schwor sich dass er, sollte er je wieder etwas so Liebes wie das Wunderweltheftchen besitzen, sich davon niemals mehr trennen würde.

Nie hatte er mit seiner Frau darüber gesprochen, selbst in den ersten Ehejahren, als sie sich noch recht gut verstanden, konnte er über sein Kindheitstrauma reden. Anna wunderte sich nur manchmal, was ihn so bedrückte, dass er im Schlaf unverständliches Zeug brabbelte, mit den Zähnen knirschte, später schweißgebadet erwachte. Manchmal liebten sie sich dann, aber es war keine richtige Liebe. Anna hatte immer das Gefühl, er wolle sie nur besitzen. Er sagte auch nicht: „Ich liebe dich," sondern immer nur „du bist mein Ein und Alles, du gehörst mir, für ewig." Am Anfang war es tröstlich für Anna gewesen, das zu hören. Sie würde ihn nicht verlieren, wie ihre Mutter ihren Mann verloren hatte, sie waren getraut oder vertaut, wer wusste es, auf jeden Fall für immer und ewig. Wie schrecklich sollte sich dieser Anspruch bewahrheiten.

„Du hast immer nur dich selbst geliebt", zischte Anna ihren Mann böse an, „du hast in perverser Art in mir deine Mutter und die nie erlebte Liebe von ihr gesucht. Aber die wirst du niemals von mir erhalten!"

„Wir gehen", sagte er schneidend zu seiner Frau, was hätte er darauf auch erwidern sollen.

Dann schrie er: „Zahlen!"

Anna war kurze Zeit in der besseren Position, die sie jetzt auch ausnützte, obwohl sie genau wusste, dass sie es später bitter würde büßen müssen. Trotzdem sagte sie: „Ich bin noch nicht fertig. Außerdem möchte ich mit dir über Soferl reden."

„Da gibt es nichts mehr zu reden, du hast wie immer alles verdorben mit deinem blöden Gerede."

„Tut mir leid, dass ich das vorhin über deine Mutter sagte", versuchte Anna zu kalmieren, aber Heinrich ließ eine Entschuldigung nicht gelten.

„Bitte höre mir einen Moment zu." Ihr Ton wurde jetzt flehentlicher, sie wusste, dass sie im Unrecht war. Das über seine Mutter hätte sie niemals sagen dürfen.

„Die Sache ist zu ernst, als dass wir uns jetzt wegen anderen Dingen streiten."

„Das hättest du dir vorher überlegen sollen."

Anna sagte eine Weile nichts und stocherte in ihrem, bereits kalt gewordenen Essen herum. Sie fühlte sich elend. Sie hatte wieder einmal alles verdorben.

„Wenn du es genau wissen willst, man darf Soferl nichts mehr durchgehen lassen. Dann wird sie auch wieder normal essen und alles wird sich von alleine geben.“ Anna starrte ihren Mann entgeistert an. War das möglich, konnte er wirklich so viel Unverstand besitzen, hatte er nicht zugehört, an dem Abend mit den Zwillingen? Das alles galt offensichtlich nicht für ihn. Er hatte angeblich auch einige Bücher über Magersucht gelesen, aber es schien, als ob er von der eigentlichen Krankheit keine Ahnung hatte. In Wahrheit konnte er aber mit dieser, da sie seine engste Familie betraf, wirklich überhaupt nicht umgehen.

Anna konnte die Worte nicht mehr zurücknehmen, trotzdem versuchte sie es: „Lass uns bitte nicht streiten.“ Aber einen Neubeginn des Gespräches ließ Heinrich nicht zu. Dazu war er zu sehr verletzt.

„Es ist zu wichtig, es geht doch um Soferl und ...“ Heinrich ließ sie gar nicht ausreden: „Das hättest du dir früher überlegen sollen. Ich wollte nicht streiten. Ich will nie Streit. Ich möchte nur meine Ruhe und meinen Frieden“, fügte er pathetisch hinzu.

„Bitte hör mir nur einen Moment zu. Soferl ...“

Als sie noch einmal davon beginnen wollte, wie wichtig ihr die Angelegenheit wäre, schrie er: „Ich möchte jetzt nichts mehr hören, das ist mir ja doch zu blöd.“ Damit war für ihn das Thema endgültig erledigt.

Er rief nochmals nach der Kellnerin, fragte Anna ob sie mit ihm nach Hause fahren wolle, zahlte, stand auf, wortlos half er ihr in den Mantel und sie verließen schweigend das Lokal. Beim Ausgang drehte er sich nach der Kellnerin um, bedankte sich wortreich bei dieser und hielt seiner Frau galant, wie es sich für einen liebenden Ehemann gehörte, die Türe auf.

Auf der Heimfahrt versanken beide in tiefes Schweigen. Anna fühlte sich sehr schlecht. Sie überlegte krampfhaft, was sie noch sagen könnte, um die prekäre Situation, in der sie sich beide befanden, ein klein wenig zu verbessern.

Es wäre dringend notwendig gewesen mit Heinrich über Soferl zu reden. Das war die eigentliche Absicht für das heutige Abendessen gewesen, aber aus einem unerfindlichen Grund hatte sie von seiner Mutter zu sprechen begonnen. Das war eine ganz andere Geschichte und sie hätte wissen müssen, wie sehr sie ihn dadurch verletzte. Es war verständlich, dass er darauf aggressiv reagierte. Immer sagte sie die falschen Worte. Hinterher tat es ihr stets Leid, aber dann war es zu spät. Nie waren sie Partner und nach solchen Streitgesprächen schon gar nicht. Es gab immer nur Gewinner und Verlierer.

Es war nicht das erste Mal, dass ein Gespräch wegen der Kinder in Streit ausartete. Heinrich wusste, wie wichtig die Goldschätze, wie er sie manches Mal spöttisch nannte, für Anna waren und, dass sie über diese bis zu einem gewissen Punkt erpressbar war. Für die Kinder würde sie alles tun, da konnte Heinrich ihr gegenüber seine Macht ausspielen. Wenn sie etwas für sie wollte, konnte er auf direktem Wege etwas von seiner Frau erreichen und sei es nur, dass sie devot und hilflos erschien. Dann hatte er sie wieder dort, wo sie am Anfang ihrer Ehe gestanden hatte. Sie war das kleine Mauserl und er der große Zampano.

Obwohl Anna ihrem Mann rhetorisch überlegen war, sie hatte die besseren und sachlicheren Argumente und brachte ein Gespräch rascher auf den Punkt, schaffte er es trotzdem immer, mit einem einzigen Wort bei ihr eine falsche Reaktion hervorzurufen, woraus dann eben der Streit entbrannte. So war es auch an diesem Abend. Sie raufte sich hinterher die Haare. Hätte sie doch nichts über seine Mutter gesagt. Diesmal hatte sie wirklich unfair und unüberlegt gehandelt. Sie war eindeutig zu weit gegangen.

Als sie knapp vor der Haustür ankamen, berührte Anna vorsichtig den Arm ihres Mannes und sagte leise und zärtlich: „Bitte entschuldige."

Sie konnte aber nicht erkennen, ob ihr Mann die Entschuldigung angenommen hatte. So gingen sie schlafen und nicht nur, dass sie nicht über Soferls Krankheit geredet hatten, war auch wieder ein kleines Stückchen in ihrer Beziehung kaputtgegangen.

Noch Tage später fragte sich Anna, warum sie seine Mutter erwähnt hatte. Wenn sie das nicht gesagt hätte, wäre der ganze Abend anders verlaufen. Aber vielleicht hätte sie etwas anderes gesagt und Streit wäre entstanden, wie so oft.

Nach diesem frustrierenden Abend mit Heinrich musste Anna wohl oder übel zur Kenntnis nehmen, dass von seiner Seite mit wenig Unterstützung zu rechnen war. Allzu oft hatte sie auf die Hilfe von außen gehofft und nichts war geschehen. Wie viel Zeit war damit schon sinnlos vertan worden? Außerdem hatte sich die Lage in der Schule deutlich verschlechtert. Das Soferl konnte sich so gut wie nicht mehr konzentrieren. Sie machte Fehler, die sie noch nie zuvor gemacht hatte, vergaß oft die notwendigsten Dinge und verschlief manchmal den ganzen Nachmittag. Die Klassenlehrerin tröstete Anna zwar, im nächsten Jahr ginge es wieder besser, aber die Mutter wusste, dass von alleine gar nichts mehr besser würde.

In der Selbsthilfegruppe hatte sie erfahren, dass sich manche Mädchen schlagartig überhaupt nichts mehr merkten. Durch das strenge Fasten sterben teilweise Gehirnzellen ab und für die Merkfähigkeit unbedingt notwendige Synapsen können dadurch nicht mehr gebildet werden. Diese Vorstellung war für Anna schrecklich. Was wäre, wenn Soferl wirklich in der Schule versagen würde. Einmal sprach sie auch in der Selbsthilfegruppe darüber. Als sie sagte, dass es für Soferl eine Katastrophe wäre, die Klasse zu wiederholen wurde sie hart angegriffen.

„Für wen wäre es die größere Tragödie?", wurde sie von mehreren Teilnehmern gefragt, „für sie oder für dich?"

„Natürlich für Soferl!“, hatte sie wütend geantwortet und sofort eine Rechtfertigung gesucht. Die Klasse sei so toll und die Lehrer nett, es würde einfach alles passen und das zu verlieren wäre schlimm. Außerdem, hatte sie noch hinzugefügt, sie sei sehr integriert und würde unter dem Verlust der Freundinnen extrem leiden.

Aber eigentlich hatte sie gar keine Freundinnen mehr. Sie ging nie weg, nicht einmal mehr mit Bella. Sie lebte total isoliert und zurückgezogen. *Seit wir aus Paris zurück sind,* dachte Anna erschrocken.

Soferl hatte in den vergangenen Tagen einige Male mit ihrer französischen Verwandtschaft, wie sie Bruder und Schwägerin liebevoll nannte, telefoniert. Da sie auch mit Georg Französisch sprach, wusste Anna nie genau, worüber sie redeten. Sie war aber danach immer sehr beschwingt, was sonst eher selten der Fall war.

„Was habt ihr denn so viel zu besprechen“, fragte die Mutter nach einem besonders langen Telefonat.

„Ach, nichts besonderes“, wich Soferl aus, „ich spreche gerne Französisch“, fügte sie als mögliche Erklärung noch hinzu. Dann verschwand sie, wie es ihre Art war, in ihrem Zimmer. Anna war wieder einmal den Tränen nahe. Die Gespräche waren oft nicht wirklich von Bedeutung, aber Soferl wollte nicht immer haarklein ihrer Mutter berichten, was sie Georg oder Yvi erzählte. Es war ja schließlich ein recht harmloses Vergnügen mit seinem Bruder zu telefonieren und trotzdem hatte sie immer ein Gefühl des Überwachtwerdens.

Am Abend, als Soferl schon schlief, rief Anna noch einmal in Paris an, in der Hoffnung ihren Sohn oder auch Yvonne zu erreichen.

„Was ist mit Soferl“, fragte sie direkt und ohne Umschweife, „ihr wisst vielleicht im Augenblick mehr über sie, als wir.“

„Das ist jetzt schwer zu beantworten“, meinte Georg offen, „es stimmt, Soferl erzählte mir in den letzten Tagen ziemlich ausführlich, was sie alles so stört, aber ich kann dir das nicht wiederholen. Das wäre absolut nicht fair ihr gegenüber.“

„Das verstehe ich“, antwortet Anna, „aber es wäre doch wichtig, wenn ich auch Bescheid wüsste, was sie im Moment so denkt.“ Dann berichtete sie, dass sich Soferl von der Familie und Freunden immer mehr zurückgezogen hatte. Das Hauptproblem wäre aber im Moment, dass sie in der Schule ziemlich schlecht sei.

„Wie schlecht“, fragte Georg lachend „wirklich schlecht, so wie wir alle waren oder schlecht im Verhältnis zu Soferls sonstigen Noten, das macht nämlich schon einen bedeutenden Unterschied“, feixte er.

„Leider ist das alles nicht mehr wirklich lustig“, Anna ärgerte sich ein wenig über ihren Sohn, dass er eine Sache, die ziemlich trist war, derart auf die leichte Schulter nahm und darüber auch noch Witze machen konnte.

„So einfach ist das alles nicht, wie du glaubst. Soferl hat echte Probleme, die Klasse zu schaffen und sie beginnt leider, sich die einfachsten Dinge nicht zu merken.“

„Entschuldige wegen der dummen Bemerkung von vorhin. Ich dachte nicht, dass es wirklich ernst ist. Das wäre eine Katastrophe, wenn sie die Klasse nicht packt.“

„Hat sie dir gegenüber nie von den Schwierigkeiten in der Schule berichtet?“

„Nein, eigentlich nicht. Sie erwähnte nur immer wieder, wie wichtig dir die Noten sind und dass sie dir eine Freude machen will. Ich versuchte ihr dies so gut es ging auszureden, dass dir das ganz egal wäre, da wir alle nicht besonders gut lernten. Aber das will sie gar nicht gelten lassen. Ich habe manchmal den Eindruck, dass sie mir das nicht glaubt. Sie hält uns für wunderbare göttliche Wesen, die einfach alles schaffen, was immer wir wollen. Wenn sie wüsste, was ich alles will und nicht schaffe“, fügte er traurig hinzu. Dann sprach er rasch weiter, noch bevor seine Mutter ihn wegen seines eigenen Befindens fragen konnte.

„Soferl hat den Eindruck, dass dir nichts so wichtig sei, wie ihre schulischen Leistungen. Stimmt das etwa?“, fragte er seine Mutter geradeheraus. Diese zögerte mit einer Antwort: „Nein, glaube ich nicht“, dann sagte sie unsicher: „Aber wenn sie so den Eindruck hat. Das wäre schrecklich.“

„Da muss ich dir leider recht geben“, unterbrach Georg, „sie wäre damit heillos überfordert. Sie würde dann nicht für sich selbst und die Noten lernen, sondern für dich die Leistung erbringen wollen. Sie hat auch einmal gesagt, dass du nie wirklich zufriedenzustellen bist. Ich versuchte, ihr dies auszureden, aber sie ließ sich nicht abbringen. Alles was ich mache, scheint in Mamis Augen nie gut genug zu sein, hat sie einmal gesagt. Und offensichtlich sind auch die Zwillinge in dieser Schiene mit drin.“

„Das ist ja entsetzlich“, meinte Anna erschüttert. „Wieso denkt sie so?“ Dann fragte sie direkt: „Was sollen wir machen? Alleine werden wir zu keiner Lösung kommen?“

Georg dachte nach. Es war schwierig am Telefon so ein heikles Thema ernsthaft zu besprechen. Da war die große Entfernung ein wirkliches Übel. Er hätte jetzt gerne mit seiner Mutter von Angesicht zu Angesicht geredet.

„Ich habe mit Yvi geredet und sie meint auch, dass du eine Therapeutin finden solltest. Jetzt da ich erst so richtig weiß, WIE schlimm die Sache steht, vor allem auch die Schule, solltest du nicht mehr zögern, fremde Hilfe in Anspruch zu nehmen. Auch wenn sie im Moment nicht hingehen will. Die schlechten Noten werden sie noch zusätzlich deprimieren und ihr Selbstwertgefühl verringern."

„Magersucht ist immer mit unbewältigtem Druck verbunden", meinte Anna. „Glaubst du, mache ich ihr den ganzen Druck?"

„Das kann ich dir so nicht beantworten", meinte er ehrlich, „aber wenn sie sagt, sie will gute Noten und sie lernt für dich, wird sie schon ordentlichen Druck spüren."

„Aber ich sage nie irgendetwas in dieser Richtung", versucht sich Anna zu verteidigen. *Aber ich denke es immer wieder. Ich spüre auch Angst, wenn eine Schularbeit angesagt ist. Dann denke ich an meine eigene Schulzeit, fürchte ihr Versagen, noch ängstlicher, als Jahre zuvor mein eigenes schlechtes Abschneiden. Vermutlich gebe ich ihr dadurch schon ein negatives Gefühl mit auf den Weg und das Versagen ist vorprogrammiert.*

„Sie ist sehr sensibel", unterbrach Georg ihre Gedanken, „sie ahnt vielleicht deine Angst, auch wenn du diese nicht artikulierst. Sie will dich unter gar keinen Umständen enttäuschen. Und Mama, sei ehrlich, du wärest sehr enttäuscht, wenn sie durchfliegen würde oder auch nur eine Nachprüfung hätte." Anna sagte nichts. Georg hatte recht.

„Soferl war immer dein Superkind." Er sagte es ohne eine Spur von Eifersucht oder gar Neid. Er war sich der Liebe seiner Mutter sicher, da brauchte es keine Noten oder Leistungen. So empfanden auch die Zwillinge. Aber wie stand es mit der Jüngsten? Warum lief gerade bei diesem so allerliebsten Kind die Zuneigung nur über messbare Werte? Gerade Soferl hatte außerhalb der Schule schon viele tolle Dinge getan. Sie war ausgesprochen sozial, hatte bei mehreren karitativen Arbeiten mitgewirkt. Eine Zeit lang hatte sie eine alte Dame regelmäßig im Altenheim besucht, ihr vorgelesen und sie ein wenig aufgeheitert. Kürzlich erhielt sie eine Auszeichnung für ihr besonders hilfreiches Engagement bei einem großen Brasilienhilfsprojekt. Auf all diese Dinge könnte sie stolz sein. Das bewies viel mehr als gute Noten, echte Wesensstärke und Intelligenz. Das sagte auch Anna gelegentlich, aber es war nur ein oberflächliches Lippenbekenntnis, denn insgeheim dachte sie, eine gute Schularbeitsnote wäre doch noch ein wenig besser. All das konnten Mutter und Sohn leider nicht ausführlich genug am Telefon diskutieren, aber es war ein Ansatz für Anna, das Schulproblem einmal aus einer anderen Perspektive zu betrachten. Es hatte keinen Sinn in Selbstmitleid zu zerfließen, sondern Anna sollte versuchen, den Druck, der auf Soferl lastete ein wenig zu mindern und nicht durch stumme Forderungen immer mehr zu verstärken. Es war keine leichte Aufgabe für Georg, dies seiner Mutter so taktvoll, aber auch so wirkungsvoll wie möglich, am Telefon zu sagen.

Als sie das Telefongespräch beendet hatte, war es spät geworden. Viele Gedanken gingen ihr im Kopf herum. Sie musste plötzlich auch an Yvi und Georg denken und daran, dass sie wahrscheinlich nie ein Baby haben würden. Sie konnte sich jedoch darauf nicht wirklich konzentrieren, wollte die Tragödie, die hinter so einem Befund stand, nicht zur Kenntnis nehmen und kehrte gedanklich immer wieder zu ihren eigenen Sorgen zurück.

Plötzlich wurde ihr alles zu viel. Ringsherum nur Probleme. Sie wollte einmal an schöne, erfreuliche Dinge denken, sie sehnte sich, dass all das ein Ende hätte, wenigstens für diesen einen Tag.

Bald rief sie sich aber selbst wieder zur Ordnung und ihre angeborene Disziplinierheit gewann die Oberhand. Sie erlaubte sich auch jetzt keine wie immer gearteten Schwächen.

Immer wieder dachte sie an Georgs Ratschlag. Besser späte Hilfe, als gar keine, motivierte sie sich.

Schließlich fasste Anna dann doch den Entschluss, gegen Soferls Willen professionelle Hilfe aufzusuchen. Sie war sich durchaus im Klaren, dass die meisten Fachleute, die sich mit den komplizierten Prozessen der Anorexia nervosa befassten, so einen Schritt ablehnen würden. Es war ein gewagter Vorstoß, aber Anna wollte es unbedingt versuchen. Nach mühevollem Recherchieren, fand sie schließlich eine geeignete Ansprechperson. Anna war wieder einmal überzeugt, dass es aufwärts gehen würde, wenn nur erst geeignete Hilfe vorhanden wäre.

Womit sie allerdings nicht gerechnet hatte, war der massive Widerstand ihrer Tochter. Soferl wehrte sich entschieden gegen eine neuerliche Therapie. Nach schier endlos langen Gesprächen, die oft in Streit ausuferten und meistens in Tränen endete, fand sich Soferl bereit, wenigstens eine Probestunde bei der neuen Psychologin zu versuchen. Wie Anna aber befürchtete, sagte sie nach dieser Stunde unumwunden, dass alles, was sie dort geredet hatte, purer Unsinn wäre und sie die Psychologin ausgesprochen unsympathisch fand.

„Ich geh dort nie wieder hin“, schrie sie, als sie mit ihrer Mutter nach Hause fuhr.

„Oh doch,“ entgegnete ihre Mutter so ruhig sie es schaffte, „das wirst du sehr wohl. Du versuchst es wenigstens drei oder vier Mal, bevor ich dir erlaube, die Therapie wieder abzusagen.“ Anna wollte auf keinen Fall zu rasch nachgeben.

„Ich will aber dort nicht hin“, maulte Soferl. „Das hatten wir ja alles schon einmal“, meinte sie ein wenig einlenkend. „Die Stunden haben mir überhaupt nicht geholfen, es war reine Zeit- und Geldverschwendung.“

Es klang nicht unvernünftig, was Soferl da sagte. Trotzdem versuchte Anna weiter in sie zu dringen: „So kann es aber nicht mehr weitergehen“, meinte sie vorsichtig. „Sie kann dir vielleicht doch helfen, wenigstens bei deinen Schulproblemen."

Anna überlegte, dass es für sie vielleicht akzeptabler wäre, Hilfe wegen ihrer Schularbeitenangst anzunehmen, als primär über ihre Essstörungen zu reden. Anna war darüber hinaus überzeugt, dass das Eine untrennbar mit dem Anderen zusammen hing.

Soferl sagte lange nichts, aber Anna konnte merken, dass die Worte nicht wirkungslos an ihr vorübergingen. Sie dachte offensichtlich über irgendetwas nach. Anna wagte einen neuen Versuch sie zu überreden: „Warum quälst du dich so? Sie kann dir vielleicht rasch helfen und du wirst deine Nervosität und Ängste verlieren. Ich würde es machen." Sie sprach jetzt überhaupt nicht mehr vom Essen und all den Begleitumständen. Sie hatte nicht damit gerechnet, dass Soferl so rasch ihre Meinung ändern würde und war überrascht, als diese sagte: „Wenn du unbedingt Geld beim Fenster hinaus schmeißen willst, gehe ich hin, aber ich rede dort kein Wort."

„Das ist ok. Du schaust dir das alles ein paar Mal an, dann kannst du noch immer entscheiden, ob du dann weiter machen willst oder nicht." Anna war es im Augenblick das Wichtigste, dass Soferl einmal eine neuerliche Therapie begann. Wie sie dann fortfahren würde, konnte sie sich später überlegen. Dies war, so meinte sie, ein erster wichtiger Schritt.

So ganz hatte aber Soferl ihren Protest nicht aufgegeben, denn sie sagte zwar lachend, aber bestimmt: „Ich will gar nicht, aber ich muss!"

Ich mache eben immer alles, was die anderen von mir verlangen. Ich kann mich überhaupt nicht wehren. Aber vielleicht doch, dachte sie ungewohnt heftig. Sie würden schon noch sehen, dass sie sich wehren konnte und zwar auf sehr deutliche Art und Weise. Trotzdem war es gut, dass Anna sie zur Therapie gezwungen hatte.

Heinrich war nicht so begeistert, als er davon hörte. Ihm tat es natürlich leid ums Geld.

„Ob das etwas bringt", fragte er zweifelnd, aber dann sprach er nicht mehr davon. Er kam mit der ganzen Angelegenheit, wie er die Krankheit nannte, nicht zurecht und je weniger darüber gesprochen wurde, desto lieber war es ihm. In seinen Augen war es eine Überspanntheit, die mit der Zeit vorbei gehen würde. Man sollte nicht alles so aufbauschen, hatte er erst vor ein paar Tagen zu seiner Frau gesagt, dann würden die Probleme noch größer. „Glaubst, du wirklich, dass Magersucht von alleine vergeht?", hatte Anna ihn gefragt.

„Mein Gott, nein", hatte er ausweichend geantwortet, „aber sie schaut jetzt nicht schlecht aus. Sie ist nicht mehr besorgniserregend mager. Paris war doch eine gute Idee", stimmte er seine Frau versöhnlich. Er wollte jetzt fernsehen und in Ruhe gelassen werden, nicht immer wieder das alte Thema aufwärmen, wie er es in Gedanken formulierte. Er ging in seinen Überlegungen sogar noch weiter, in dem er dachte, hätte Anna erst seine Sorgen, würde sie sich nicht so auf das Kind fokussieren. Weniger unfair formuliert, hätte er womöglich sogar recht. Aber er sagte nicht laut was er dachte, sondern zappte durch die Kanäle in der Hoffnung einen ruhigen Abend verbringen zu können und fernsehen gehörte allemal zu seinen bevorzugten Entspannungsübungen.

Dies sollte ihm allerdings nicht gelingen, denn Anna wollte unbedingt eine Stellungnahme seinerseits. In weniger als zwei Sätzen steckten beide in einem handfesten Streit und ebenso schnell wurden beide laut. Soferl saß in ihrem Zimmer, drehte zuerst die Stereoanlage lauter, dann zog sie ein Polster über ihren Kopf, aber die Streitereien der Eltern waren trotzdem nicht zu überhören.

Warum können sie nicht ein einziges Mal leise streiten, wenn sie schon nicht normal mit einander reden können? Vielleicht wäre alles besser wenn ich einfach verschwinden würde, sie verstrickte sich immer mehr in ihre triste Gedankenwelt und fühlte sich wirklich sehr unglücklich, als sie so unter ihrer Decke kauerte. Sie fing an zu weinen. Es rannen ihr unentwegt die Tränen über die Wangen und obwohl sie nicht weinen wollte, konnte sie nicht aufhören. Sie wusste eigentlich selbst nicht, was sie gar so mitnahm. Es war schließlich nicht der erste Streit, den die Eltern vor ihren Augen oder Ohren austrugen, sie war an solche Szenen leider gewöhnt. Aber heute war sie besonders sensibel. Sie sehnte sich nach einem lieben Wort, nach Geborgenheit. Alle machten sich Sorgen um sie, aber wirklich verstehen und annehmen konnte sie keiner. Das war sehr traurig für das Kind.

Langsam wich aber ihr Gram einem gewissen Zorn. *Ich hasse sie alle beide. Am liebsten würde ich ausziehen und dann bräuchten sie vielleicht auch nicht mehr streiten.*

„Du kannst dich nicht immer aus allem raushalten“, hörte sie ihre Mutter schreien, „ich komme auch mit der Situation nicht gut zurecht!“, schimpfte sie. Was ihr Vater sagte, hörte sie nicht, nur, dass unmittelbar darauf eine Türe flog, dann sagten die Eltern gar nichts mehr.

Was war eigentlich geschehen. Anna wollte ihren Mann von der Dringlichkeit einer Psychotherapie überzeugen und Heinrich hatte, wie es seine Art war, die ganze Angelegenheit negiert. Anna hätte genau so gut zu einem Fremden sprechen könne. Dieser hätte vielleicht wenigstens die Grundregeln der Höflichkeit beachtet, was bei Heinrich sehr oft nicht der Fall war. Daraufhin war sie derart in Zorn geraten, hatte zu schreien begonnen und es fehlte nicht viel und sie hätte eine Augartenvase, die direkt vor ihren Augen stand, nach ihrem Mann geschmissen. Aber eine Entscheidung, ob Soferl in Therapie gehen sollte, oder nicht, war trotzdem nicht gefallen. So lag es wieder alleine in ihrer Kompetenz.

Unmittelbar nach dem Streit rief sie Lilly an. Aber noch bevor sich diese meldete, kamen ihr Bedenken, Lilly mit derart schwerwiegenden Problemen zu belasten und daher beschloss Anna doch nichts zu sagen. Sie stammelte ein wenig herum und Lily fragte: „Wollen wir mit Bella spazieren gehen?“ Es war das alte Codewort.

Kurz darauf trafen sie sich und plauderten eine Weile über Belanglosigkeiten. Dann fragte Lilly unvermittelt: „Worum geht 's wirklich?“

„Ach ich weiß auch nicht“, wollte die Mutter ausweichen, „ich will dich nicht immer in meine Probleme hinein ziehen.“

„So ein Unsinn“, erwiderte Lilly sofort, „ich weiß, dass etwas los ist und es belastet mich mehr, wenn ich es nicht weiß, als wenn ich wirklich dazu Stellung nehmen kann, das weißt du.“

„Wenn ich dich nicht hätte“, sagte Anna liebevoll.

„Aber wir haben uns eben. Jetzt sag schon, was ist?“, drängte sie ihre Mutter zum Sprechen. Anna erzählte daraufhin, dass sie doch beschlossen hatte, mit Soferl eine Therapeutin aufzusuchen, dass dies aber von ihr auf das Heftigste abgelehnt würde.

„Soll ich wirklich so gegen ihren Willen entscheiden?“, fragte Anna ratlos.

„Das ist schwer zu sagen“, Lilly überlegte. „Aber sie wird Hilfe brauchen“, meinte sie nach einer Weile.

„Das sah Georg genau so. Ich habe neulich lange mit ihm telefoniert und da hat er geraten, es trotzdem noch einmal zu versuchen, auch wenn sie nicht will. Sie kann das jetzt vielleicht nicht wirklich selbst entscheiden. Die frustrierenden Arztbesuche und auch das Scheitern bei der einen Therapeutin vom letzten Jahr haben ihr allen Mut genommen, sich nochmals jemandem Fremden anzuvertrauen.“

„Dann mach es“, sagte Lilly spontan. Sie hatte schon immer sehr viel von der Meinung ihres ältesten Bruders gehalten und in einer so schwierigen Entscheidung war sicherlich sein Rat von Bedeutung.

„Und Papa ...?“, sie formulierte den Satz gar nicht fertig. Ein Blick ins Gesicht ihrer Mutter genügte, um zu wissen, dass er gar keine Meinung zu diesem Thema abgegeben hatte. Es ist schon sehr frustrierend für Mama, dachte Lilly, laut sagte sie aber: „Du weißt wie er ist, aber du hast ja uns. Wir werden dir immer helfen.“ Es war rührend, wie die Tochter, die selbst erst an der Schwelle zum Erwachsenwerden stand, um ihre Mutter besorgt war.

„Ich darf gar nicht daran denken, was ich täte, wenn ich euch nicht hätte“, sagte Anna dankbar.

„Das sagtest du bereits, Alzheimer lässt grüßen." Lilly, die keine Sentimentalität aufkommen lassen wollte, zog das Gespräch ein wenig ins Lächerliche, ohne verletzend zu wirken. Anna, die an den schnoddrigen Ton ihrer Kinder gewöhnt war, erwiderte lachend: „Schön, dass ich immer an mein vorgerücktes Alter erinnert werde, aber dank meiner Vergesslichkeit, geht auch das sogleich vorbei!" Sie lachten dann noch über dies und das und trennten sich in einem guten Gefühl der Zusammengehörigkeit.

Obwohl Anna wusste, dass die Entscheidung über Soferls mögliche Behandlung alleine bei ihr lag, fühlte sie sich durch das Gespräch mit ihre großen Tochter doch sehr gestärkt und als sie das letzte Stück alleine nach Hause ging, wusste sie, wie sich entscheiden würde.

Soferl hatte sich, sehr zur Verwunderung ihrer Mutter, rasch in die Tatsache gefügt, doch mit einer Therapie zu beginnen. Die ersten Male hatte sie zwar immer deutlich betont, dass sie sich all das nur anschaue und später entscheiden werde, ob sie dabei bleiben möchte oder nicht. Anna hatte ihr versprechen müssen, dass sie gegebenenfalls ohne Diskussionen wieder aussteigen könne. Dieses Abkommen fand auch Anna sehr zufriedenstellend. So hatte Soferl gleich zwei Chancen. Sollte ihr die Therapeutin doch zusagen, wäre damit ein Beginn gesetzt, wenn nicht, wäre sie zu nichts verpflichtet.

Obwohl Soferl mit der neuen Therapeutin gut zurecht kam, überlegte sie dennoch die Therapie abzubrechen, da sie immer öfter ein beklemmendes Gefühl hatte, all das wieder nur ihrer Mutter zuliebe zu tun.

10.

Die Ferien hatten begonnen und damit war bei allen eine gewisse Lethargie eingetreten und vor allem war das drohende Schulproblem wieder gänzlich in den Hintergrund gerückt. Soferl hatte die Klasse wie durch ein Wunder doch positiv abgeschlossen und sollte sich erst einmal gründlich erholen. Für August war ein Sprachkurs geplant gewesen, aber den hatte Anna schon vorzeitig storniert. Sie wollte Soferl nicht allein verreisen lassen. Sie dachte, dann würde sie noch weniger essen, als sie es ohnedies schon tat.

Vielleicht wäre es aber auch eine Möglichkeit gewesen, einmal ein wenig Abstand von einander zu finden, aber jetzt war es zu spät und Soferl hatte auch nicht wirklich protestiert, als sie erfuhr, dass sie nicht fahren sollte. Es war ihr im Übrigen so ziemlich alles egal. Ihre einzige Beschäftigung bestand im Malen und Kochen. Beides machte sie wie immer sehr gut. Sie lebte in ihrer eigenen Traumwelt, aber sie wirkte nicht unglücklich dabei.

Später wurden die Sommerferien für alle doch einigermaßen entspannend. Die Familie war wie immer ans Meer gereist und alle hatten recht fröhliche Wochen verbracht. Die Streitigkeiten zwischen den Eheleuten hatten sich in der entspannten Umgebung auch in Grenzen gehalten. Anna hatte vielfach ihren Ärger über dies und das hinunter geschluckt und Heinrich war oft seiner eigenen Wege gegangen. Chrisi war nur kurze Zeit mit allen zusammen gewesen, aber die beiden Schwestern hatten viel Spaß mit einander.

„Ich bin froh, dass ich nicht auf Sprachferien fahren musste“, hatte Soferl einmal zu Lilly gesagt. Sie wirkte wieder sehr kindlich und war ihrer Familie auf das Liebste zugetan. Einmal dachte Anna, es wäre genauso wie vor einem Jahr. Dann fiel ihr ein, dass Soferl letztes Jahr schon nicht mehr gesund war. Daran wollte sie jetzt im Urlaub aber gar nicht denken, denn obwohl Soferl fast nichts aß, nur hin und wieder nahm sie sich einen Salat vom Buffet oder ein Stückchen Fleisch, sah sie nicht schlecht aus. Vielleicht machte es die braune, gesunde Hautfarbe oder ihre Fröhlichkeit, die sie nicht krank wirken ließ. Alle schienen glücklich und über die Krankheit wurde nicht gesprochen.

Einmal versuchte Anna aber doch, das Thema mit Heinrich zu bereden. Sie gingen alleine spazieren, es herrschte eine angenehmen Stimmung zwischen den beiden. Die Mädchen waren im Hotel geblieben und so ergriff Anna die Gelegenheit und sagte: „Wie wird das mit der Soferl weitergehen? Was sollen wir tun, wenn wir wieder in Wien sind?“ Heinrich gab ihr keine Antwort.

Anna wartete eine Weile, hatte er sie nicht gehört. So sagte sie vorsichtig: „Ich habe dich etwas gefragt."

„Ich weiß", war die einsilbige Antwort. Da hätte sie wissen müssen, dass es besser wäre, nicht mehr weiter zu insistieren, aber sie konnte nicht innehalten. Sie redete wie unter Zwang, Heinrich sagte gar nichts. So war es oft und führte nur dazu, dass sie sich beide schlecht fühlten. Ein schöner Abend war wieder einmal kaputtgegangen.

Schweigend gingen sie nach Hause. Anna suchte die Mädchen, die mit den Abendkellnern an der Bar flirteten. Soferl wirkte auf einmal erwachsen. *Schau mal, meine Kleine, wie die kokett sein kann,* durchzuckte es Anna. Wie hatte sich ihr Baby verwandelt. Da stand plötzlich nicht mehr die große Schwester mit der Kleinen an der Bar, sondern zwei hübsche junge Damen. Heinrich kam grantig hinzu und ein Ober sagte zu ihm: „Sie können stolz sein, drei so schöne Frauen!! Ohlala!!" Dabei verdrehte er lustig die Augen, ließ schöne weiße Zähne blinken.

„Ich gehe schlafen", murmelte er nur, ohne auf das Kompliment, das den Damen zugedacht war, einzugehen. Anna spielte die liebende Gattin und gurrte: „Ist gut Liebling, ich komme gleich nach!" Niemals hätte sie in einer Hotelbar zugegeben, wie es wirklich um ihre Beziehung stand. Außerdem wollte sie auch den Kindern den offensichtlich lustigen Abend mit ihrer schlechten Laune nicht verderben. Mit dem baldigen Nachkommen wurde es dann ohnedies nichts, denn sie hatten alle zusammen noch riesig viel Spaß und es wurde reichlich spät. Aber es waren Ferien und sie dachte einmal, dass Heinrich so und so schlechte Laune hatte, daher konnte sie gleich noch an der Bar bleiben und ein oder zwei Kosmopoliten trinken. Um die Missstimmung am anderen Morgen nicht noch mehr anzuheizen, bezahlte sie die Rechnung mit ihrer eigenen Kreditkarte. Als Lilly dies sah, sagte sie leise zu ihrer Mutter: „Sehr vernünftig, würde ich auch machen!" Dann lachten sie schallend und Anna fühlte sich ihrer Tochter so nahe, wie schon lange nicht mehr. Das Lachen schuf eine Verbindung zwischen den beiden, die tausend Worte nicht gekonnt hätten. Da dachte Anna plötzlich, dass sie mit Heinrich eigentlich nie so gelacht hatte. Und sie lachte so gerne, für ihr Leben gerne lachte sie, kollernd, wie eine Tonleiter, leise vor sich hin und stumm als sie ihre Kinder betrachtete, während sie schliefen. Aber mit Heinrich konnte sie nicht einmal lächeln. Das trieb ihr für kurze Zeit Tränen in die Augen, während sie den letzten Rest ihres Cocktails austrank. Lilly stutzte kurz, sie hatte den plötzlichen Stimmungswechsel ihrer Mutter bemerkt, aber als diese meinte, die Tränen kämen vom Lachen, gab sie sich zufrieden.

Die mehr oder weniger fröhlichen Urlaubstage gingen rasch dahin und ehe sie sich versahen, waren sie wieder in Wien.

„Es wäre doch gut gewesen, wenn ich auf Sprachferien gefahren wäre", sagte Soferl eines Abends ziemlich unvermittelt zu ihrer Familie.

„Um welche Sprache geht 's?", wollte Chrisi wissen, der immer alles rasch auf den Punkt brachte.

„Um Französisch", antwortete sie kurz angebunden.

„Aber du telefonierst doch ohnedies andauernd mit Yvi, da redest du doch sehr gut", erwiderte er sachlich.

„Ja schon, aber nicht gut genug", war ihre Antwort. Die Eltern hatten das Gespräch der beiden Geschwister zwar mit angehört, aber nichts dazu gesagt. Da meint Chrisi plötzlich: „Nichts leichter als das! Wozu haben wir französische Verwandte! Fahr doch einfach zu den beiden nach Frankreich, da wirst du schon genug Französisch lernen!" Soferl wusste gar keine Antwort darauf. Sie war zwar schon ein paar Mal bei ihrem Bruder gewesen, aber immer nur für wenige Tage und nur im Beisein ihrer Eltern. Als Sprachferien konnte sie dies wahrlich nicht bezeichnen. Aber wenn sie alleine hinführe, würde sie natürlich nur Französisch reden. Georg sprach mit seiner Frau auch immer in deren Muttersprache. Er war auch mittlerweile ein halber Pariser geworden.

„Glaubst du, würde das machbar sein?" Soferl hatte spontan Freude an dem Plan gefunden, war aber noch zögernd, denn sie wollte sich keine falschen Hoffnungen auf eine mögliche Reise machen. Es war auch alles sehr vage, ob es die Eltern erlaubten, dass sie alleine verreise und in erster Linie, ob es Georg und Yvi recht wäre, wenn sie für einige Wochen bei ihnen wohne. Dann war auch noch die Frage zu klären, was Soferl den ganzen Tag alleine unternehmen könnte. Yvi war auch berufstätig und würde sicher nicht ihren Urlaub opfern, um mit der jungen Schwägerin durch Paris zu strawanzen. Außerdem war es in Paris im August unvorstellbar heiß und kein wirkliches Vergnügen, den Sommer dort zu verbringen. All das musste gut überlegt werden. Dann war auch noch die Frage zu klären, wie Soferl nach Paris käme. Kurzfristig waren die Flüge sehr teuer und mit der Bahn erschien es auch Heinrich, der sich ausnahmsweise an dem Gespräch aktiv beteiligte, für ein junges Mädchen zu gefährlich. Sie wäre fast zehn Stunden unterwegs und da könne viel passieren, meinte er. Dies sah Soferl zwar nicht so dramatisch, aber alle anderen Fragen ließ sie gelten, vor allem, ob sie in Paris überhaupt erwünscht sei.

„Was reden wir so lange über eine Sache herum, wenn wir gar nicht wissen, ob die zwei überhaupt Zeit haben", schaltete sich Christoph wieder ins Gespräch. Fügte dann lachend hinzu: „Und sie dich auch haben wollen!"

„Das stimmt natürlich", meinte Anna zögernd. Sie wollte aus einem unbestimmten Grund diesmal nicht die Initiative ergreifen. Sonst war sie eine Frau der raschen Handlungen, aber jetzt hatte sie auf einmal Hemmungen, konkrete Vorschläge zu unterbreiten. Der erste Schritt wäre, Georg anzurufen. Dann könnten sie alles Weitere planen und besprechen. Wenn es aber aus irgendeinem Grund nicht gehen sollte, dann bräuchten sie sich nichts mehr zu überlegen. Dies war einleuchtend, aber Anna war trotzdem nicht imstande, sofort Konkretes zu unternehmen.

Chrisi nahm, als er seine Mutter so ratlos sah, die Sache in die Hand. Dass Heinrich nicht in Paris anrufen würde, war allen klar. Er telefonierte sonst auch nie mit seinem Sohn, außer, wenn dieser zu Hause anrief und ausdrücklich seinen Vater verlangte. Und dann beschränkten sich die Gespräche auf den eigentlichen sachlichen Grund für den Anruf, nie unterhielten sie sich über wirklich persönliche Dinge. Nach wie vor wusste er nichts von Georgs und Yvonnes ungewollter Kinderlosigkeit. Anna hatte ihrem Mann gegenüber nie etwas erwähnt. Sie wusste einfach nicht, ob es Georg recht wäre.

Chrisi riss seine Mutter aus ihren Gedanken: „Warum rufst du Georg nicht gleich an und fragst ihn, ob der Zwerg kommen kann?“

„Ja, gute Idee“, stimmte Soferl ihrem Bruder bei. „Wie ich dann dorthin komme, können wir immer noch entscheiden.“ Das war eine klare Aussage und zeigte Anna wieder einmal, wie tatkräftig und spontan ihre Kinder waren. Da gab es kein Zögern und langatmiges Herumgerede. Sie waren tolle, aktive Menschen, das galt auch schon für ihre Jüngste. Trotzdem hatte Anna ihre Bedenken.

„Lass uns morgen anrufen und eine Nacht darüber schlafen.“

„Bitte, warum? Du überlegst dir doch sonst auch nicht 24 Stunden lang, ob du Lilly oder mich anrufst. Da würdest du mich zum Beispiel gar nicht anrufen, so oft wie wir telefonieren, wenn du dir das immer erst einen Tag zurechtlegen müsstest.“ Es klang lustig und sollte etwas von der Spannung, die im Augenblick herrschte, nehmen. Chrisi kannte seine Mutter nur all zu gut, um zu wissen, dass mehr dahinter steckte, als die bloße Anfrage, ob Soferl nach Paris fahren könne oder nicht. Er wusste, dass Anna ihre Jüngste nicht alleine verreisen lassen wollte. Aus diesem Grund war schon im Frühling die ursprünglich geplante Sprachreise abgesagt worden. Warum dies so war, wusste Anna selbst nicht genau, aber es beschlich sie jedes Mal ein unangenehmes Gefühl, wenn sie an eine Abreise ihrer Jüngsten dachte.

Christoph sah jedoch, wie gerne Soferl zu ihrem großen Bruder fahren würde und ein wenig Tapetenwechsel wäre sicher nicht schlecht. So setzte er sich doppelt für sie ein.

„Bitte frag Georg doch einfach, er ist ihr Bruder, Leute, und wenn es ihm nicht passt, wird er es schon sagen. Der ist nicht der Herr Schüchti!!!“ Soferl war bei seinen Worten schon ins Vorzimmer gerannt und hatte das Mobiltelefon und die Telefonnummer geholt. Obwohl Anna oft mit ihrem ältesten Sohn telefonierte, konnte sie sich die lange Nummer einfach nicht merken. Heinrich, der immer gerne alles lange hin und her überlegte, wollte noch kurz Einhalt gebieten und die Sache wenigstens bis morgen überdenken, doch da hatte Anna schon zu wählen begonnen. Nach dem ersten Läuten hob Georg ab.

„Hast du neben dem Telefon gestanden?“, fragte Anna liebevoll, aber übergangslos. Er lachte, „nein, das nicht, ich bin zwar oft einsam, aber noch nicht so weit, dass ich neben dem Telefon sitze und auf Anrufe warte.“ Dann wurde er eine Spur ernster: „Lieb, dass du anrufst. Gibt 's was Neues im Osten?“

„Eigentlich nichts“, antwortete seine Mutter nach kurzer Pause, wobei ihr der Gedanke ihres Zögerns jetzt selbst absurd erschien. „Soferl möchte zu euch nach Paris kommen“, meinte sie unumwunden.

„Das ist ja fantastisch!“, rief Georg und dann nicht direkt ins Telefon, sonst hätte es Anna wahrscheinlich das Trommelfell zerrissen: „Yvi, Cherie, Sophie veut rester à notre maison.“ Soviel verstand Anna, dass er sich in jedem Fall wirklich freute, seine kleine Schwester wieder zu sehen.

„Wann wird sie kommen?“, jetzt wandte er seine Aufmerksamkeit wieder seiner Mutter zu, obwohl diese im Hintergrund Yvonne parlieren hörte. Was sie fragte, konnte sie allerdings nicht verstehen.

„Das wissen wir alles noch nicht, es war eben nur so eine Idee, eigentlich von Chrisi“, fügte sie hinzu.

„Das ist aber einmal eine ganz schlaue, das kannst du meinem kleinen Bruder ausrichten“, scherzte er. Georg war sehr gut gelaunt und schien sich ehrlich über die Aussicht, seine kleine Schwester wiederzusehen, zu freuen. Er ließ sich ausführlich von den Plänen der Familie berichten oder vielmehr von den vagen Vorschlägen, die sie hatten. Anna erzählte, dass sie auch noch überhaupt keine Ahnung hätten, wie Soferl nach Paris kommen könnte. Sie hatten noch nicht nach eventuellen Flügen gesucht, noch sonstige Reisemöglichkeit in Betracht gezogen.

„Wir wollten erst einmal wissen, ob es dir und auch Yvi überhaupt passt, wenn sie kommt“, sagte Anna wahrheitsgemäß. Jetzt wurde Georg mit einem mal sehr ernst. Fast beleidigt sagte er: „Natürlich ist es uns immer recht, das weißt du doch.“ Dann bekam seine Stimme einen traurigen Klang: „Bin ich schon so lange von zu Hause weg, dass ich euch fremd wurde. Dass ihr wirklich zu uns auf Besuch kommt?“

Nach einer kurzen Pause, in der Anna nichts sagte, meinte er: „Das wäre sehr traurig, das kann ich aber gar nicht glauben.“ Anna fühlte sich beschämt, wenn er jetzt wüsste, dass sie eigentlich eine Nacht nachdenken wollte, bevor sie ihn über mögliche Reisepläne informiert hätte. *Ist er mir wirklich entfremdet,* dachte sie bei sich, *warum habe ich so reagiert und nicht auch spontan wie Chrisi?*

„Nein, nein “, stammelte sie etwas verwirrt, „wir dachten nur, vielleicht seid ihr gar nicht in Paris, selbst auf Urlaub.“ Sie wusste plötzlich nicht mehr weiter. Georg, der sehr feinfühlig war und Stimmungen schon am Klang von Stimmen erkannte, was ihm als Topjournalist sehr zu Gute kam, wollte seine Mutter nicht länger zappeln lassen und meint fröhlich: „Ist schon in Ordnung. Ich rede mit Yvi, und schau mir die Flüge an. Vielleicht habe ich was im Talon.“ Manchmal hatte die Redaktion billige Flüge gebucht, die auf Abruf für ihn bereit standen und die er hin und wieder auch privat nützte. Solch einen Flug würde er an seine Schwester weitergeben und ihrem Kommen stünde nichts mehr im Wege. Die Maschinen waren unter der Woche, wenn es sich nicht um Frühflüge handelte, fast nie ausgebucht und auf den einen oder anderen Tag käme es ja nicht an. Das war alles sehr vernünftig und tags darauf wollten sie wieder telefonieren, da wüsste er genauer Bescheid. Soferl hatte während des gesamten Telefonats interessiert zugehört, als aber Anna dazwischen immer wieder aufmunternd und zustimmend nickte, auch immer wieder ja, das ist super und das wird Soferl freuen, sagte, wurde diese immer stiller und ihr anfänglicher Enthusiasmus verschwand zusehends. Am Ende des Gespräches wirkte sie wie ein Häufchen Elend, all ihre gute Laune war verschwunden. Anna merkte die Veränderung sofort.

„Was ist mein Schatz, freust du dich nicht mehr? Möchtest du doch nicht zu Georg fahren?“

„Ja schon“, war die zögerliche Antwort, „aber ich weiß nicht, ob ich das alles schaffe.“

„Was sollst du denn schaffen?“ Anna kannte sich nicht mehr aus mit ihrer Tochter. Was war das jetzt wieder für ein Problem? Sie wollte ihr gerade gut zureden, aber Chrisi sagte geradeheraus: „Wo liegt das Problem? Wenn es dir nicht gefällt, kommst du wieder heim. Wenn es sein muss, hole ich dich ab. Es ist zwar nicht das Auhofcenter, aber doch zu schaffen.“ Jetzt musste Soferl wieder lachen.

„Das Auhofcenter ist es wirklich nicht, schon ein bisschen weiter.“ Dann wurde sie aber wieder ernst und sagte: „Ich weiß nicht, ob mir nicht doch alles zu schnell gegangen ist, und die fremde Sprache und alles …“ Da stockte sie. Anna wusste, was mit „alles“ gemeint war, sagte aber nichts. Leider sagte Heinrich, der bis dahin zu all den Plänen geschwiegen hatte: „Da machst du uns zuerst verrückt mit deiner Idee, dass du auf Sprachferien fahren willst und jetzt ist es geplant und du stößt es wieder um. Das kannst du nicht machen. Was willst du eigentlich?“ Das letzte hatte er wirklich böse gesagt und, obwohl er bis zu einem gewissen Grad mit seiner Aussage recht hatte, hätte er in ruhigerem Ton mit ihr reden können. Aber so war es nun mal seine Art. Alle wussten, was jetzt unweigerlich kommen würde, nur Heinrich offenbar nicht, denn er fragte sanft und arglos: „Was hat sie denn jetzt wieder?"

Soferl war bei den letzten Worten ihres Vaters aufgesprungen und mit den Worten „lasst mich doch alle in Ruhe" hinaus und in ihr Zimmer gerannt. Zuvor schloss sie noch demonstrativ laut die Türe hinter sich.

„Das kannst du ihr nicht erlauben", tadelte Heinrich seine Frau, als er dies sah.

„Was ist so schlimm daran, wenn sie die Wohnzimmertüre zumacht?", fragte Ann provokant. „Und wenn dir etwas nicht passt, dann sag du es ihr eben einmal!!! Du darfst auch einmal Stellung beziehen und dich nicht immer aus allem raushalten", fauchte sie und schon steckten beide wieder in einem hitzigen Wortgefecht, das sehr rasch ziemlich laut wurde.

Obwohl Soferl nicht jedes Wort hörte, wusste sie doch, dass wieder ein handfester Streit zwischen den Eltern tobte. Sie lag auf ihrem Bett und versuchte an gar nichts zu denken. Plötzlich erschien ihr der Gedanke für eine Weile nach Frankreich zu gehen mit einem Mal doch sehr hilfreich und tröstlich.

„Dann höre ich die Streitereien wenigstens nicht und vielleicht verstehen sich die Eltern sogar wieder besser, wenn sie mich eine Zeit lang nicht haben." Eine angenehme Unbeschwertheit ergriff von ihr Besitz. Sie blieb noch eine Weile in ihrem Zimmer, vor sich hin sinnierend, sitzen. Sie überlegte, was sie in Paris alles unternehmen würde, welche Museen sie besuchen wolle, sie plante einfach ihre Ferien einmal ganz alleine. Das hatte sie vorher noch nie getan. Immer waren irgendwelche Familienmitglieder da gewesen, die ihr rieten, dies oder jenes so oder anders zu machen. Manchmal hatte sie vage dagegen protestiert, aber da sie selten wahrgenommen worden war, hatte sie es dabei bewenden lassen und stumm das gemacht, was ihre Familie für sie als das Beste hielt. Da sie stets alles willig mitmachte, war auch niemand auf die Idee gekommen, dass Soferl vielleicht ganz andere Vorstellungen für ihre Ferien hätte. Sie war ja auch da immer die Brave und Liebe gewesen, ganz so wie die Familie sie haben wollte.

Jetzt mache ich einmal was ich will, überlegte sie. Es war nicht trotzig oder aufmüpfig, das war gar nicht ihre Art, sondern es klang eher bestimmt und ein wenig erwachsen. So mit Selbstbewusstsein gewappnet, betrat sie das Wohnzimmer, wo ihre Eltern noch immer eine Grundsatzdiskussion über Erziehungsfragen führten. Chrisi hatte sich schon längst in sein Zimmer zurückgezogen. Gleich zu Beginn des Streites war er aufgestanden, hatte zwar einen Blick ins Zimmer seiner Schwester gemacht, aber nicht wirklich den Wunsch verspürt, mit ihr über die Ehe der Eltern zu reden. So hatte er sich, wie ein kleiner Junge mit seiner Playstation vergnügt. Die Streitereien zermürbten ihn mehr, als er zugeben wollte, aber er hatte keine Kraft, wirklich darüber nachzudenken. So war für ihn Verdrängung der gangbarste Weg, damit umzugehen.

„Ich möchte doch nach Paris fahren“, unterbrach Soferl den Disput der Eltern, fügte dann aber höflich hinzu: „Es tut mir leid, dass ich vorhin so unüberlegt meine Bedenken äußerte.“

Sie hatte ruhig, aber bestimmt gesprochen und auf eine klare Antwort der Eltern gehofft.

„Du kannst nicht einmal so und kurz darauf wieder anders denken“, Heinrich wollte ihr langatmig, wie es seine Art war, vor Augen führen, dass sie ihre Entscheidungen nicht beliebig oft umstoßen könne, und sie sich einmal entscheiden müsse, wurde aber von seiner Frau sofort unterbrochen: „Aber sie hat sich doch soeben entschieden!“ Es wäre besser gewesen, wenn sie nichts gesagte hätte, denn Soferl fühlte schon wieder diesen Machtkampf, bei dem sie das Zünglein an der Waage war. Das hasste sie. Die Eltern sollten sich nicht wegen ihr zweiteilen, niemand sollte auf ihrer Seite stehen und der andere auf der anderen. Da müsste sie sich zu irgendeiner Partei zugehörig fühlen und im Gegenzug gegen die andere entscheiden. Das Familienleben war kein Fußballspiel, bei dem sie zu einer bestimmten Mannschaft hielt.

Diesmal war ihr die Lösung des Problems aber wirklich sehr wichtig.

„Wir brauchen nicht mehr darüber debattieren“, meinte Soferl ruhig und versöhnlich. Noch bevor die Eltern irgendwie protestieren konnten, sagte sie: „Ich rufe morgen noch einmal Georg an und frage wegen des Hinkommens. Ich kann auch mit dem Zug fahren. Ich bin schon sechzehn und es wird mich schon keiner vergewaltigen.“ Dann fügte sie in selbstironischem Tonfall hinzu: „So mager wie ich bin, will mich eh keiner!“ Obwohl Anna dies nicht wirklich lustig fand, musste sie doch über die Selbstironie ihrer Jüngsten lachen und meinte: „Na, dann, hat alles auch gute Seiten!“ Soferl wusste, wie ihre Mutter das meinte, Heinrich wahrscheinlich nicht, denn er funkelte seine Frau nur böse an und murmelte so in der Art, dass sie auch einmal nicht blöd sein könnte. Um nicht in neuerlichen Streit zu geraten, überhörte Anna diese Bemerkung geflissentlich.

„Gute Idee, wir warten bis morgen, dann sehen wir weiter, wie du nach Paris kommst.“ Soferl war mit dieser Lösung zufrieden und wollte gerade mit Bella Gassi gehen, als Lilly heimkam. Soferl überfiel sie mit den Worten: „Du, ich fahre zu Georg nach Paris! Toll, nicht!“

„Super, ich will auch!“, war die Antwort.

„Warum eigentlich nicht“, mischte sich Chrisi plötzlich ein, „wir bringen die Zwergin hinauf, bleiben ein paar Tage, dann kommen wir wieder. Ich fange erst am achten August mit meiner Hacken (Dialektwort für Arbeit) an, das geht sich locker aus!" Er war plötzlich bei der Aussicht auf einige Urlaubstage hellauf begeistert.

„Ich kann auch mit meinem Chef reden, im Sommer ist fast nichts in der Ordination zu tun. Da werden offensichtlich weniger Viecher krank!" Plötzlich rissen sie sich, die Schwester nach Paris zu bringen. Alle redeten durcheinander.

„Moment, Moment, macht nicht immer so vorschnell Pläne", schaltete sich Heinrich wieder dazwischen. „Das muss alles gut überlegt werden." Damit hatte er nicht unrecht. Mit dem Auto war es eine weite Reise und drei junge Leute wollte er nicht gerne alleine fahren lassen. Das sah auch Anna so, aber die Kinder redeten wie wild durcheinander, schmiedeten Pläne für die Fahrt. Sie waren kaum mehr zu bremsen. Erst als Heinrich sagte, man sollte doch auch Yvi fragen, ob ihr die ganze Sippe willkommen wäre, hielten sie an sich und sahen ein, dass alles einmal in Ruhe mit den Parisern, wie die beiden genannt wurden, zu besprechen war. Da es durch die langen Debatten schon ziemlich spät geworden war, beschlossen sie das Ganze wirklich auf den anderen Tag zu verschieben. Lilly meinte zwar, dass die beiden sicher noch nicht schliefen, aber dann beugte sie sich doch ihrem Vater.

Sie konnte den nächsten Tag fast nicht erwarten, denn sie war von der Vorstellung, auch einige Tage in Paris zu verbringen, überaus begeistert, mehr noch als ihr Bruder, obwohl es eigentlich dessen Vorschlag gewesen war. Als sie immer wieder rief, wie toll die Reise und alles werden würde, sagte er nur: „Na, schau ma mal", dann verschwand er und vertiefte sich in seinen Computer. Er spielte aber nicht wieder irgendein albernes Spiel, sondern suchte im Google nach der besten, schnellsten und kürzesten Route nach Paris.

Wie nicht anders zu erwarten war, rief Georg tags darauf, gleich in der Früh an und berichtet, dass sie sich beide, auch Yvi, das betonte er extra, sehr auf Soferls Kommen freuten. Die einzige Schwierigkeit, meinte er, sei das Hinkommen, denn er hätte zurzeit keine geeigneten Flüge zur Verfügung.

„Am besten wäre, wenn sie jemand bringen könnte", schlug er vor. „Ich weiß, Paris ist nicht ums Eck, aber, egal wer herauffährt, hätte auch ein wenig Urlaub. Wäre doch nett, oder?" Anna war begeistert. „Das ist ja wunderbar", rief sie voller Enthusiasmus, „wir sprachen gestern von so einer ähnlichen Möglichkeit." Dann stutzte sie kurz: „Wir wussten nicht, ob ihr das wollt, aber die Zwillinge würden gerne fahren und ein paar Tage bei euch bleiben."

„Wieso glaubst du in letzter Zeit immer, dass mir irgendetwas nicht recht wäre. Ich sag schon, was mir nicht passt. Bin ich in die ‚ein- Bekannter-in-Paris-Rolle' hineingerutscht?" Es war Georg schon ein paar Mal aufgefallen, dass seine Mutter ihm gegenüber etwas von ihrer Spontanität verloren hatte und dies wollte er einmal geklärt wissen. Am Telefon war so ein Gespräch schwierig, aber da er es jetzt einmal gesagt hatte, würde Anna wenigstens wissen, dass es ihm auffiel. Sollte dies ein Missverständnis gewesen sein, würde sie besser auf ihre Wortwahl achten, wäre es aber Absicht, könnten sie bei Gelegenheit das Thema durchsprechen. Georg hasste ungeklärte und kryptische Äußerungen, nicht nur bei seiner Familie. Anna dachte ähnlich, ging jedoch auf seine scherzhafte Art ein.

„Das ist aber ganz praktisch", meinte sie, „so ein guter Bekannter in Frankreich! Aber lassen wir die Witze, die Kinder würden gerne nach Paris kommen, Soferl kann dann alleine bei euch bleiben und die Zwillinge fahren halt einige Tage später zurück."

„Das klappt ja vorzüglich. Wann wollen sie abreisen?" Georg besprach daraufhin alles weitere mit seinem jüngeren Bruder, der ihm die genaue Fahrtroute, die er wählen würde, beschrieb. Einmal wollten sie übernachten, obwohl Chrisi insgeheim überlegte, bis Paris durchzufahren, zumal er sich mit Lilly beim Fahren abwechseln könnte. Aber sie wollten kein Risiko eingehen und keine unnötigen Debatten mit den Eltern, die aus Sicherheitsgründen auf einer Übernachtung bestanden. In vier Tagen wollten sie in Paris sein.

So war es dann auch. Die Reise verlief unspektakulär. Die Zwillinge wechselten sich hin und wieder beim Fahren ab und übernachteten, so wie sie es den Eltern versprochen hatten, in der Nähe von Stuttgart. Dadurch war die Fahrt für alle Beteiligten angenehm und wenig strapaziös, im Gegenteil, sie hatten alle drei wirklich Spaß. Soferl wirkte die ganze Zeit sehr gut gelaunt. Ihre fröhliche Stimmung hatte eigentlich unmittelbar nach dem definitiven Zustandekommen ihres Verreisens begonnen. Obwohl sie auch auf der Fahrt fast nichts zu sich nahm, fühlte sie sich nicht so erschöpft wie sonst oft. Wenn sie bei einer Raststätte hielten und die Zwillinge vor Hunger fast starben, wie sie immer sagten, bestellte Soferl für sich nur Wasser, manchmal einen Salat. Da die Geschwister dies aber kommentarlos akzeptierten, blieb die Stimmung auch hier entspannt und fröhlich. Seit langer Zeit nahm niemand ihr weniges Essen wirklich zur Kenntnis.

Als die drei am Nachmittag des nächsten Tages in Paris ankamen, gab es ein großes Hallo. Georg und seine Frau schienen sich ehrlich zu freuen ihre jüngeren Geschwister zu sehen.

Später gingen sie dann noch ein wenig spazieren, tranken in einem kleinen Bistro Rotwein und fühlten sich alle wie echte Pariser. Die Zwillinge wollten einige Tage bleiben und auch ein wenig die Stadt erforschen. Georg hatte sich in der Redaktion frei genommen und zog mit seinem jüngeren Bruder herum. Einmal begann Georg ein Gespräch über Soferl, aber Chrisi wollte nicht so recht Stellung dazu beziehen.

„Ich verstehe nicht", meinte er bedrückt, „wir haben sie so lieb und sie ist so ein toller Mensch, warum ist sie da hineingeraten?" Noch bevor Georg dazu etwas sagen konnte, meinte der Jüngere: „Was haben wir falsch gemacht?"

„So darfst du nicht denken", antwortete der Ältere. Es sollte keinesfalls wie plumper Trost wirke, sondern war wirklich seine ehrliche Überzeugung, als er fortfuhr: „So kann man das nicht sagen, niemand hat etwas falsch gemacht ..."

„Ach, du hast ja keine Ahnung", fuhr Chrisi dazwischen und noch bevor Georg dies bezüglich eine Frage stellen konnte, wechselte der Jüngere übergangslos das Thema. Nichts sollte die wenigen Tage trüben, die sie zu fünft verbrachten und es wurde wirklich eine lustige und unbeschwerte Zeit.

Soferl, die ebenso Abschiede hasste wie ihre Mutter, war, als ihre Geschwister wieder nach Wien zurückfahren mussten, ein wenig traurig, ließ sich tausendfach versichern, dass sie auch vorsichtig fahren wollten, küsste sie beim Abschied unzählige Male und winkte ihnen schließlich so lange nach, bis ihr Auto nur mehr ein winziges Pünktchen war. Zuvor mussten die Zwillinge noch versichern, sofort beim Heimkommen anzurufen. Yvi schaffte es wieder einmal in ihrer netten, spontanen Art die leichte Traurigkeit ihrer jungen Schwägerin zu zerstreuen.

„Was wollen wir jetzt unternehmen?", fragte sie auf Französisch. Als Soferl auf Deutsch sagte: „Ich weiß nicht", nahm Yvi sie zärtlich bei den Schulter. Sie meinte lachend: „Jetzt brauche ich wenigstens nicht mehr dieses schwierige deutsches Sprache reden, denn deine Französisch ist viel besser als meine Deutsch!" Soferl wusste zwar, dass dies nicht wirklich stimmte, freute sich aber doch sehr über das Lob. Bald kehrte ihre gute Laune zurück und es wurde ein fröhlicher Tag.

Beim Nachtmahl, es gab Suppe, gefülltes Gemüse und so etwas Ähnliches wie Créme brulée, Yvonns Lieblingsnachspeise, kostete Soferl von allem ein klein wenig. Georg und seine Frau gingen nicht weiter darauf ein, möglicherweise fiel es ihnen auch nicht besonders auf. Es herrschte eine angenehmen Stimmung bei Tisch und Georg wusste interessante Dinge aus der Redaktion zu berichten.

Tags darauf war die Stimmung wie ausgewechselt. Soferl war zwar zeitig aufgewacht, wollte aber lange nicht aufstehen. Auf die Frage, ob sie Tee oder Kaffee und ein Croissant ans Bett gebracht haben wolle, antwortete sie nur mürrisch: „Nein, gar nichts. Ich esse nichts in der Früh!" Es klang beleidigt und vorwurfsvoll. Dann besann sie sich aber und meint versöhnlich zu Yvonne: „Danke jedenfalls. Ich komme jetzt gleich. Ich gehe nur rasch ins Bad." Yvi ging auf den Vorfall nicht näher ein.

Später bummelten sie durch die Fußgängerzone der Rue Daguerre, tranken Kaffee, das heißt Yvi nahm Kaffee, Soferl nur stilles Mineralwasser und auch da nippte sie nur ein wenig. Sie war sehr still und es war nicht leicht für Yvonne ein Gespräch in Gang zu halten. Wieder zu Hause, trödelten sie eine Weile in der Wohnung herum, ohne zu wissen, was sie unternehmen sollten.

„Wollen wir zum Montmartre fahren?", schlug Yvonne schließlich vor. „Nein, danke", sagte Soferl höflich, „aber könnten wir ins Musée Marmottan gehen. Das liebe ich sehr."

„Ja, natürlich", rief die Ältere erfreut, endlich hatte das Mädchen selbst einen Vorschlag gemacht.

Bald darauf machten sie sich auf, um in das Museum zu fahren. Sie mussten mehrmals umsteigen, da die Station „Trocadero" gesperrt war. Soferl wurde immer einsilbiger, obwohl ihr Yvonne versicherte, dass sie bald da wären.

„Wir steigen bei La Motte Piquet Grenelli in die 10er. Einmal müssen wir umsteigen, aber es ist nicht so weit." Soferl hörte gar nicht mehr richtig zu. Leider fuhr ihnen auch jedes Mal die Metro vor der Nase davon. Als sie endlich in La Muette ausstiegen, war es reichlich spät geworden. Sie musste noch ein kleines Stück zu Fuß gehen und als sie endlich bei dem Museum angelangt waren, stellten sie leider fest, dass es gerade schloss. Yvi war sehr enttäuscht, Soferl schien es irgendwie nichts auszumachen, dass sie den ganzen Weg umsonst hergefahren waren. Yvonne versuchte sie zu trösten und versprach tags darauf noch mal her zu kommen. Aber Soferl wirkte unbeteiligt und abweisend, wie schon den ganzen Tag über, sodass es für Yvi schwer war, weitere Vorschläge zu machen. Sie versuchte einige Male ein neuerliches Gespräch in Gang zu bringen, aber es scheiterte dann doch an Soferls Einsilbigkeit. Schließlich fuhren sie schweigend den weiten Weg nach Hause zurück. Relativ geschafft kamen sie dort an.

„Danke, dass du mit mir ins Museum gefahren bist", sagte Soferl, als sie die Wohnung betraten. Es sollte nicht höhnisch klingen, sie meinte es so, wie sie es sagte, für Yvi, deren Nerven auch nicht gerade sehr stark waren, hatte es aber doch einen eigenartigen Beigeschmack. Sie war wirklich traurig, dass ihre junge Schwägerin so abweisend wirkte. Sie konnte sich jedoch beim besten Willen keinen Grund für die plötzliche Gemütsveränderung vorstellen. Yvonne hatte sie noch nie so erlebt, Soferl war ihr gegenüber immer freundlich und höflich gewesen und sie hatten sich wirklich gut verstanden. Als sie am Abend mit Georg über den verpatzten Museumsbesuch sprach, gab sie sich schließlich selbst die Antwort auf die vielen Fragen.

„Es wird wohl die Krankheit sein, die sie so verändert", meinte sie traurig. Georg sagte gar nichts. Darauf gab es nichts zu sagen.

Obwohl Soferl am anderen Morgen sehr bemüht war, sich nichts von ihrer Verstimmung anmerken zu lassen, fühlte sie sich doch nicht wirklich wohl. Sie wollte ihren Bruder und seine Frau unter keinen Umständen kränken. Sie konnte jedoch selbst nicht genau sagen, was ihre schlechte Laune verursacht hatte. Sie war gerne in Paris, liebte ihren ältesten Bruder und seine Frau wirklich von Herzen. Sie taten alles, damit sie sich wohl fühlen könnte und doch war es nicht so.

Nach dem missglückten Ausflug ins Musée Marmottan starteten sie keinen neuerlichen Versuch mehr dort hinzukommen. Soferl war lieb und still, redete aber nur, wenn an sie direkt das Wort gerichtet war, sonst versank sie in eine eigentümliche Einsamkeit und eine stete Traurigkeit ging von ihr aus. Yvi versucht sie so gut sie konnte abzulenken, wechselte auch manchmal vom Französischen ins Deutsche, da sie dachte, es könne auch an der schwierigen Sprache liegen, dass sich das Mädchen irgendwie überfordert fühlte. Aber all das war nicht der Grund für ihre Melancholie. Obwohl das Essen, beziehungsweise das Nichtessen, überhaupt nie angesprochen wurde, stand der stets leere Teller doch belastend zwischen Soferl und den anderen. Dieser Zustand war für Yvonne sehr schwer zu ertragen. Sie verbrachte fast den ganzen Tag alleine mit dem Kind, da Georg viel in der Redaktion zu tun hatte und sie wusste oft nicht, wie sie mit all den ungewohnten Vorgängen umgehen sollte. Alles was sie Soferl zu unternehmen vorschlug, wurde zwar willig angenommen, aber Yvi bemerkte jedoch bald, dass es nur eine große Belastung für Soferl darstellte und ihr nicht wirklich Vergnügen bereitete. Einerseits wollte sie nicht, dass sich ihre Schwägerin zu Hause langweilte, andererseits widerstrebte es ihr, das Kind zu ungewollten Aktivitäten zu überreden. Für beide war es schwierig. Dazu kam, dass Soferl sehr genau wusste, dass sie Yvonne mit ihrer destruktiven Art stresste, aber sie konnte nicht anders. Das schlechte Gewissen, das sie dabei hatte, machte sie wiederum noch unglücklicher. Es wäre gut und nützlich gewesen, hätten sich alle Beteiligten ausgesprochen, aber keiner getraute sich das Thema anzusprechen. Es herrschte scheinbar auch in diesem Teil der Familie das gleiche Verwirrspiel wie in Wien. Keiner hatte den Mut zu sagen was er wollte oder fühlte, jeder nahm quasi Rücksicht auf die anderen, um dabei aber auch wieder Schuldgefühle und Selbstzweifel bei diesen auszulösen. Es begann auch hier ein Teufelskreis.

Yvonne fragte sich, ob sie möglicherweise Heimweh nach dem Rest ihrer Familie hätte. Sie bot ihr immer wieder an, mit Wien zu telefonieren, aber auch die kurzen Gespräche, die sie nicht einmal besonders gerne führte, brachten eine Änderung. So verging mehr als eine Woche und Georg machte sich inzwischen wirklich ernste Sorgen um seine kleine Schwester. Er überlegte seine Mutter zu benachrichtigen, verwarf dies aber dann doch. Anna würde wollen, dass Soferl sofort wieder nach Wien zurückkäme. Und dies, so sagte er auch zu seiner Frau, wäre gar nicht gut. Soferl hätte dann das Gefühl etwas falsch gemacht zu haben.

„Unter Umständen dächte sie gar, dass wir sie nicht mehr hier haben wollten. Oder“, fügte er nach kurzer Überlegung hinzu, „sie würde denken, sie hätte wieder irgendetwas nicht geschafft, da ja ein mehrwöchiger Aufenthalt für sie vorgesehen war. Das würde sie sehr belasten, ihr noch mehr Druck machen.“

„Lass uns wegfahren“, schlug Yvonne vor. „Kannst du dir nicht Urlaub nehmen? Du arbeitest ohnedies zu viel und im Sommer ist doch immer weniger zu tun“, schmeichelte sie ihrem Mann.

„Ein Urlaub würde uns allen gut tun, uns auch“, fügte sie traurig hinzu. Dann aber sofort wieder fröhlich und voll guter Ideen, sagte sie: „Lass uns in die Provence fahren!“

Georg war von der Idee des Wegfahrens nicht so begeistert. Er hatte Angst, dass sich der Zustand seiner Schwester auf einer neuerlichen Reise weiter verschlimmern könnte und dann wären sie wirklich weit von zu Hause entfernt. Seine Frau sah dies anders.

„Die gute Luft, das helle Licht und die Wärme werden ihr gut tun, du wirst sehen, das hilft ihr“, meinte sie hingegen zuversichtlich.

„Wir werden sie morgen fragen, ob sie wieder verreisen will, dann nehme ich mir Urlaub“, beschloss Georg fürs Erste einmal.

Soferls Gemütszustand schien sich in den nächsten Tagen zwar nicht zu verschlechtern, aber sie blieb weiterhin still und zurückgezogen. Georg war nun auch davon überzeugt, dass Soferl die Ruhe und das Meer gut täten und ihre überreizten Nerven beruhigten.

Um die Reise so wenig strapaziös wie möglich zu gestalten, wollten sie ursprünglich nach Marseille fliegen. Dann beschlossen sie, doch mit dem Auto zu fahren. So wären sie beweglicher und, sollte sich Soferls Befinden verschlechtern, auch ungebundener.

Georg und Yvi sprachen zwar selten von der Krankheit, trotzdem hatten beide ein wenig Angst. Sie vertraten quasi die Eltern und fühlten sich maßgeblich für ihr Wohlergehen verantwortlich.

Obwohl Soferl nicht viel sprach, hatte Georg doch den Eindruck, dass sich seine Schwester auf die Reise freute. Sie würden auf den Spuren von Cézanne und van Gogh wandeln, erzählte sie am Telefon ihrer Mutter, als sie ihr von der bevorstehenden Ortsveränderung berichtete.

Es war ein strahlender Sonntag als die kleine Familie in Saintes Maries de la Mer ankam. Sie hatten die Nacht zuvor in Aix au Provence verbracht und sich spontan zu dem Ausflug ans Meer entschieden. Die letzten Kilometer fuhren sie durch Teile der Sumpflandschaft der Camargue. Es waren die Ausläufer des Rhône-Deltas und Scharen von Flamingos säumten ihren Weg.

„Die Tiere leben hier wie im Paradies“, meinte Soferl, als sie immer wieder anhielten, um zu fotografieren. Es waren kaum Touristen unterwegs und es herrschte eine ruhige, schöne Stimmung. Als sie wenig später das Meer erreichten, war es ähnlich. Die Sonne stand noch nicht hoch, so war es angenehm kühl, der Strand und die kleinen Lokale waren fast menschenleer. Yvi kannte aus ihrer Studentenzeit eine nette kleine Pension. Dort wollten sie übernachten. Nachdem sie eine Weile die Küste entlang fuhren, mussten sie feststellen, dass es diese Unterkunft leider nicht mehr gab. Sie konnten sie zumindest nicht finden. Yvonne konnte sich nicht mehr erinnern, wo „dieser klein 'otel“ lag. Das tat ihrer guten Laune aber keinen Abbruch und sie beschlossen einstimmig, den Tag trotzdem am Strand zu verbringen. Es war wunderschön. Das Wasser war spiegelglatt und glasklar. Noch weit draußen konnte man bis auf den Grund sehen und die kleinen Rippchen, welche die ständigen Wellen in den Sand gruben, erkennen. Das Meer hatte die Farbe von dunklem Petrol und später, gegen Mittag wurde der Himmel immer heller, fast gleißend. Soferl meinte, er habe gar keine Farbe, nicht blau, nicht weiß.

„Das Helle hat schon van Gogh fasziniert“, sagte sie zu ihrem Bruder. Obwohl es inzwischen sehr warm geworden war, empfanden sie die Hitze nicht als drückend, denn es wehte immer ein leichter Wind. Der Sand hingegen fühlte sich angenehm an, fast heiß, aber das Meer war von einer prickelnden Kühle, faszinierend und erregend, fand Georg, als er mit seiner jungen Frau hinein lief.

Da sie ihrer Schwester auf gar keinen Fall das Gefühl geben wollten, sie wäre in irgendeiner Weise ausgeschlossen oder würde die traute Zweisamkeit der beiden stören, überredeten sie Soferl immer wieder mit ins Wasser zu kommen, aber sie wollte nicht. Sie saß auf ihrer Liege, in ein Handtuch gewickelt und sah den beiden zu, wie sie Hand in Hand in das kühle Nass stapften.

„Ob sie sich wohl fühlt?“, fragte Georg, „sie schaut so ernst und traurig.“

„Es belaste dich sehr“, erwiderte seine Frau, ohne seine Frage direkt zu beantworten.

„Es wird alles gut“, sagte Georg. Es klang aber nicht froh oder auch nur hoffnungsvoll. Yvi wusste nicht, ob er ihre eigenen Probleme meinte oder die seiner Schwester. Aber sie fragte nicht danach. Was machte es auch für einen Unterschied. Als er sie küsste, rannen ihr die Tränen über die Wangen. Anschließend schwammen sie wie zwei Ertrinkende ein Stück aufs offene Meer hinaus. Das Wasser wurde immer dunkler, auch ein wenig kälter und trotzdem konnten sie nicht innehalten. Als sie sich einmal umdrehten, merkten sie, wie weit sie vom Ufer entfernt waren. Wortlos schwammen sie zurück. Erst als sie dem Ufer näher kamen, sahen sie, dass Soferl ihren Bruder und Schwägerin offensichtlich schon vermisste. Sie war von ihrer Liege aufgestanden, am Ufer auf und ab gegangen und hatte dabei mit ihren dürren Armen hektisch in der Luft herumgefuchtelt. Als Georg und Yvi nahe genug vom Ufer entfernt waren, hörten sie, dass Soferl auch immer wieder deren Namen schrie. Sie wirkte sehr besorgt und hektisch.

„Wo wart ihr so lange", fragte sie vorwurfsvoll, als die beiden ziemlich erschöpft aus dem Wasser stiegen, „ich dachte schon, ihr schwimmt davon!" Dann brach sie plötzlich in Tränen aus, schmiegte sich an ihren Bruder, drückte ihn und wollte ihn gar nicht mehr loslassen.

„Was ist denn los, Kleines", sagte er liebevoll, „wir waren doch nur schwimmen."

„Ich dachte, ihr kommt nie mehr zurück", brachte sie mühsam unter Schluchzen heraus, „ihr wart so weit weg, ich konnte euch nicht mehr sehen. Ich hatte solche Angst, dass euch etwas passiert." Dann weinte sie noch ein wenig, aber es hörte sich nicht mehr so verzweifelt an, im Gegenteil, es wirkte befreiend. Sie kuschelte sich, in ein riesengroßes Badetuch gewickelt, an ihren Bruder und fühlte sich plötzlich wieder wohl. Eine angenehme, lange nicht mehr erlebte Geborgenheit erfüllte sie.

Wovor hatte sie wirklich Angst gehabt, was hatte sie so in Aufruhr und Panik versetzt? War es die Angst, dass ihren Geschwistern etwas zustoßen würde oder dass sie selbst alleine zurück bliebe?

Was geht in dem Kind vor, überlegte Georg bei sich. *Warum hat sie sich gar so aufgeregt?* Er wusste es nicht.

Soferl wusste es sehr wohl. Es waren die Tränen der Einsamkeit, der Verzweiflung und des Hungers. Das Gefühl nie satt zu sein, egal was sie tat, war im Augenblick für Soferl fast unerträglich. Sie empfand eine Leere und Völle zugleich. Sie hatte ein schlechtes Gewissen, wenn sie nichts zu sich nahm und noch viel mehr eines, wenn sie dann doch etwas aß. Sie war gefangen in ihren eigene Gedanken, die sie zu zerdrücken drohten.

Einmal hörte sie über ein Mädchen, das lange zwangsweise gehungert hatte. Als diese sagte, man fühle sich ohnmächtig in dem Gefühl des Hungerns, lachte sie unmerklich spöttisch in sich hinein. Was wusste dieses Mädchen schon, was es hieß, wenn man sich selbst das Essen verbat, wenn man auch noch der eigene Wächter über sein Handeln sein musste. Wer konnte dies besser beurteilen als sie, die dieses selbst gewählte Martyrium nun nicht mehr aufgeben konnte. Sie war in dieses Gefängnis der Isolation hineingegangen und dann hatte sie auch noch die Türe zugeschlagen. Warum war es so weit gekommen? Das konnte auch sie nicht mehr beantworten. Sie hätte aber gerne eine Antwort darauf gefunden. Sie dachte ohnedies unentwegt darüber nach und doch fand sie keine passende Erklärung, keine die sie befriedigt hätte. Manchmal, dachte sie, *ich gebe es auf. Ich will da raus,* aber dann verwarf sie den Gedanken sofort wieder, denn da war dann auch noch diese „gute Gefühl“ wenn sie es „schaffte“. *Immer muss ich irgendetwas schaffen,* schlich sich das Gedankenteufelchen dazwischen, raubte ihr den Elan und verdarb ihr die gute Laune. Sie wollte fasten, ganz streng und radikal, aber es klappte nicht mehr so gut. Es war anstrengend und nervenaufreibend. Das war schon früher einmal passiert, aber dann hatte sie es doch wieder gekonnt, obwohl es wehtat, höllisch weh, wenn der Magen knurrte und sie an nichts anderes denken konnte, als an Essen. Tag für Tag rang sie mit sich, wie sie es anstellen könne, wieder so dünn zu werden, wie noch vor ein paar Wochen oder waren schon Monate vergangen, sie wusste es nicht mehr. Es war schließlich auch egal. Sie konnte sich noch an die Schmerzen und Qualen erinnern, die ihr die Hungerkuren bereitet hatten und sie würde wieder Kreislaufprobleme und Ohrensausen bekommen, es würde ihr schlecht werden und die Schlafprobleme würden wieder zunehmen. All das hatte sie schon oft erlebt, es war ein Gang durch die Hölle und doch nichts im Vergleich zu dem schrecklichen Gefühl wieder versagt zu haben. Sie sehnte nichts so sehr herbei, wie über ihren Körper Macht zu haben.

Manchmal hatte es ihr die Mutter leicht gemacht, wenn keine Süßigkeiten da waren, dann biss sie nur rasch von einer alten Semmel ab, aber manchmal war die Naschlade frisch aufgefüllt. Dann hasste sie ihre Mutter, die selbst gefräßig Süßes in sich hineinstopfte und auch noch stolz verkündete, nichts zuzunehmen, wie zum Hohn, so als ob sie sagen würde, ich bin eben von natur aus dünn und du bist dick. Da konnte sie auch nicht anders, als das süße Zeug in sich hineinstopfen. All das gute Gefühl verschwand dann mit einem Mal. Dann schluckte sie auch die Tränen hinunter, die ihr so leicht kamen. Sie wollte nicht mehr weinen. Das gehörte alles einem ganz anderen Leben an. Sie würde auch das unterdrücken können. Das hatte sie sich fest vorgenommen. Sie könne an sich arbeiten, sagte sie sich immer wieder. Sie hatte schon so viel erreicht, nur Dank ihres Willens. Das ist, sagte sie sich immer wieder, wie wenn man einen Berg besteigt. Man schafft es nicht sofort, aber man kann daran arbeiten, Schritt für Schritt, immer in kleinen Etappen und mit einem Mal erscheint es mühelos. So sollte es auch mit dem Fasten sein. Das hatte sie gehofft. Aber es hatte nicht funktioniert. Das brachte sie wirklich an den Rand der Verzweiflung. Es geschah dies alles lange bevor sie die andere Möglichkeit der Gewichtskotrolle für sich akzeptieren konnte. Sie wollte nicht Erbrechen, es graute ihr davor, sich den Finger in den Mund zu stecken und all das Essen, vor dem sie sich schon beim Hinunterschlingen geekelt hatte, wieder heraus zu würgen. Es grauste ihr vor dem Klo, vor dem

Dreck und vor sich selbst. Aber sie sah bald keine andere Möglichkeit. Oftmals las sie, es wäre die einfacher Art sein Gewicht niedrig zu halten, aber sie wusste es besser. Es war genau so schwer, vielleicht noch schwerer, denn man hatte nicht das tolle Gefühl, dieses Leichtsein, dieses Besondere, wenn man sich tagelang nur von einem Apfel ernährten. Sie konnte sich noch deutlich an diesen Zustand erinnern, aber sie würde ihn nie mehr so erleben, das wusste sie und schon drohte auch die Erinnerung daran zu verblassen. Deshalb weinte sie bittere Tränen. Wenn sie nicht einmal mehr wusste, was sie gefühlt hatte, wie könnte sie dann je wieder dort hin gelangen. Sie steckte fest. Sie lebte nun doppelt schwer, denn sie konnte das Gefängnis nicht verlassen, sie hatte ja noch nicht einmal den Schlüssel zu seiner Türe gefunden. Sie lebte wie in einem Kerker und war ihr eigener Kerkermeister. Mit niemandem konnte sie darüber sprechen, keiner hätte sie verstanden. Sie fühlte, als sie jetzt daran dachte, beklemmende Einsamkeit in sich hochsteigen. Auch das waren ihre Tränen, die vielen geweinten und die noch mehr ungeweinten. Schon lange hatte sie keiner mehr gefragt wie es ihr gehe. Auch die Geschwister nicht, nicht einmal ihre Mutter. Das war sehr traurig für Soferl. Es gab ihr das Gefühl von Bedeutungslosigkeit. Und sie hatte sich doch so bemüht, es immer richtig zu machen. Aber immer schien es, als ob irgendjemand anders es noch besser konnte.

Egal, wie ich mich anstrenge, immer ist schon wer vor mir am Ziel, wie im Märchen der Hase und der Igel. Da gewinnen auch immer die Igel, aber es ist ein Schmäh und doch stirbt dann der Hase, er rennt sich zu Tode. Wahrscheinlich hat es ihnen am Ende nicht einmal Leid getan, sondern sie waren nur stolz auf ihre Pfiffigkeit, sinnierte sie. *Die Igel waren aber auch zu zweit und der arme Hase ganz alleine, keiner hat ihm geholfen.* Sie weinte jetzt auch um den Tod des Hasen. Sie wolle nicht so enden wie der Hase und doch bedrohte sie das Gefühl des Gehetztseins. Es machte ihr Angst und zwar ganz furchtbare, ungeheuere Angst, mehr noch, als sie sich bis dahin eingestanden hatte. Sie fühlte sich ausgelaugt und das Gefühl des Alleinseins droht sie zu erdrücken. Wollten Georg und Yvi nie mehr zurückkommen, als sie so weit auf das offene Meer hinaus schwammen? Sie hätten sie verlassen können. Sie wäre einfach alleine zurückgeblieben. Wie schon so oft. Früher, am Anfang der Krankheit hatten sie Soferl noch bedauert und sie war in einem Kreis geborgen gewesen, dann waren sie alle weg gegangen, so nach und nach hatten sie sich davon geschlichen, wie Georg, einfach hinaus geschwommen und die Einsamkeit war wie eine Wand auf sie zugerast. Alles wurde schwarz um sie, sie konnte kaum noch atmen, wie nach dem Laufen, wenn man endlich das Ziel sieht, aber sie sieht ja kein Ziel, weil es keines gibt, da ist immer noch eine Biegung und wie beim Hasen eine neue Furche und sie läuft und läuft, bis sie tot umfällt. Aber Georg ist wieder zurückgeschwommen, er hat sie in die Arme genommen und gewiegt wie ein kleines Kind. Sie ist ja auch ein kleines Kind, Annas Kleine. Sie sagen ihr das auch immer wieder, sie soll sich nicht schminken, nicht die Nägel rot anmalen, nicht, nicht, nicht, sie ist doch erst ... Ja wie alt eigentlich, na klein eben.

Aber so klein bin ich eigentlich gar nicht mehr, überlegte das Soferl plötzlich sehr realistisch. *Vielleicht wissen sie es nicht. Das muss ich ihnen bei Gelegenheit einmal sagen,* beschloss sie und etwas von ihrer tiefen Trauer und Niedergeschlagenheit hatte sich verflüchtigt. Sie kuschelte sich an ihren Bruder. Sie würde immer die jüngere Schwester bleiben, aber nicht die kleine. Dann schlief sie ein.

Auch Georg und Yvonne dösten noch eine Weile in der zunehmend heißer werdenden Luft, bis sie schließlich auch in einen tiefen Schlaf fielen und erst geweckt wurden, als ihnen die Sonne direkt ins Gesicht leuchtete. Fast gleichzeitig erwachten alle drei, erfrischt und gut gelaunt.

„Lasst uns vor dem Mittagessen noch einmal ins Wasser gehen“, schlug Georg unbefangen vor.

„Schwimmt mir aber nicht wieder so weit hinaus“, ermahnte Soferl altklug mit belustigt erhobenem Zeigefinger.

„Ja, Frau Erziehungsberechtigte“, das war ein altes Scherzwort, das sich die Kinder immer schon gerne zuriefen, wenn sie das Gefühl hatten, einer würde seine Kompetenzen überschreiten, auch wenn es nur im Spaß war. Immer wussten sie dann, wenn sie möglicherweise zu weit gingen. Das war das Tolle an dieser Familie, dachte Yvi, sie verstehen sich, auch ohne lange Erklärungen, oft sogar ohne Worte. Ein unsichtbares, starkes Band verbindet sie. Ob ich da auch einmal verbunden werde? Sie wusste, dass Georg sie aufrichtig liebte. Das hatte er ihr mehr als deutlich versichern können, als die traurige Vermutung der Kinderlosigkeit Gewissheit wurde. Und doch herrschte eine ganz andere Verbindung unter den Geschwistern, eine noch viel festere, möglicherweise eine zu feste.

„Komm auch ins Wasser, jetzt ist das Meer ausgesprochen angenehm“, lockte Georg.

„Gut, ich komme mit! Aber nur ein Stück“, rief Soferl fröhlich, ließ das Handtuch fallen und rannte zum Meer voraus, um gleich danach wieder zu den beiden zurückzukehren.

„Das ist mir viel zu kalt. Da erfriert man ja!“ Wirklich, ihre Beine waren augenblicklich blau geworden, dort wo sie im Wasser gestanden hatte. Georg und seiner Frau war wohl bewusst gewesen, dass durch die Hungerkuren und die dadurch bedingten Mangelerscheinungen Soferls Körpertemperatur sehr niedrig war, weit unter der von gesunden Menschen, aber, dass sich dies sofort derart krass zeigen würde, hatten sie nicht angenommen. Sie starrten beide kurz die dünnen blau-roten Beine an, sagten aber nichts. Ob Soferl es bemerkte, wussten sie nicht. Sie versicherten ihr nur, wirklich nicht weit zu schwimmen, dann wollten sie sich ein kleines nettes Lokal suchen und ihren „déjeuner“ einnehmen.

Als sie nach kurzer Zeit zum Strand zurückkamen, hatte sich Soferl „restaurantfein“ gemacht.

„Du hast dich aber in Schale geworfen“, sagte Georg auf Deutsch. Das war auch wieder so ein Ausdruck an den sich Yvonne nur schwer gewöhnen konnte.

„Wir Wiener sagen eben manchmal Worte, die sonst keiner kennt“, feixte Georg. Lachend wandte sie sich an ihre junge Schwägerin und sagte wieder auf Französisch: „Du schaust wirklich superb aus.“ Soferl hatte ein Pareo kunstvoll um ihre schmalen Hüften gewickelt, das Bikini Oberteil durch ein farblich passende T-Shirt ersetzt. Dazu hatte sie noch einen kleinen Strohhut, wie sie betonte, nur gegen die Hitze, aufgesetzt. Sie sah wirklich allerliebst aus. Aber das Beste waren die Schuhe. Tags zuvor hatte sie diese zusammen mit Yvonne in einem kleinen Laden in Aix gesehen und nach langem Zögern gekauft. Sie waren aus Stroh, hatten rosa Bänder, die man um die Fesseln binden konnte und fantastisch hohe Absätze. Die Schuhe passten ihr wie angegossen und Yvonne hatte nicht verstanden, warum sie so lange überlegte, sie zu kaufen. Sie waren auch nicht wirklich teuer und Soferl, die nicht sehr groß war, sah damit einfach umwerfend gut aus. Das fand sogar Georg, der sonst in Modefragen nicht als besonderer Experte galt.

Soferl hatte hin und her überlegte, immer wieder gefragt, ob sie die Schuhe nehmen solle oder besser nicht, obwohl unübersehbar war, dass sie ihr gut gefielen.

„Ich kauf sie dir“, hatte dann ihr Bruder entschieden. Soferl küsste ihn dankbar und glücklich, um dann sofort wieder nachdenklich zu werden. Beim Weggehen sagte sie zu Yvonne: „Mami werden sie nicht gefallen.“ Als diese nur fragend aufschaute, sagte sie leise: „Sie mag es nicht, wenn ich hohe Schuhe trage. Sie sagt immer, mir passen flache Schuhe besser.“ Nach einer kurzen Pause, fügte sie hinzu: „Es sind immer irgendwie die falschen Schuhe.“

Georg, der hinter den zwei Frauen gegangen war, hatte das Gespräch mit angehört und war nicht so sehr über das von Soferl gesagte, sondern über die Traurigkeit, die in ihrer Stimmen mitschwang, entsetzt.

Jetzt am Strand sah Soferl in jedem Fall hinreißend aus. Sie wirkte erwachsener, als dies für gewöhnlich der Fall war. Ihre Haut, immer noch hell, hatte eine leichte Tönung angenommen, die das Kantige in ihren Zügen verschwinden ließ. Da sie wirklich ein wenig zugenommen hatte, wirkte sie im

Allgemeinen nicht mehr so extrem mager, was ihr ausgesprochen vorteilhaft stand. Die Arme und Beine, immer noch zart, ragten aber nicht mehr wie dürre Stecken aus der Kleidung hervor.

Einige Tage später, als sie von Arles nach Avignon fahren wollten, sahen sie ein Straßenschild, welches ihnen die Abzweigung nach Saint Remy anzeigte. Soferl, die in den letzten Wochen viel über van Gogh gelesen hatte, wollte unbedingt dort hin. Begeistert rief sie: „Das müssen wir uns ansehen. Van Gogh lebte während seiner Krankheit fast zwei Jahre in Saint-Remy. Dort hat er fantastische Bilder, auch die Schwertlilien, gemalt."

„Gute Idee, wenn du das willst, fahren wir am Rückweg hin." Erst wollten sie sich Avignon ansehen, eine mittelalterliche Stadt im Herzen der Provence, berühmt durch die 70-jährige Stadt der Päpste und natürlich durch die Brücke.

„Sur le pont, d'Avignon ..." sang Soferl schon als kleines Kind. Yvi hatte sich gefreut, als sie das Kinderlied das erste Mal hörte. In ihrem holprigen, fehlerhaften Deutsch sagte sie: „Da 'abt ihhr noch nicht gewissen, dass ihr mich kriegt, und schon französisch gesingt." Vieles hatte sich seit damals in dieser Familie verändert, manches verbessert, vieles verschlechtert. Jetzt fuhren sie zu der Brücke, aber keiner sang das Liedchen.

Obwohl die Stadt voller Touristen war, ging ein sonderbares Flair von ihr aus und zog auch die drei Reisenden in ihren Bann. Sie lauschten, gemütlich in einem Bistro sitzend, den Straßenmusikanten und sahen den Gauklern in ihren mittelalterlichen Kostümen beim Tanzen zu. Sie kauften Souvenirs für die Daheimgebliebenen und auch kleine Geschenke, die sie sich gegenseitig überreichten. Später gingen sie ins Musée Angladon, einer kleinen Galerie, mit herrlichen Werken von Signac, Dégas, Soferls Lieblingsmaler, Pissaro und noch einigen anderen Impressionisten. Aus ihren zahlreichen Biografien, die das Kind in den letzten Jahren über van Gogh gelesen hatte, wusste sie, dass dort auch das einzige Bild von dem großen Künstler hängt, welches sich noch in der Provence befindet.

„Und kein einziges hat er zu seinen Lebzeiten verkauft, er war ein armer, verkannter Mensch", sagte sie traurig zu ihrem Bruder.

Da sie fast die einzigen Besucher waren, konnten sie die Bilder wirklich genießen. Nicht nur Soferl war begeistert, sondern auch Yvi und Georg. Obwohl sie bei Weitem nicht so große Kunstliebhaber waren und viel weniger Vorkenntnisse besaßen, als die Jüngere, hatten sie in den Räumen viel an Stimmungen und positive Energie, die durch die Bilder freigesetzt wurde, mitnehmen können.

Georg hatte seine kleine Schwester immer wieder beobachtet, wie sie sich in Bilder hinein versenken konnte, die Farben und Formen in sich aufnahm. Sie wusste viel über die Malerei des späten 19. und frühen 20. Jahrhunderts.

Sie erkannte an Hand der Maltechnik viele Maler, auch wenn es sich um unbekannte Werke handelte. Sie war dann jedes Mal von einer besonderen Art berauscht und erfüllt, wie bei kaum anderen Gelegenheiten. Manchmal hatte sie einen unbändigen Mitteilungsdrang und wollte ihre Begleiter auf alles Mögliche aufmerksam machen und auf Dinge hinweisen, bei denen sie dachte, sie würden ihnen nicht genug auffallen. Manchmal aber, so wie jetzt, ging sie stumm von Bild zu Bild und konnte sich von manchen gar nicht lösen.

„Wie kann man so etwas schaffen", sagte sie voll Bewunderung und Hochachtung, als sie lange vor einem Bild von Paul Signac stand. Die feine Pinselführung und Ausdruckskraft des Gemäldes faszinierte sie.

Später, als sie nach Saint Remy fuhren, wollte Soferl gar nicht mehr in die Wirklichkeit zurückkehren. Die Irrenanstalt, in der van Gogh zwei Jahre wegen seiner Anfälle verbracht hatte, nahm sie unheimlich gefangen. Sie blickte durch eben dieses Fenster, durch das der große Maler in seinen einsamen Tagen geblickt hatte, um dann viele seiner späteren Meisterwerke zu fertigen, hörte, ebenso wie er, die Zikaden und war von der Tristesse, die der zellenartige Raum, der so lange sein Zuhause gewesen war, entsetzt. Georg und Yvi wussten nicht, was in dem jungen Mädchen vorging, aber sie wollten sie auch nicht fragen. Sie war tief beeindruckt von dem Erlebten und nahe daran in eine andere Welt einzutauchen, aber sie schien nicht traurig zu sein. Am nach Rückweg sagte sie: „Das war wahnsinnig toll. Kann ich am Abend Mami anrufen?"

Sie hatte in letzter Zeit nicht viel mit Wien telefoniert und wenn, dann wurde immer sie angerufen. Sie wirkte dann zwar freundlich, aber eine Spur unpersönlich und erzählte gerade mal in kurzen Worten, was sie unternommen hatten, nie wie es ihr gehe und ob es ihr wirklich gefalle. Meistens machte sie den Gesprächen rasch ein Ende oder übergab den Hörer Yvonne. Sie wollte auch nicht, dass diese irgendetwas über sie selbst nach Wien berichtet, denn Soferl blieb immer in Hörweite stehen. So beschränkte sich auch Yvi mit „Ja, ja es ist alles super und ja sehr lustig" und den üblichen unverfänglichen Wetterberichten. Als Soferl an diesem Abend mit ihrer Mutter telefonierte, merkte diese sogleich, wie wohl sich ihr Kind fühlte, schon als sie sich meldete, war ihre Stimme hoch und voll von Heiterkeit.

„Heute waren wir in Avignon und in Saint Remy", berichtet sie mit Begeisterung und erzählte ausführlich von den tollen Bildern.

„Ich habe das Zimmer von van Gogh gesehen, sein Bett, die Staffelei, alles steht noch dort, so wie er gelebt hatte, der arme, arme Mensch", die Worte sprudelten nur so aus ihr heraus. Anna wollte sie nicht unterbrechen, hörte glücklich die Worte ihrer Tochter. Es war auch mehr die Art und Weise, wie sie berichtete, als das, was sie sagte. Anna konnte die gute Stimmung und das

Glück, das Soferl im Augenblick empfand, gar nicht fassen. Bei diesem Telefonat, als Soferl ihre so lange vermisste Fröhlichkeit und Spontanität wieder einmal offenbarte, wusste Anna erst, was ihr in all den vergangenen Monaten abgegangen war. Obwohl sie über tausend Kilometer von ihrer Tochter entfernt war, konnte sie Soferls momentane innere Zufriedenheit deutlich nachempfinden. Sie spürte, wie glücklich sie sich fühlte und wie positiv sie sich in der kurzen Zeit verändert hatte.

Anna war darüber überaus dankbar und sie hätte gerne mit Georg oder Yvonne genauer über ihr Soferl gesprochen, wollte sie aber nicht ans Telefon rufen. Dann fragte Anna: „Geht es dir gut?"

„Ja", rief Soferl „es ist alle so schön und ich verstehe mich mit Georg und Yvi super." Nach einer kleine Pause fragte sie, eine winzige Nuance leiser: „Was meinst du? Wie soll es mir gehen." Anna bemerkte sofort den veränderten Tonfall in der Stimme. Augenblicklich dachte sie, was sie jetzt schon wieder falsch gemacht hätte.

Bitte Kind, rede weiter so fröhlich. Ich tu dir nichts. Laut sagte sie: „Ich freu mich so für dich, dass es dir gut gefällt und du dich wohl fühlst!" Es sollte fröhlich klingen, aber Anna wusste nicht, ob es auch authentisch war. Sie wollte, noch bevor das Gespräch ins unpersönliche abzugleiten drohte, Schluss machen. Sie spürte, dass sie mit den falschen Worten viel Schaden anrichten würde. Soferl glich einer zarten Pflanze, die sehr behutsam gepflegt werden müsste. Das, so schwor sie sich, würde sie tun.

Die nächsten Tage verliefen ruhig und entspannt. Sie fuhren in der Landschaft herum, fanden einsame Plätzchen zum Baden, wobei Soferl immer nur am Strand sitzen blieb und nie ins Wasser ging. Aber es störte niemanden. Abends gingen sie in kleine Lokale, Georg schlemmte durch die provenzalische Küche, Yvonne begnügte sich oft mit ein oder zwei Gängen, Soferl aß meistens nur einen Salat. Aber auch das nahmen sie ohne Kommentar zur Kenntnis. Es veränderte sich zwar nichts in ihrem Essverhalten und sie nahm keinen Bissen mehr oder weniger zu sich, als wenn sie Soferl dazu aufgefordert hätten, aber die gesamte Stimmung bei Tisch blieb vielleicht genau dadurch angeregt und heiter.

Georg hatte zu gut die Streitgespräche zwischen seinen Eltern und Soferl in Erinnerung, wenn sie stumm und trotzig vor ihrem leeren Teller gesessen hatte. Meistens hatte alles mit Weinkrämpfen oder Wutausbrüchen geendet. Natürlich machte er sich jetzt auch Sorgen um seine kleine Schwester, aber da sie sich sichtlich wohl fühlte, wollte er es dabei belassen. Als er doch unsicher wurde, ob er genug für sie täte, sagte Yvonne einmal zu ihm, er sei schließlich nur der Bruder und es wäre nicht seine Aufgabe das Kind von ihrer Essstörung zu heilen.

„Was ist, wenn es ihr wieder schlechter geht. Ich habe das Gefühl, dass ich mich zu wenig um sie kümmere."

„Nein, chéri, du tust genug", meinte sie liebevoll. „Sie weiß, dass du für sie da bist. Lass ihr Zeit. Sie ist auf einem guten Weg." Georg fühlte, dass seine Frau mit jedem Wort recht hatte, aber es fiel ihm schwer, Geduld zu haben. In diesem Punkt glich er sehr seiner Mutter. Das stumme Warten kostete ihn viel Selbstbeherrschung. Er wollte rascher einen Erfolg sehen. Jetzt da er das Gefühl hatte, dass es langsam etwas besser wurde, konnte er es nicht mehr erwarten, dass sie sichtbar gesundete. Soferl sollte wieder Freude am Essen finden.

„Bitte dränge sie zu nichts", mahnte Yvonne. „Sie steht ganz am Anfang. All die Veränderung, die sie durchmachte und noch durchmachen wird, sind sehr schwer für sie."

„Das verstehe ich alles nicht", begehrte er auf. „Sie schaut viel besser aus und isst auch gelegentlich mit uns. Wieso ist sie noch immer irgendwie krank?"

„Sie ist nicht irgendwie krank, sie ist krank", sagte Yvonne bestimmt. „Das ist das Schreckliche an dieser Krankheit. Sie steckt in den Mädchen und auch wenn diese langsam beginnen, wieder ein normales Leben zu führen, sind sie noch lange nicht davon befreit. Schon morgen kann es ihr wieder schlechter gehen. Sophie beginnt vorsichtig für sich selbst eine Veränderung zu akzeptieren, da dürfen wir sie nicht drängen oder beeinflussen. All die viele Prozesse, die in dem jungen Mädchen ablaufen, muss sie ganz alleine wollen und zulassen."

„Aber wir wollen ihr ja nur helfen", unterbrach Georg seine Frau.

„Das ist ja gerade das Schwierige. Für alle Beteiligten. Man kann ihr nicht helfen. Je mehr man hilft, umso mehr stößt man sie wieder hinein oder zurück." Nach einer kurzen Pause, Yvi überlegte sich gut, ob sie das jetzt sagen sollte oder nicht, fügte sie hinzu: „Bitte versteh das jetzt nicht falsch. Es steht mir absolut nicht zu, auch nur die geringste Schuldzuweisung auszusprechen und dies soll es auch absolut nicht sein." Sie hielt kurz inne und überlegte noch einmal, dann meinte sie bestimmt: „Eure Mutter hat natürlich nur in bester Absicht gehandelt, aber sie hat Sophie stark unterdrückt. Sie hat sich natürlich", betonte sie vorsichtig, „wahnsinnige Sorgen gemacht. Das ist alles verständlich und es hat ihr niemand geholfen, sie hat so viel alleine entscheiden müssen, aber sie hat Sophie sehr an sich gebunden. Sie hat die Essenslisten und Kalorientabellen geführt, sie regelmäßig zum Arzt geschleppt. Sie achtet akribisch darauf, was und wann Sophie isst. Dies ist nur verständlich, aber es war auch sehr anstrengend für Sophie. Sie ließ ihr nicht die kleinsten Freiräume und Entscheidungen."

„Du hast so recht", meinte er nach langer Überlegung. „Wir müssen ihr Zeit geben. Nein, mehr als das!", rief er plötzlich aus einer plötzlichen Eingebung heraus. „Wir müssen sie so akzeptieren, wie sie ist. Soferl ist ein toller Mensch, mit unheimlich vielen Begabungen. Es spielt keine Rolle, ob sie dick oder dünn ist, gut oder schlecht in der Schule. Am liebsten würde ich ihr all das jetzt sagen!“ Er strahlte wie ein Jüngling über seine Erkenntnis. Yvonne nahm liebevoll seinen Arm, drückte ihn ganz zärtlich zu sich her und flüsterte: „Du bist ein toller Bruder. Und ein toller Mann.“ Da küsste Georg sie leidenschaftlich und presste sie stürmisch an sich.

Das Gespräch mit seiner Frau ging Georg lange nicht aus dem Kopf. Und er wollte ein Zeichen setzen, eine kleine Veränderung herbeiführen. Er dachte lange nach, bis ihm etwas Geeignetes einfiel.

Ich werde sie in Zukunft auch Sophie nennen, ich finde das passt zu ihr, dachte er, *jetzt, da sie kein Baby mehr ist.* Als er sie später wirklich so ansprach, hob Soferl überrascht den Kopf, schmunzelte kokett und meinte: „Très bien. Das gefällt mir!“ Yvonne lächelte stumm in sich hinein und war unheimlich stolz auf ihren Mann. Ja, er hatte verstanden, was sie ihm sagen wollte.

Einige Tage später, als sich Yvonne ein riesengroßes Eis kaufte und genüsslich daran schleckte, nicht ohne auch Sophie zu fragen ob sie eines möchte oder wenigstens ein kleines bisschen von ihrem kosten wolle, sagte Georg unvermittelt zu seiner Schwester, als diese dankend abgelehnt hatte: „Wann hast du eigentlich mit dem strengen Fasten begonnen?“ Soferl, die sich bis dahin lebhaft mit den beiden unterhalten hatte, war von einer Sekunde zur nächsten wie verwandelt. Ihr Gesichtsausdruck, ja ihr ganzer Körper drückte Missfallen und Abwehr aus. *Warum fragt er mich das,* dachte sie, *er ist sonst auch nicht so taktlos. Ist er doch wie alle anderen auch?*

Sie gab ihrem Bruder keine Antwort, starrte nur böse auf den Boden. Georg tat die Frage augenblicklich leid. Er verstand jetzt auch nicht, warum er sie überhaupt gestellt hatte. Er, der die heikelsten Themen mit Spitzenleuten aus Politik und Wirtschaft abhandeln konnte, tappte in die simpelste Falle, er fragte seine magersüchtige Schwester, seit wann sie hungerte.

„Entschuldige die Frage, du brauchst mir darauf natürlich keine Antwort zu geben, wenn du das nicht willst. Es hätte mich nur interessiert.“ Sophie überlegte. Das hatte ihr jetzt gefallen, dass er nicht wie alle anderen peinlich berührt das Thema wechselte. Das hasste sie auch bei Freunden, immer taten sie so, als wäre alles in Ordnung und doch wussten viele, wie es um sie stand. Sie redeten dann hastig von anderen Dingen, mieden Gespräche über Essen, dünne Menschen und andere verfänglichen Dinge. Niemand wollte Soferl konfrontieren. Es war ihnen peinlich. Und gerade das nahm sie am meisten übel.

Sie überlegte. Jetzt könnte sie mit ihrem Bruder über das Fasten reden, aber das wollte sie im Augenblick nicht, so sagte sie geradeheraus: „Ich möchte jetzt nicht darüber reden, aber vielleicht ein andermal. Ich denke darüber nach.“ Dann plauderten sie wieder über dies und das, die Stimmung blieb unbefangen und fröhlich. Georg wurde allerdings nur allzu deutlich bewusst, dass es noch ein langer Weg war, den seine Schwester vor sich hatte, um aus dem Desaster in dem sie steckte, herauszufinden.

Langsam merkte man, dass der Urlaub zu Ende ging. Nicht nur, dass sie mehr und öfter von den Daheimgebliebenen sprachen, mehrten sich auch die Geschenke und Mitbringsel, die sie im Laufe der Wochen gekauft hatten. Sie standen und lagen verstreut im Koffer und Zimmer herum und erinnerten sie an die Stationen ihrer Reise. Später würden sie noch an die Plätze denken, an welchen sie diese erstanden hatten und die Zeit würde irgendwie stehen bleiben oder sich gar zurück drehen. Die Gegenwart würde mit der Vergangenheit gleichsam verschmelzen.

Auch wenn Soferl, die nun wirklich eine Sophie wurde, die Zeit mit ihrem großen Bruder sehr genoss, beschlich sie doch ab und zu ein gewisses Gefühl der Verlassenheit und Sehnsucht nach dem Rest der Familie. Sie war nicht traurig, aber sie hatte so etwas wie Heimweh. Sie sprach mit niemandem darüber, denn sie dachte, es würde Georg und Yvonne kränken, da sie ihr ja wirklich wunderschöne Ferien bereitet hatten, aber der Bruder bemerkte es dennoch. Eines Abends sagte er zu seiner Frau: „Ich glaube, wir sollten nach Hause fahren.“

„Du hast recht, Sophie hat ein wenig Seelenweh.“ Sie drückte es auf ihre liebe, sanfte Art aus und es verdeutlichte den Zustand, in dem sich Sophie befand. Tags darauf brachen sie auf und erreichten noch am selben Abend Paris. Jetzt stand es Sophie frei, zu bleiben oder in den nächsten Tagen nach Wien zurückzufliegen. Sie entschloss sich zu bleiben, was alle, einschließlich sie selbst, überraschte.

II.

Als Sophie wirklich den Wunsch äußerte noch eine Zeit lang bei ihrem Bruder in Paris bleiben zu dürfen, war Anna nicht einmal besonders überrascht. Tief in ihrem Innersten hatte sie geahnt, dass Soferl irgendwann einmal vorübergehend außerhalb ihrer Familie leben möchte. Dass sie dies so bald tun würde, hatte sie jedoch nicht erwartet.

Die Verantwortung und Sorge um das Kind drohte sie fast zu erdrücken und sie wünschte sich nichts sehnlicher, als einmal davon befreit zu sein, einmal nur an sich selbst denken zu dürfen. Sie litt unter dem Eingeteiltsein, fühlte sich beengt und gefangen. Manchmal hatte sie gedacht, *mach doch was du willst,* aber es war nicht aus Liebe geschehen, sondern aus Verbitterung. Trotzdem überlegte sie lange, ob sie die Verantwortung für die Tochter überhaupt jemand anderem übertragen wollte. Es hatte ihr schon Probleme bereitet, sie für die wenigen Ferienwochen zu ihrem großen Bruder zu schicken. Jetzt sollte sie ihre Kleine, wie sie das Soferl im Geiste immer noch nannte, für viele Monate aus ihrer Obhut entlassen.

In den darauf folgenden langen Telefongesprächen äußerte Anna mehr und mehr Bedenken. Sie schob auch organisatorische Fragen vor ihre persönlichen, aber Georg versicherte seiner Mutter immer wieder, dass er durchaus an der Durchführung dieses Vorhabens glaube und er vor allem von Seiten der Schule in Wien mit keinen Schwierigkeiten rechne. Sophies Übersiedlung nach Paris kam einem ganz normalen Schüleraustausch gleich und dagegen könne die Schule nichts einwenden.

„Warum sollte sie auch?“, fragte er seine Mutter, als er ihr Zögern bemerkte. „Sophie war bis vor Kurzem eine sehr gute Schülerin, sie wird den fehlenden Stoff leicht nach lernen können und wenn nicht, können wir uns das in einem Jahr überlegen.“ Dieses Argument leuchtete Anna ein, trotzdem schien sie Bedenken zu haben. In einem Jahr, hatte er gesagt. So lange sollte sie ihr Baby entbehren. Die Zeit, die Sophie teils in der Provence und dann in Paris verbracht hatte, erschienen ihr bereits unendlich. Sie hatte das Gefühl, als ob ihr jüngstes Kind schon ewig weg wäre. Wie würde sie das schaffen? Plötzlich wusste Anna nicht, wer die Trennung schwerer verkraften würde, sie, die Mutter, oder Soferl, das Kind? Wer sollte sich lösen, wer musste es?

„Mama, lass sie hier bleiben“, unterbrach Georg das Schweigen, „sie braucht es.“

Anna weinte bittere Tränen, als sie sich der Tragweite einer solchen Übersiedlung bewusste wurde. Aber keiner sah sie je weinen und keiner konnte sie trösten. Sie war, wie so oft in ihrem Leben ganz alleine und traf dennoch für ihr Kind die Entscheidung.

Die Formalitäten, die für den plötzlichen Schulwechsel benötigt wurden, waren rasch erledigt. Es klappte leichter, als Anna gedacht hatte. Problematischer war es, die restliche Familie von Soferls vorübergehender Übersiedlung zu überzeugen. Die meisten Schwierigkeiten machte überraschenderweise Heinrich. Er, der sich all die Jahre so wenig um sein jüngstes Kind gekümmert hatte, wollte plötzlich nicht, dass sie für viele Monate im Ausland lebte. Er versuchte mit allen erdenklichen Argumenten dagegen an zu kämpfen. Die Krankheit, die Heinrich sonst mit keinem Wort erwähnte, schob er plötzlich in den Vordergrund, verwendete sie als Hauptargument gegen die geplante Übersiedlung.

„Ich verstehe dich nicht“, sagte er des Öfteren zu seiner Frau, „wie kannst du ihr erlauben so lange von zu Hause fort zu gehen.“ Er schien ehrlich betrübte zu sein. Warum er gegen einen Orts- und Schulwechsel war, konnte er aber nicht konkret sagen. Ein ausgesprochenes Verbot wollte er aber schon gar nicht aussprechen. So lag die endgültige Entscheidung und somit auch die ganze Verantwortung, die ihrer Zustimmung zugrunde lag, wieder bei Anna. Nur mit den Zwillingen konnte sie das Für und Wider besprechen. Obwohl beide anfänglich von der Übersiedlung nicht sehr angetan waren, siegte bald die Vernunft und sie überzeugten Anna von der Notwendigkeit eines vorübergehenden Ortswechsels.

„Es ist nicht für lange“, meinte Lilly, „es wird ihr gut tun. Und Paris ist nicht aus der Welt.“

Leider doch, dachte die Mutter.

„Wir sind in eine Sackgasse geraten.“ Sie versuchte auch sich selbst von dem was sie sagte zu überzeugen und Anna musste zugeben, dass ihre Tochter recht hatte. Von der Krankheit wurde seit Langem nicht mehr gesprochen. Es schien, als ob sie niemals existiert hätte.

„Ich weiß nicht einmal, wie es der Soferl geht. Manchmal vergesse ich, dass sie krank ist.“ Anna war überrascht, als ihre Tochter das sagte.

Es schien, als ob sich das Kind ganz von ihrer Familie zurückzog. Die sporadischen Anrufe, die sie tätigte, beschränkten sich auf kurze, fast unpersönliche Mitteilungen. Auch dieser Umstand war für Anna sehr schwer zu ertragen.

„Das darfst du nicht persönlich sehen“, versuchte Georg seine Mutter zu beruhigen. „Sophie braucht den Abstand, sonst kann sie nicht hier bleiben.“ Ohne Anna Gelegenheit zu geben, dies in Frage zu stellen, fuhr er fort: „Bitte verstehe sie. Es ist nicht mangelnde Liebe, dass sie jetzt nicht so viel mit dir und den Kindern telefonieren will, aber sie kann nicht anders. Das Hierbleiben bedeutet für Sophie eine grundlegende Veränderung. Es ist nicht leicht für sie, aber sie merkt, dass es notwendig ist." Er brauchte nicht weiter zu sprechen, Anna wusste, was ihr Sohn damit meinte. Und er hatte recht. Auch wenn es ihr noch so schwer fiel, durfte sie nicht im Wege stehen. Als sie am Abend noch einmal mit Heinrich darüber sprach, sah sie das Projekt plötzlich mit anderen Augen.

„Wir sollten sie fahren lassen", sagte sie zu ihrem Mann. Wohlweislich erwähnte sie die langen Gespräche, die sie mit den Zwillingen geführt hatte nicht, ebenso, dass Georg sie letztendlich überzeugte.

„Es ist eine tolle Chance, nicht nur für Soferl, vielleicht auch für uns", fügte sie bedeutungsvoll hinzu. Sie war sich aber nicht sicher, ob Heinrich das auch so sah.

Als Sophie merkte, dass mit der Familie in Wien die notwendigsten Dinge, die eine Übersiedlung mit sich brachten, geklärt waren, blühte sie regelrecht auf. Das Heimweh, welches sie in der Provence befallen hatte, verschwand. Sie hatte es sich gut überlegt, als sie den Wunsch äußerte, in Paris bleiben zu wollen und nun stand sie voll hinter ihrem eigenen, selbst gewählten Entschluss. Sie war fröhlich, spontan und herzlich. Sie verstand sich mit Yvonne ausgesprochen gut und es schien, als ob die zwei Frauen wirklich viel Spaß mit einander hätten. Sophie sprach fast ausschließlich Französisch, hin und wieder wechselte Georg ins Deutsche, da er seine kleine Schwester mit der fremden Sprache nicht überfordern wollte, aber bald wechselten sie doch wieder in die Landessprache. Sie schien auch wirklich keine Schwierigkeiten damit zu haben.

Eines Abends sagte Yvonne: „Jetzt sind wir eine richtige kleine Familie." Sie sagte es ohne eine Spur von Wehmut. Trotzdem sah Sophie überrascht von Yvonne zu ihrem Bruder. Sie wusste nichts von der ungewollten Kinderlosigkeit der beiden, sie hatte sich auch keine besonderen Gedanken gemacht, dass sie noch immer nur ein Ehepaar waren. Beide engagierten sich sehr in ihren Berufen und viele Paare planen Kinder erst nach Jahren. Es war für sie daher nicht verwunderlich, dass Georg und Yvi noch kein Baby hatten.

Die Bemerkung von Yvonne überraschte und verwunderte sie dennoch. Obwohl sie ein wirklich inniges Verhältnis zu den beiden hatte, erschien es ihr aber taktlos, Fragen in diese Richtung zu stellen. Yvonne hatte Sophies Zögern jedoch bemerkt und einer spontanen Regung zufolge, erzählte sie ihrer jungen Schwägerin, dass sie nie ein eigenes Kind haben werde. Sie erging sich nicht in nähere Details, aber es war für Sophie doch ein Vertrauensbeweis, dass sie davon zu ihr sprach.

„Das tut mir leid, ihr wäret super Eltern geworden", Sophie sprach aus, was viele dachten, es aber niemals gewagt hätten zu sagen.

„Schön, dass du das jetzt gesagt hast", erwiderte Yvonne, „die meisten Menschen schweigen betreten oder wechseln übergangslos das Thema, wenn wir von unserem Problem erzählen."

Wie bei mir, dachte das Mädchen, *mich fragt auch niemand, warum ich so mager bin.* Dies allerdings auch laut zu sagen, konnte sie noch nicht.

Es wurde dennoch ein harmonischer Abend. Sie kamen auf vielerlei Themen zu sprechen, die Zeit verging wie im Flug und Mitternacht war schon vorüber.

„Ich bin ein alter Mann, ich geh jetzt schlafen", meinte Georg lachend, „wir haben noch viele Abende vor uns." Und damit sollte er recht behalten. Es folgten wirklich tolle Abende mit wunderbaren Diskussionen, bei denen sie oft nicht immer einer Meinung waren, aber sie blieben immer höflich und wurden nie verletzend zu einander. Das genoss Sophie sehr.

Jetzt, da noch Ferien waren, arbeitet Yvonne viel von zu Hause aus und sie konnten die Tage wirklich genießen. Sophie hatte auch ihre morgendliche Einkaufstour wieder aufgenommne Sie liebte es gerade zu, in den kleinen Geschäften, die unmittelbar neben ihrer Wohnung lagen, einzukaufen. Oftmals begleitete sie Yvonne und sie schlenderten die kurze Fußgängerzone entlang, machten im Honiggeschäft, das auch wunderbare Seifen und Kerzen führte, halt. Manchmal besuchten sie Mm. Dupuy um mit ihr über Neuerscheinungen am Büchermarkt zu plaudern. Der winzige Laden hatte nicht viel Auswahl anzubieten, aber Madame konnte alles besorgen! Bald wurde auch Sophie von den Geschäftsleuten erkannt und ebenso wie Yvonne, zu einem kleinen Schwätzchen aufgehalten. Sie brachte auch immer wieder kleine Geschenke für Yvonne mit, wie sie es bis vor Kurzem für ihre Mutter getan hatte. Einmal entdeckte sie in ihrer Lieblingsboulangerie, wo sie normalerweise nur Baguette und Croissant für das Frühstück kaufte, Callisons, hübsch verpackt in einer kleinen rot-weiß-blauen Schachtel. Sie kam damit ganz aufgeregt nach Hause und rief schon in der Türe: „Schau Yvonne, was ich erstanden habe. Callisons, wie damals in Aix en Provence." Dann reichte sie der Älteren eine große Schachtel mit den köstlichen Süßigkeiten. Yvonne freute sich ehrlich drüber, es war eine liebe Erinnerung an die schöne Zeit in der Provence. *Ob Sophie wohl eines davon essen wird?* dachte sie, sprach es aber nicht aus.

Georg hatte seine Beziehungen dazu verwendet, eine geeignete Schule für seine Schwester zu finden. Er kannte in ganz Frankreich viele einflussreiche Leute und dadurch war es nicht schwer gewesen, Sophie kurzfristig in einer guten Schule unterzubringen. Noch in den letzten Ferientagen wusste sie daher, wo sie Anfang September hingehen würde.

Sie war jetzt begreiflicherweise doch etwas nervös, fragte manchmal, ob ihre Sprachkenntnisse wirklich ausreichten und was wäre, fände sie keine Freunde. Beide Zweifel konnte Georg zerstreuen: „Dein Französisch ist wirklich superb. Da brauchst du überhaupt keine Angst haben. Und was die Freunde betrifft, wenn sie dich nicht mögen, suche ich eine andere Schule, so einfach ist das.“ Das war ein Argument!

Sie brauchten aber keine neue Schule zu suchen, denn Sophie war vom ersten Moment an in der Klasse ausgesprochen beliebt. Es war nicht anders als in Wien. Es flogen ihr einfach spontan alle Herzen zu. Sie erhielt, obwohl die Pariser sonst sehr zurückhaltende Menschen sind, bald auch Einladungen von Klassenkameradinnen zu sich nach Hause. Das war wirklich ein Beweis, dass sie sich rasch und gut integriert hatte. Als Anna davon erfuhr, freute sie sich ehrlich für ihr Kind, denn, obwohl sie wusste, wie gut Soferl überall ankam und wie beliebt sie normalerweise sofort war, hatte sie diesbezüglich doch heimliche Bedenken gehabt. Jetzt war sie beruhigt und konnte dem neuen Schuljahr ebenfalls entspannt entgegen blicken. Dass ihre Tochter mit dem Lernen Probleme haben würde, wollte sich Anna gar nicht überlegen. Offensichtlich bewirkte die räumliche Trennung auch eine gewisse mentale Distanz, denn die Schule wurde für Anna mit einem Mal wirklich sekundär. Die Tatsache, dass jetzt in erster Linie Georg und auch Yvonne für das Kind verantwortlich waren, entlastete Anna natürlich zusätzlich ungemein. Rational betrachtet musste sie sich sagen, dass sie aufgrund der weiten Entfernung nicht mehr wirklichen Einfluss auf das Geschehen nehmen konnte. Dabei wollte sie es für das Erste belassen.

Sophie fühlte sich von Anfang an wohl. Die Wohnung lag in einer belebten Gasse, unweit des großen Friedhofes in Montparnasse. Manchmal unternahm Sophie einen Spaziergang dorthin, schlenderte dann zwischen den Gräbern herum, las die Inschriften und machte sich ihre Gedanken über die Menschen, die dort gelebt und schließlich gestorben waren. Sie genoss die Stille und Besinnlichkeit, wie andere Menschen das Treiben in Tiergärten oder Rummelplätzen. An diesen stillen Plätzen fanden ihre überreizten Nerven ein wenig Ruhe. Manchmal setzte sie sich auf eine Bank und las. Nie kam sie in traurige oder gar depressive Stimmung, selten dachte sie an zu Hause oder fühlte so etwas wie Heimweh.

Eines Tages entdeckte sie das Grab von Sartre, las eines seiner Theaterstücke und kam sich auf eigenartige Weise erhaben oder einfach nur glücklich vor. Wenn sie an so einem besinnlichen Nachmittag am Abend mit Bruder und Schwägerin beisammen saß, wusste sie viel zu erzählen. Beide waren sehr belesene, tiefsinnige Menschen und so erhielt Sophie viel Input. Nie hörte sie Kritik, aber auch kein übertriebenes Lob. Nie wurde sie gefragt, warum sie das mache. Sie tat es eben. Und es war weder gut, noch schlecht.

In letzter Zeit telefonierte Sophie wieder gelegentlich mit ihrer Familie in Wien. Es waren nach wie vor nicht besonders tiefsinnige Gespräche, eigentlich mehr Tatsachenberichte. Sie erzählte manchmal von der Schule und von Freunden oder was sie alles unternommen hatte.

Sie fragte allerdings nie nach ihren ehemaligen Schulfreundinnen und selbst ihre Geschwister, die sie wirklich aufrichtig liebte, wollte sie nicht allzu oft sprechen. Von ihrem Vater hatte sie schon lange nichts mehr gehört. Wenn sie mit ihrer Mutter telefonierte, war sie stets freundlich und höflich, aber auch ein wenig unverbindlich. Es schien, als ob sie die Distanz genoss. Jedes Mal trennte sie sich fröhlich, aber recht schnell von dem Anrufer und übermittelte später Georg und Yvi Grüße von den Wienern. So nannte sie diese, wenn von allen die Rede war. Sie zählte sich jetzt offenbar zu den Parisern.

Nach solchen Telefongesprächen versank Anna gelegentlich in Grübeleien, die immer in ihrer eigenen Kindheit endeten. Sie dachte dann an ihren Vater und an die deprimierenden Urlaube, die sie mit ihm verbracht hatte, immer in Gedanken an die Mutter, die zu Hause saß und sich kränkte. Es wurde nie offen darüber gesprochen, aber Anna wusste es einfach. So verdarb sie sich die wenigen Tage, auf die sie sich ein ganzes Jahr gefreut hatte. War sie wieder zu Hause, grübelte sie darüber nach, was sie alles falsch gemacht hatte und ihrem Vater nicht zeigen konnte, wie wichtig er ihr war. Aber dann war es zu spät und so wartete sie wieder und beim nächsten Mal war es nicht anders. Wenn sie jetzt nach so vielen Jahren darüber nach dachte, erschien ihr all dies sinnlos, die Sorgen die sie sich immer um beide Eltern gemacht hatte, um die fruchtlosen Versuche, jedermanns Liebling sein zu wollen und wie sie ihre eigenen Wünsche nie wirklich formulieren konnte.

Soferl ist anders, dachte die Mutter. Sie spürte deutlich die Distanziertheit, die ihre Tochter in den wenigen Wochen, die sie nun in Frankreich lebte, entwickelt hatte. So war sie nicht gewesen, solange sie in Wien wohnte. Immer hatte sie sich um alles und vor allem um andere gesorgt, jetzt erkundigte sie sich kaum noch nach dem Hund.

Als sich Anna dessen bewusst wurde, überlegte sie, ob sie darüber entsetzt sein sollte oder eher erfreut. Sie konnte dies spontan gar nicht sagen.

Sie war alleine zu Hause, nicht einmal Bella war da, es war still, wie selten. Anna kochte sich einen Kaffee in ihrer geliebten Nespressomaschine, schäumte die Milch und mit ihrer Bole aus Paris machte sie es sich im Wohnzimmer gemütlich. Eine selten empfundene Ruhe überkam sie. Sie genoss das Alleinsein, ohne eine Spur von Einsamkeit zu empfinden. Sie ließ die behagliche Atmosphäre, die der Raum ausstrahlte, auf sich wirken und verspürte nicht die geringste Lust im Augenblick irgendetwas verändern zu wollen.

Sophie ihrerseits genoss die Zeit in Paris wirklich. Sosehr sie zu Hause der Schulalltag belastet hatte, machte ihr hier die Schule überraschenderweise überhaupt keine Probleme. In Mathe hatte sie eine Hilfe, alles andere schaffte sie alleine. Die fremde Sprache war für sie ebenfalls keine Belastung. Im Gegenteil, sie bedeutete sogar eine Hilfe. Wenn sie nämlich hin und wieder etwas nicht konnte, sagte sie, dass sie es aufgrund ihrer Fremdsprachigkeit nicht verstand. So hatte sie für die Lehrer, aber vor allem für sich selbst eine Ausrede, das eine oder andere nicht so gut zu können, wie sie selbst es sich vorgestellt hatte.

Die Schule wurde überhaupt als nicht so wichtig erachtet. Georg vertrat den Standpunkt, sie wäre ein notwendiges Übel um einmal einen guten Beruf ausüben zu können. Man sollte, so seine Ansicht, das schulische Lernen nicht überbewerten. Das Wissen, das man sich in den vielen Jahren aneignete, hatte mit den erhaltenen Noten nicht viel gemeinsam. Er sah all dies überaus pragmatisch und hoffte, dass Sophie verstehen möge, was er ihr damit sagen wollte.

„Wie geht 's Soferl eigentlich in der Schule“, fragte Lilly einmal am Telefon ihren Bruder.

„Ich glaube ganz gut“, war seine lapidare Antwort, dann unterhielten sie sich über andere Dinge.

Über das Essen wurde nie gesprochen. Alle drei hatten schon im Sommer in der Provence ein stillschweigendes Abkommen getroffen und Sophies Essgewohnheiten mit keinem Wort mehr erwähnt. Yvonne betrachtet das Mädchen auch nie heimlich, wie es Anna immer getan hatte, um nach weiteren verlorenen Kilos zu suchen oder nach Spuren von Erbrochenem zu riechen. Sie hatte auch die Waage nicht aus dem Badezimmer entfernt, denn sie hielt von Heimlichkeiten nichts und wenn Sophie ihr Gewicht kontrollieren wollte, hätte sie Mittel und Wege gefunden, dies zu tun, ob sie nun eine Waage in der Wohnung hatte oder nicht, spielte wenig Rolle.

Im Gegensatz zu Anna war es für Yvonne und Georg leichter, Sophies Krankheit so zu akzeptieren wie sie eben war, da sie sich beide nicht rund um die Uhr ausschließlich mit dieser beschäftigten. Es vergingen immer wieder einige Tage, da dachten sie gar nicht daran. Dies waren die kurzen Phasen, in denen sich Sophie nicht wirklich von gesunden Jugendlichen unterschied. Es waren gerade solche Momente, bei denen Anna immer wieder neuen Mut geschöpft hatte und sich vorgaukelte, alles wäre gut. Das taten die beiden nicht. Es war nicht besser, als Tage zuvor, aber auch nicht schlechter. Wenn Sophie einmal etwas Warmes aß, bedeutet dies nicht die Heilung und wenn sie, was häufiger vorkam, gar nichts zu sich nahm, nicht die totale Katastrophe. Es bedeutet nämlich gar nichts. Und genau das wussten sie beide.

Eines Abends, als Georg früher aus der Redaktion nach Hause kam, fand er seine Schwester auf der Couch liegend, mit einem Thermophor auf ihrem Bauch.

„Was hast du?“, fragte er vorerst besorgt.

„Mir ist schlecht“, kam die weinerliche Antwort. Dann setzte sich Sophie ruckartig auf und maulte: „Das ist wegen gestern Abend. Ich hätte nie und nimmer den fetten Käse essen dürfen!“ Es stimmte, sie waren tags zuvor in einem eleganten Lokal zum Nachmahl und Sophie hatte ein wenig Käse und ein kleines Stückchen Brot zu sich genommen. Einen Augenblick war Georg geneigt, ihr recht zu geben, dann aber sagte er: „Es ist dir nicht schlecht, weil du etwas Falsches gegessen hast, sondern weil du magersüchtig bist.“ Er sagte es ohne den geringsten Vorwurf in der Stimme. Er sagte es wertfrei und es klang hundertprozentig authentisch. Sophie antwortet nichts darauf, aber sie wusste, dass ihr Bruder die Wahrheit gesagt hatte. Sie lehnte sich in die Kissen zurück und überlegte sich seine Worte noch einmal. *Ja, er hat recht,* dachte sie und dass er es auch aussprach, überraschte sie. Seit Langem hat niemand mehr so offen und ehrlich zu ihr gesprochen. Obwohl ihr noch immer übel war und sie heftige Magenschmerzen hatte, fühlte sie sich besser. Georg hatte nichts beschönigt und daher brauchte sie sich auch nicht schlecht zu fühlen.

Wie oft war ihr in Wien schlecht gewesen, und sie hatte sich in Magenschmerzen gewunden. Verzweifelt hatte ihre Mutter versucht, sie zu trösten. Es war aber kein echter Trost für Sophie gewesen, denn Anna wollte all das nicht wahrhaben und so versuchte sie zu beschönigen oder zu vertuschen, wo es nichts zu beschönigen gab. Es schien fast so, als ob es mehr ein Trost für die Mutter wäre, als wirklich dem Kind zugedacht. Sophie dachte dann jedenfalls immer, *so arg ist es, dass nicht einmal Mama ehrlich zu mir sein kann. Was bin ich doch für ein schlechtes Kind.* Auf diese Weise trieben sie das Spiel, das keines war, immer weiter. Keine fand den Mut zur Ehrlichkeit, beide erstickten in ihrer Rücksichtnahme der anderen gegenüber.

Georg und Yvonne gingen freier und offener mit ihr um, ohne jedoch indiskret zu wirken. Das konnte Sophie besser annehmen. Sie akzeptierte aber ihrerseits auch einige unausgesprochene Spielregeln. Dazu gehörte, dass sie, wenn sie mit Georg und Yvonne zum Essen ausging, nicht vor einem leeren Teller den Abend verbrachte, sondern sich doch kleine Mengen anrichten ließ und diese dann auch aß. Georg fand, es wäre ausgesprochen unhöflich in einem Pariser Lokal gar nichts zu essen. Überraschenderweise schien es ihr auch zu schmecken. Sie nahm zwar wirklich winzige Mengen zu sich, aber sie verschmierte sie nicht nur auf ihrem Teller oder stopfte diese hastig in sich hinein, wie sei es in Wien getan hatte, sondern sie schien das Essen bis zu einem gewissen Grade zu genießen. Hin und wieder trank sie ein wenig Champagner als Aperitif und auch dies gefiel ihr offensichtlich. Sie hörte allerdings auch nie Anspielungen auf ihre Jugendlichkeit oder warum denn das Baby jetzt schon Alkohol trinken dürfe.

Ein einziges Mal wurde Georg von Zweifel geplagt, ob die Dinge wirklich so gut waren, wie es den Anschein hatte. Es war während eines Abendessens in einem sehr eleganten Restaurant. Sie verbrachten den Abend mit Arbeitskollegen von Georg und es herrschte eine heitere, ungezwungene Stimmung. Es wurde viel Wein getrunken und sehr viel gegessen. Sophie kostete von allen Speisen, zwar mikroskopische Mengen, aber es schien ihr zu schmecken. Sie wirkte fröhlich und hatte auch an den Tischgesprächen lebhaft teilgenommen. Als sich der Abend dem Ende entgegen neigte, war noch Käse und eine weitere Flasche Rotwein bestellt worden. Einer der Herren schenkte auch Sophie ein neues Glas ein und überredete sie von einer bestimmten Käsesorte zu probieren. Sie wollte nicht, ließ sich aber dann doch umstimmen. Kurz darauf entschuldigte sie sich und verließ den Tisch in Richtung Toiletten. Yvonne sah zu Georg, der vis-à-vis von ihr saß. Beiden stand schlagartig die Angst im Gesicht. Nur mit Mühe konnten sie den ungezwungenen Gesprächen lauschen, ohne sich ihre Besorgnis anmerken zu lassen. Yvonne überlegte, ihrer Schwägerin nachzugehen, unterließ es dann aber. Beide konnten kaum mehr still sitzen und die Minuten des Wartens wurden für sie zu Stunden. Zu deutlich erinnerten sie sich an die Situation im Frühjahr, als sie zusammen mit Anna am Montmartre gewesen waren. Nach einer schier endlosen Weile kam Sophie an den Tisch zurück. Fröhlich rief sie: „Entschuldigt mein langes Ausbleiben, aber ich habe eine Klassenkammeradin getroffen. Sie ist mit ihren Eltern hier und die wollten mich kennenlernen. Ich bin offensichtlich die Attraktion der Klasse!“ Yvonne fiel ein Stein vom Herzen. Gut, dass sie ihr nicht auf die Toilette gefolgt war. Was hätte Sophie dabei gedacht? Es wäre ein schlimmer Vertrauensmissbrauch gewesen.

Sowohl Yvonne, als auch Georg waren sich vollkommen im Klaren, dass Sophie, auch wenn es im Moment viel besser um sie stand, als noch wenige Wochen zuvor, noch lange nicht geheilt war. Und die Familie auch nicht. Warum hatten sie sich solche Sorgen gemacht, als das Mädchen den Tisch verließ und warum konnten sie es nicht sagen? Würden wenige falsche Worte oder Handlungen alles wieder kaputt machen, was langsam anfing zu gesunden? Sie wussten es nicht. Nicht einmal, ob dies wirklich ein Anfang war. Vielleicht handelte es sich auch nur um eine kurze Phase der Besserung, wie es auch in Wien so oft der Fall gewesen war.

Aber beiden gingen doch einigermaßen unbefangen an ihre Aufgabe heran, und genau das war es, was Sophie offensichtlich am meisten half.

Als Georg seine Schwester in der neuen Schule anmeldete, hatte er überlegt, mit dem Direktor den wahren Grund für die Übersiedlung zu besprechen. Dann beschloss er aber, vorerst von Sophies Magersucht nichts zu sagen. Sie war klein und zart, man sah ihr die Krankheit auf den ersten Blick nicht an. Einzig vom Turnen ließ er sie befreien. Aber auch dafür benötigte er keine weitreichende Erklärung. Sie waren in Paris, da turnten die Mädchen in diesem Alter ohnedies nicht besonders gerne.

Sophie schien mit allem, was Georg für sie arrangierte, einverstanden zu sein.

„Soll ich dem Direktor in der Schule etwas von deiner Anorexie sagen?", fragte Georg unbefangen. Sie überlegte. In Wien wussten alle Lehrer von Sophies Krankheit, hier wollte sie kein Aufheben daraus machen.

„Nein, bitte nicht", antwortete sie schlicht.

Die nächsten Tage und Wochen gingen ohne besondere Vorkommnisse dahin. Sophie fand sich überraschend gut mit der Ganztagesschule zurecht. Sie war bis fünf Uhr Nachmittags immer mit Kameradinnen aus der Schule zusammen, aber es schien ihr zu gefallen. Der einzige Wermutstropfen war, dass sie einen ziemlich langen Schulweg hatte. In Wien lag die Schule nicht weit von ihrem Elternhaus entfernt und sie hatte diese in wenigen Minuten erreichen können. Nun musste sie erst ziemlich lange gehen und dann noch mit zwei verschiedenen Metros fahren. In der Früh ging sie meistens zusammen mit ihrem Bruder aus dem Haus, aber am Nachmittag fuhr sie den weiten Weg alleine. Das war zu Anfang ein großes Problem, vor allem für Anna. Sie malte sich unendlich viele Gefahren aus, die Sophie zustoßen konnten, während sie alleine in der Metro saß, aber Sophie hatte ihr gleich zu Beginn des Schuljahres hundert Mal versichert, dass sie schließlich ein großes Mädchen wäre und die Fahrt wirklich kein Problem darstelle.

„Was soll mir passieren und schließlich könnte ich auch überfahren werden, wenn ich zu Fuß in die Schule gehe!" Anna sah das lachend ein, obwohl es keinen wirklichen Trost für sie bedeutete.

Georg löste alles sehr pragmatisch. Er war einige Male mit seiner Schwester die Strecke gefahren und schon bald hatte sie sich gut ausgekannt. Darüber hinaus verfügte Sophie über einen angeborenen Orientierungssinn und schließlich könne sie auch fragen. Sie sei nicht taubstumm, sagte sie zu ihrer Mutter am Telefon, als diese nochmals Bedenken äußerte. Damit war auch dieses Thema erledigt.

Manchmal trafen sich Yvonne und Sophie nach der Schule. Dann bummelten sie durch das Quartier Latin, konnten stundenlang in kleinen Geschäften nach unnützen Dingen suchen, die sie dann doch nicht kauften. Sie wechselten vom Französischen ins Deutsche, wie sie es gerade brauchten, Sophie war Pariserin, Yvi die Touristin und umgekehrt. Sie hatten in jedem Fall viel Spaß zusammen. Die Ältere verstand es geschickt, keine Konkurrenz zur Mutter oder Schwester darzustellen. Vielleicht war gerade dies der Grund für ihr herzliches Verhältnis.

So vergingen die ersten Schulwochen, in denen nichts Besonderes vorfiel. Sophie hatte sich überraschend schnell eingelebt und schien ihren Frankreich-Aufenthalt überaus zu genießen. Während eines Stadtbummels sagte Sophie einmal unvermutet zu ihrer Schwägerin: „Als du mir damals von deinem Wunsch nach einem Baby erzähltest, dachte ich, das gibt es ja nicht. Yvi, die alles kann, ausgerechnet das klappt nicht. Wieso passiert gerade dir das? Ich konnte das kaum glauben!" Yvonne wusste darauf nichts zu antworten. Nach einer Weile meinte Sophie ein wenig traurig: „Du bist überhaupt die einzige in meiner Familie, die irgendein Problem nicht lösen kann. Alle anderen schaffen einfach immer alles." Dann fügte sie resignierend hinzu: „So war es schon immer. Ich kann mich nicht erinnern, dass den Zwillingen etwas nicht gelungen wäre, wenn sie es gewollt hätten. Natürlich gönne ich ihnen all das." Sie betonte dies auf besondere Weise. Yvonne sollte nicht den Eindruck haben, sie wäre ihren Geschwistern irgendetwas neidig oder eifersüchtig auf deren Leistungen.

„Aber weißt du", sagte sie ungewohnt bestimmt, „es ist nicht immer leicht die Jüngste zu sein. Man ist dabei auch immer die Letzte."

„Wie meinst du das?", wollte Yvi wissen. Sie war wirklich überrascht, das zu hören. Sie hatte immer gedacht, Sophie wäre glücklich als Nesthäkchen. Sie betonte manchmal, sie wäre ihr Leben lang das Baby in der Familie. Es hatte immer sehr zustimmend geklungen.

Knapp vor Weihnachten erfasste Sophie plötzlich wieder eine gewisse Unruhe. Georg und seine Frau wussten nicht genau, wann dies begonnen hatte, aber das Mädchen zog sich, ähnlich wie früher in Wien, merklich von beiden zurück. Wenn Georg vorschlug einen Abend auswärts zu verbringen, dann sagte sie: „Geht nur alleine. Ihr seht euch ohnedies nie ohne mich." Sie konnte dann nicht umgestimmt werden und so blieb sie manches Mal wirklich alleine zu Hause.

Obwohl sie nur in ihr Lieblingsrestaurant einige Häuser weiter gingen, hatte Yvonne Probleme sie alleine zu lassen, aber Georg meinte: „Wenn Sophie will, kann sie nachkommen. Sie ist kein kleines Kind mehr und wenn sie nicht mit kommen will, ist dies ihre Entscheidung."

„Das stimmt natürlich prinzipiell. Aber ich fürchte sie ist alleine unglücklich", antwortet Yvonne zögernd. „Wenn sie etwas vor hätte ..." Sie sprach den Satz nicht zu Ende, aber Georg wusste, was sie meinte.

„Dann wärst auch du glücklich", vollendete er den Satz, den seine Frau begonnen hatte. Er erinnerte sich, dass seine Mutter auch immer versucht hatte, nach ihren Vorstellungen zu planen und nur glücklich war, wenn die restliche Familie sich ebenso fühlte. Das sagte er ihr.

„Im Sommer hatte ich den Eindruck, dass du eine gewisse Distanz zu Sophies Krankheit einnehmen konntest. Jetzt ist das anders." Georg konnte sich nicht erklären, was zu diesem Anderssein geführt hatte. Im Sommer war gerade Yvonne diejenige, die ihn manchmal erinnern musste, Sophie nicht zu sehr zu bevormunden. Jetzt schien es fast umgekehrt.

„Ich mache mir eben Sorgen", meinte sie gequält, „wir sind schließlich für sie verantwortlich."

„Aber nur bis einem gewissen Grad", widersprach Georg seiner Frau. „Hast nicht du selbst zu mir gesagt, wir sind nur ihre Geschwister. Und sie ist für die meisten Dinge in ihrem Leben schon selbst verantwortlich."

Sie diskutierten dann lange darüber und kamen zu dem Schluss, dass Yvonne am besten Wege war in eine Co-Abhängigkeit zu geraten. Sie hatte in den wenigen Monaten, die das Kind bei ihnen lebte, teilweise die Rolle der Mutter und damit auch die Beschützerrolle übernommen. In diese durfte sie aber nicht geraten.

Da sich Yvonne und Georg relativ rasch bewusst wurden, dass sie weder Elternstelle vertraten, noch sich von Sophies Stimmungen beeinflussen lassen durften, schafften sie auch den nötigen Abstand wieder zu gewinnen. Sie durften sich nicht unmittelbar betroffen fühlen. Genau das musste der Unterschied zu Sophies Wiener Familie bleiben. Georg und seine Frau ließen sich bis vor Kurzem von der Tragödie dieser Krankheit nicht so hinunterziehen, wie es bei den Eltern und den Zwillingen geschehen war. Sie konnten ihr eigenes Leben trotz der Sorgen um Sophie immer noch genießen. Sie nahmen sich fest vor, dies bewusst auseinander zu halten. Als Yvonne doch leise Zweifel anmeldete, ob Sophie dies nicht als Oberflächlichkeit werten würde, sagte Georg: „Das denke ich nicht. Sie wird sich eher befreit fühlen. Sie muss nicht wegen uns gut drauf sein. Sie muss uns nichts beweisen und wir nehmen sie so an, wie sie eben ist."

Das leuchtete Yvonne ein. Ihre Bedenken, das Kind aus Egoismus zu vernachlässigen, verflogen. An diesem Abend hatten sie sich ein großes Stück weiterentwickelt und Sophie damit indirekt sehr geholfen.

Sie waren aber auch zu zweit. Anna hatte immer nur die Kinder zu Hilfe gehabt, Heinrich gar niemanden.

Yvonne und Georg hatten einige Gläser Rotwein getrunken, wunderbar gegessen und kamen sehr beschwingt nach Hause. Sophie schlief schon, hatte aber einen Zettel in der Küche hinterlassen: Ich hoffe, ihr hattet einen schönen Abend. Ich habe Weihnachtsbäckerei gemacht!

Georg war begeistert!

„Wie zu Hause“, reif er, „die Klosterkipferl meiner Urgroßmutter! Herrlich, Sophie ist ein Schatz!“

„Findest du wirklich, dass sie das machen sollte. Hoffentlich fühlt sie sich nicht ausgenützt.“ Yvonne sah die Backaktion nicht so positiv wie ihr Mann.

„Aber wieso denn, es war ihr freier Entschluss, niemand verlangt so etwas von ihr!“ Yvonne sah das anders. Sie hatte viel über Magersucht gelesen und wusste daher, dass Bekochen von anderen zu einem der typischsten Symptome dieser Krankheit zählte. Zu oft hatte ihr auch Anna von den Kochorgien erzählt. Es war verständlich, dass sie der Berg von Keksen daran erinnerte und sie beunruhigte. Georg sah das anders.

„Sie hat Kekse gebacken. Das ist im Advent nicht ungewöhnlich, überhaupt wenn man aus Wien stammt. Wenn Lilly sie gemacht hätte, wären wir einfach nur begeistert gewesen. Obwohl sie uns nicht annähernd so gut geschmeckt hätten wie diese, Lilly kann nämlich gar nicht backen!“ Dann naschte er ein wenig und schrieb unter Sophies Brief mit Rotstift riesengroß das Wort SUPER!!!

In der Früh bedankten sich Yvi und Georg recht herzlich für die guten Kekserl, aber später wurde nicht mehr viel über Sophies Backkünste gesprochen. Sie freute sich dennoch, dass vor allem Georg die Kipferl und Kugerln ausgesprochen gut schmeckten. Die bald nur mehr halbleeren Schachteln sprachen eine deutliche Sprache! Als Yvonne einmal die viele Arbeit erwähnte, die sie sich in der Nacht gemacht hatte, sagte Sophie: „Ich hoffe, Mami werden die Kekserln gefallen, obwohl so schön wie ihre sind sie natürlich nicht.“

„Warum glaubst du das, sie sind doch wunderschön und sehhhhhr gut!“ Dann nahm sie gleich mehrere, um sie genüsslich zu verspeisen. Sophie lachte nur, zögerte kurz, sagte aber dann nichts zu ihrer Schwägerin. Als sie die Schachtel in die Speisekammer zurückräumte, überlegte sie, auch ein Weihnachtsringerl zu kosten. Sie hatte es schon in der Hand, dann legte sie es zurück.

Es war geplant, dass die Familie zusammen in Paris Weihnachten feiern würde. Es wäre, so waren alle übereingekommen, für Sophie sicherlich eine Belastung gewesen, für wenige Tage nach Wien zu fliegen.

Sie freute sich natürlich darauf ihre Geschwister und die Eltern zu sehen, aber sie fühlte auch eine gewisse Unruhe, wenn sie an die kommenden Tage dachte.

Anna fühlte ähnlich. Die letzten Wochen, die sie quasi ohne Kind verbracht hatte, waren auch für die Mutter eine Erfahrung, die sie nie zuvor gemacht hatte. Seit fast dreißig Jahren lebte sie wieder alleine mit ihrem Mann und da sich dieser mehr als je zuvor von der Familie zurückzog, kam es einem Alleinleben gleich. Dies kannte sie jedoch überhaupt nicht. Sie war als blutjunge Frau von ihrer Mutter direkt in die eheliche Wohnung übersiedelt. Sie hatte keine Erfahrung mit dem Alleinsein. Und sie fürchtet sich davor. Schon im Sommer, als Sophies Umzug geplant und schlussendlich beschlossen wurde, hatte sie manchmal panikartig überlegt, wie sie die vielen Monate ohne Kind verbringen würde. Was würde sie mit der vielen freien Zeit anfangen, die sie plötzlich hatte. Sie glaubte zu vereinsamen, so ganz alleine den ganzen Tag in dem großen Haus, als einzigen Ansprechpartner einen kleinen Hund. Einmal überlegte sie, mit Lilly darüber zu reden, unterließ es dann aber.

Insgeheim hatte Anna gehofft, dass sie mehr mit Heinrich untenehmen könnte, sobald nicht die direkte Sorge um das Kind zwischen ihnen stünde. Aber in diesem Punkt hatte sie sich gründlich geirrt. Leider wusste sie nicht, dass Heinrich ebenso empfand. Doch die Angst, wieder abgewiesen zu werden, ließ ihn keinen Schritt auf seine Frau zu machen. Dass ihm dabei auch die traurigen Erinnerungen seiner Kindheit im Wege standen, gestand er sich nicht einmal selbst ein.

Einmal sagte Anna, dass ihr das Soferl doch recht fehle. Sie stand im leeren Kinderzimmer und betrachtet ein wenig melancholisch die verwaisten Stofftiere.

„Du hast es so gewollt, jetzt beklage dich nicht“, erwiderte Heinrich kalt und ging wie üblich auf die Terrasse um eine Zigarette zu rauchen. Danach sagte sie nie wieder ein Wort in diese Richtung. Von Soferl sprachen sie überhaupt nicht viel. Er fragte selten, wie es seiner Tochter ginge, eine Antwort darauf wartete er kaum ab. Er hatte einen Dauerauftrag errichtet, der die wenigen Dinge, die Soferl benötigte, abdeckte und dies war seiner Meinung schon genug an Zuwendung. Georg wollte dieses Geld ursprünglich gar nicht annehmen. Fast beleidigt sagte er zu seiner Mutter: „Ich kann doch meiner kleinen Schwester gelegentlich einmal eine Hose oder einen Rock kaufen und sonst braucht sie ja nicht viel, wie wir beide wissen“, fügte er eine Spur ernster hinzu.

Anna wusste nicht, ob Heinrich gelegentlich mit seiner Tochter telefonierte. Mit Georg hatte er jedenfalls wenig Kontakt. Aber das war schon früher so gewesen und daran hatte auch Soferls Übersiedlung nichts geändert.

Am Anfang versuchte Anna ihr Alleinsein weitgehend zu ignorieren. Am liebsten hatte sie es, wenn die Zwillinge vorbeikamen. Sie kochte dann opulente Mahlzeiten und richtete sich ganz nach deren Zeitplan. Die Wochenenden und Abende hielt sie für Heinrich frei. Sie plante lange im Voraus und wollte so wenig wie möglich dem Zufall überlassen. So glaubte sie, sich vor einer gewissen Einsamkeit zu schützen.

Die letzten Tage vor dem Abflug nach Paris wurde Anna von einer eigenartigen Unruhe erfasst. Sie freute sich begreiflicherweise sehr, ihre Tochter nach fast fünf Monaten wieder zu sehen. Doch das allein war es nicht. Sie hatte auch ein wenig Angst davor. Noch nie waren sie so lange getrennt gewesen. Außer von Georg hatte sie überhaupt nie ein Kind mehr als vier oder fünf Wochen entbehren müssen. All das bedeutete für die Mutter eine ganz neue Erfahrung. Wie würden sie mit einander umgehen? Würden sie sich fremd sein, nicht wissen, was sie mit einander reden sollten?

Da sagte Lilly überraschend: „Hoffentlich sind wir Soferl nicht fremd geworden. Ich vermisse sie.“ Anna war ihrer Tochter für diese Worte unendlich dankbar. Offensichtlich ging es nicht nur ihr so, auch die ältere Schwester vermisste die Kleine, die, und das war die eigentliche Furcht, möglicherweise gar nicht mehr klein war.

Anna überlegte, ob sie sich vielleicht auch optisch sehr verändert hatte. Georg betonte immer nur, dass es ihr gut ginge, über die eigentliche Krankheit wurde nicht gesprochen. Sie hatten im Sommer vereinbart, nur im Ernstfall die Eltern über Sophies Gesundheitszustand zu informieren. Im Falle eines drastischen Gewichtsverlustes oder neuerlicher Brechanfälle hätte Georg seine Eltern verständigt. Ansonsten sollte nicht viel Aufhebens von der Krankheit gemacht werden.

„Du kannst dich hundertprozentig auf uns verlassen“, hatte er verantwortungsbewusst gemeint. „Wozu soll ich dir immer erzählen was sie gegessen hat oder nicht. Ich kontrolliere auch nicht ständig ihr Gewicht. Sei unbesorgt, wir passen gut auf sie auf.“ Das hatte Anna kommentarlos akzeptiert.

Sophie hatte ihr einmal erzählt, dass sie sich ein paar neue Kleider und Röcke kaufen wolle. „Die alten passen mir nicht mehr“, meinte sie am Telefon. Anna hatte nicht gefragt, ob sie ihr nicht mehr gefallen oder ob sie ihr in irgendeiner Form zu klein geworden waren. Bei einem späteren Anruf berichtet sie nur, wie toll sie jetzt mit den neuen Sachen aussehe. So war es nicht verwunderlich, dass Anna neugierig war, ihre Tochter wiederzusehen.

„Freust du dich auf deine Eltern“, sagte Yvonne, es war mehr eine Feststellung, als eine Frage.

„Ja sehr“, strahlte Sophie, dass sie sich insgeheim aber auch ein wenig vor dem Wiedersehen fürchtet, sagte sie ihrer Schwägerin nicht.

Für Sophie hatte sich in diesen Monaten viel ereignet, vor allem, das merkte sie selbst am deutlichsten, hatte sie sich verändert. Sie war erwachsener geworden. Überraschenderweise war sie auch fast zwei Zentimeter gewachsen. Was würde ihre Mutter sagen?

Die sagte gar nichts, denn als sie sich in der Ankunftshalle in die Arme fielen, kamen Anna doch die Tränen. Wie sehr liebte sie dieses Kind.

Die nächsten Tage wurden wunderschön. Sophie, ganz die perfekte Französin, zeigte ihrer Familie stolz die neue Schule, schlendert mit ihnen im

Quartier Latin herum, führte sie zu den Geschäften in der Rue Daguerre und genoss es, wenn Geschäftsleute sie ansprachen und sie vor ihrer Familie mit ihren Französischkenntnissen ein wenig angeben konnte. Sie wirkte sehr selbstbewusst, jedoch ohne ein Spur eingebildet zu sein.

Manche Nachmittage verbrachten Mutter und Tochter alleine. Sophie zeigte Anna dann ihre besonderen Lieblingsplätze, den Friedhof von Montparnasse, ein kleines Geschäft im Quartier Latin und einige spezielle Bilder im Musée d'Orsay. Sie wusste viel über Gemälde und Maler zu berichten und Anna ließ sich tief beeindruckt alles zeigen und erklären. Als sie vor einem Bild von Ingres standen und Sophie enthusiastisch ihrer Mutter dieses fantastische Werk und dessen Auswirkung auf viele Maler späterer Jahre schilderte, nahm Anna ihre Tochter plötzlich zärtlich um die Schulter.

„Ich freue mich, dass es dir hier so gut gefällt", sagte sie ehrlich.

„Danke, dass ich da sein darf", erwiderte das Kind. Das hatte sie früher auch immer gesagt, aber jetzt klang es nicht unterwürfig oder um Verzeihung bittend, sondern drückte aus, was es sagte. Eine Weile schwiegen Mutter und Tochter. Sie genossen die Innigkeit und Intimität, die Worte vielleicht zerstört hätten.

Später sagte Sophie: „Es geht mir auch gut ..." Nach kurzem Zögern fügte sie hinzu: „auch mit dem Essen ... Ich kann essen was ich will." *Und vor allem nicht essen was ich will,* fügte sie in Gedanken hinzu.

Zu Silvester gingen alle zusammen auf den Montmartre, sahen die Lichter der Stadt, den flimmernden Eifelturm, umarmten und küssten sich und wünschten sich für das neue Jahr nur Glück und Gesundheit. Yvi wünschte sich ein Baby, aber das sagte sie nicht.

Der Abschied, vor dem sich Anna gefürchtet hatte, wurde dann nicht so schlimm wie erwartet. Sie küssten und drückten sich zwar alle immer wieder, aber im Großen und Ganzen ging es sehr unsentimental zu. Als die Familie schon in der Duty-Free-Zone war, winkte Sophie noch einmal, dann hakte sie sich bei ihrer Schwägerin unter und sie verließen den Flughafen. Kurz danach läutete Annas Handy.

„Hallo, ich bin 's, war super toll, die Ferien, wollte ich dir noch einmal sagen und guten Flug!"

„Danke, das ist lieb, mach 's weiter so gut, ich hab dich lieb."

„Ich dich auch", dann legten beide fast gleichzeitig auf.

„Das war Soferl", sagte Anna zu den anderen.

Der Alltag hatte beide Familien schnell wieder eingeholt. Sophie musste ab Jänner doch recht viel für die Schule arbeiten, aber es schien sie weit weniger zu belasten, als das letzte Schuljahr in Wien. Warum dies so war, wusste sie selbst nicht. Einer der Gründe war möglicherweise, dass sie ihrem

Bruder nicht über alles und jedes Rechenschaft ablegen musste. Sie tat, was zu tun war und so war es in Ordnung. Ähnlich war es mit dem Essen. Es gab immer Lebensmittel im Haus und, wenn sie am Nachmittag nach Hause kam, konnte sie sich nehmen was sie wollte. An manchen Tagen trank sie nur Milch, dann aß sie ein wenig Obst. Da Yvonne gerne und gut kochte, Anna nicht unähnlich, waren auch immer Reste vom Vorabend im Kühlschrank. Das war zwar zu Hause in Wien auch meistens der Fall gewesen, aber Anna hatte ihr, sobald Soferl nur die Kühlschranktüre öffnete, gleich ein komplettes Essen aufdrängen wollen. Hier konnte sie, da sie auch manchmal vor Yvi heimkam, schalten und walten wie sie wollte. Am Anfang hatte sie immer artig gefragt, ob sie sich etwas nehmen könne, aber ihre Geschwister hatten nur gemeint:

„Du wohnst jetzt da, bitte nimm dir, was du möchtest!"

„Nur das einzige Ei, darfst du nicht nehmen", hatte Georg fröhlich hinzugefügt, „du weißt, wie gern ich weiche Eier in der Früh esse!!!" Damit waren die Regeln klar definiert und Sophie konnte machen, was sie für richtig hielt. Manchmal nahm sie ein wenig Fleisch oder Gemüse und wärmte es sogar in der Mikrowelle, meistens aß sie es aber kalt. Es kontrollierte sie jedoch keiner oder fragte danach. Aß sie aber bei gemeinsamen Mahlzeiten doch hin und wieder etwas, wurde auch das nicht übermäßig hervorgehoben. Ihre Mutter hatte in solchen Situationen oft gesagt, wie sie sich freue, dass es ihr heute so schmecke, um dann zu betonen, dass sie das jetzt öfter kochen würde. Da war dem Soferl meistens der Appetit auch schon wieder vergangen.

Wenn sie gemeinsam ausgingen, hielt sich Sophie nach wie vor stillschweigend an das mit Georg getroffene Abkommen, wenigstens einen Salat zu bestellen. Gelegentlich trank sie auch ein wenig Wein und kostete von dem obligatorischen Käse, ohne den Yvi und Georg kaum je ein Lokal verließen. Obwohl sich Sophie manchmal nach ihrer Wiener Familie sehnte, hatte sie nicht direkt den Wunsch wieder nach Hause zurückzukehren. Sie fühlte sich offensichtlich wohl.

Einmal sagte sie zu Georg, nachdem sie lange mit ihrer Mutter telefoniert hatte: „Mami scheint es jetzt wirklich gut zu gehen. Sie wirkt immer lustig und entspannt. Ich glaube, ich fehle ihr nicht sehr." Sie schien auch darüber eher erfreut, als traurig zu sein.

Toll, dass sie das so sieht, dachte der Ältere. Er hatte auch den Eindruck, dass die Mutter mit der jetzigen Situation gut zurecht kam. Hatte sich Anna knapp nach Soferls Auszug noch völlig nach Heinrichs Zeitplan gerichtet, unternahm sie jetzt unabhängig von diesem vieles alleine oder mit Freunden. Kurz nachdem Soferl übersiedelte, hatte sie versucht, Heinrich wieder mehr in ihr Leben zu integrieren. Da er dies aber offensichtlich nicht wollte, zu deutlich stand ihm seine angeborene oder anerzogene Bindungsunfähigkeit im Wege, wurde sie selbständig tätig. Nie hatte sie erwartet, dass sie dies können würde. Aber nach und nach fand sie Spaß daran. Sie besuchte Ausstellungen und Literaturvorträge, betätigte sich auch ein wenig karitativ. Erst kürzlich erzählte Anna am Telefon von einem neuen Projekt, wie sie beginne neue Kontakte zu knüpfen und alte wieder herzustellen. Sie wirkte regelrecht euphorisch, als sie davon sprach.

Sowohl Soferl als auch ihre Mutter spürten, dass dies ein überaus wichtiger Schritt war, aus der gegenseitigen Abhängigkeit heraus zu treten. Sie waren über einen langen Zeitraum einer Symbiose gleich, aneinander gekettet gewesen. Permanent fühlten sie sich gegenseitig verantwortlich. Genau das war es aber, das Sophie besonders erdrückend empfand. Als Anna lernte, sich um sich selbst zu kümmern, verschob sich damit automatisch ihr Lebensmittelpunkt. Soferl rückte quasi aus dem Zentrum heraus. Das überraschendste an dieser Entwicklung war, dass Anna überhaupt kein schlechtes Gewissen dabei hatte.

Wenn sie sich nach dem Befinden ihrer jüngsten Tochter erkundigte, hörte sie sich alles in Ruhe an, war an allem natürlich sehr interessiert, gab aber keine Ratschläge, vor allem keine so genannte „wohlgemeinte Kritik“. Das hatte das Kind immer besonders genervt, dieses: Darf ich dir einen Rat geben, oder: Ich würde es so und so machen. Danach hatte es dann keinen anderen Weg mehr gegeben, denn übersetzt hieß dies: Mach es so, wie ich es will! Soferl hatte es dann so gemacht, wurde auch dafür gelobt, aber eigentlich nur dafür, dass sie gefolgt hatte.

Hier in Paris war dies von Anfang an anders als zu Hause. Es war nicht so, dass sich der Bruder nicht für die Belange seiner Schwester interessiert hätte, aber er gab ihr selten einen Ratschlag. Sophie wusste, dass sie jederzeit zu ihm kommen könne, wenn sie ihn bräuchte, aber sie hatte auch die Möglichkeit, vieles erst einmal alleine zu versuchen. Zu Beginn ihres Hierseins fragte sie ihn manches Mal, wie sie dies oder jenes machen solle. Er schlug ihr dann selten eine fertige Lösung vor, sondern half ihr diese selbst zu finden. Oft genügte ein kleiner Input.

In Wien hatte sie diese Chance nie wirklich. War es nicht Anna, die sofort mit konkreten Ratschlägen das Problem zu ihrem machte, so waren es die Zwillinge. Immer versuchte jemand aus der Familie ihr Hilfe aufzudrängen. Soferl wurde gar keine Chance eingeräumt, eigene Lösungsmöglichkeiten zu finden. Jetzt war sie plötzlich gefordert, so manche eigene Entscheidungen treffen zu müssen.

Bedauerlicherweise sahen aber nicht alle Familienmitglieder dieser Entwicklung positiv entgegen, denn als Anna einmal zu Lilly sagte: „Soferl ist ein reifes, intelligentes Mädchen geworden, findest du nicht auch?" Die Antwort kam zögernd. „Ja, sie hat sich sehr verändert."

„Ist dir das nicht recht?" Anna war über die Reaktion ihrer großen Tochter überrascht. „Natürlich, ich finde es schön, dass sie sich in Paris wohl fühlt, aber sie entfernt sich immer mehr von uns." Um ihren Worten noch mehr Bedeutung zu geben, fügte sie hinzu: „Das hat übrigens auch Chrisi gefunden."

Anna musste lange und oft an diese Worte denken. Sie hatte nicht angenommen, dass das Erwachsenwerden der Jüngsten auch für die Zwillinge ein Problem darstellte. Vermutlich musste auch hier ein gewisser Abnabelungsprozess stattfinden, nicht nur zwischen Mutter und Tochter, sondern auch zwischen den Geschwistern. Aber was wäre wirklich so schlimm, wenn Soferl ein eigenes Leben anstrebe, fragte Anna einmal ihre große Tochter. Das aus dem Munde ihrer Mutter zu hören, war mehr als überraschend für Lilly. Bis vor Kurzem dachte sie nämlich, Anna wäre über Soferls Übersiedlung doch sehr traurig und sie sehnte ihre Rückkehr aus Paris herbei. Dem war offensichtlich nicht so.

Vor einigen Jahren hatte einmal ein kluger Mensch zu Anna folgendes gesagt: „Man kann sich lösen und gleichzeitig verbunden bleiben, denn nur wenn die Kinder frei sind, können sie eine neuerliche, freiwillige Bindung zu ihren Eltern eingehen und ebenso verhält es sich umgekehrt.

Es ist nicht selbstverständlich, dass eine enge Verbundenheit ein Leben lang besteht. Viele Eltern sind eine Zeit lang hervorragende Mütter und Väter, um dann wieder als Paar leben zu wollen. Niemand kann sagen, was hier falsch oder richtig ist." Damals verstand Anna diese Worte nicht wirklich. Es war zu der Zeit, als Georg beschloss, ins Ausland zu übersiedeln. Aber da die Zwillinge noch zu Hause wohnten, machte sie sich nicht so viele Gedanken über diesen Ausspruch. Und was das Wichtigste war, sie hatte ja das kleine Soferl!

Jetzt musste sie plötzlich wieder an diese Worte denken: „Man kann auch Geborgenheit empfinden und trotzdem unabhängig sein. Das ist die wahre Unabhängigkeit, beide Seiten leben danach und sind damit zufrieden. Jeder nimmt auf den Anderen Rücksicht, ohne ihn einzuengen, auch nicht sich selbst!"

An den Zwillingen sah sie am besten, dass sich eine Beziehung nicht verschlechtern musste, nur weil sie sich verändert hatte. Die erwachsenen Kinder lebten ein vollkommen selbständiges Leben und doch hatte dies nichts an der Liebe zur Mutter verändert. Würde sie es auch bei Soferl schaffen, sie zu entlassen, ohne verlieren zu müssen?

Eine kleine Ewigkeit war sie rund um die Uhr immer für andere präsent gewesen, jetzt wollte sie einmal an sich selber denken. Es war ihr, als ob sie das plötzlich laut zu sich selbst sagte. Sie erschrak, denn noch vor kurzer Zeit hätte sie sich dies nie eingestanden, nicht einmal auch nur zu denken gewagt, aber plötzlich empfand sie keine Schuldgefühle und auch keine Trauer dabei. Anna war überrascht, als ihr plötzlich dieser Gedanke kam. Ein Gefühl der Befreiung machte sich bei ihr breit, eine Entspanntheit, die sie lange nicht mehr gefühlt hatte und Friede kehrte in ihre Seele. Jahre der Selbstzweifel lagen hinter ihr. Mit einem Male wusste sie, dass sie vieles doch nicht falsch gemacht hatte.

Einem plötzlichen Impuls folgend, rief sie Heinrich in der Klinik an. Aber er war nicht zu sprechen. Was sie ihm sagen wollte, wusste sie selbst nicht genau, aber es machte ihr auch nichts aus, dass sie ihn nicht erreicht hatte.

Die Ehepartner waren sich fremder denn je. Jetzt nach so vielen Jahren erkannte Anna plötzlich, dass sie in Heinrich zwar den Mann gefunden hatte, den sie primär auch suchte, der aber bald nicht mehr ihrem Wesen entsprach. Als junge Frau wollte sie in ihrem Gatten den verlorenen Vater finden. Heinrich sollte sie behüten und versorgen. Beides tat er. Die Kinder waren als Geschenke gedacht, die Hauptrolle hätten sie nie spielen dürfen. Das größte Problem der beiden Eheleute war, dass sie sich in völlig verschiedene Richtungen entwickelten. Er wollte immer alles so lassen, wie es immer war, sie strebte ständig nach Neuem. Darin war Anna die Tochter ihres Vaters. Sie wollte wachsen, reifen, sich verändern. Lange Zeit hatte sie gegen dieses Ungleichgewicht in ihrer Ehe angekämpft, jetzt war es ihr nicht mehr wichtig. Es war aber keine Resignation, sondern Akzeptanz!

Irgendwo hatte sie einmal einen Sinnspruch gelesen, der ihr gefallen hatte: Bedauere nicht, die Dinge, die du nicht getan hast, sondern freue dich, auf das, was du tun wirst.

Als ihr diese Zeilen plötzlich einfielen, erfasste sie eine große Ruhe. Sie konnte endlich aufhören, Dinge verändern zu wollen, die nicht veränderbar waren und beginnen sich auf sich selbst und ihr gegenwärtiges Leben zu besinnen.

Als Anna dies in der Selbsthilfegruppe erwähnte, wurde sie regelrecht beglückwünscht.

„Warum sollst du auch ein schlechtes Gewissen haben“, sagte Maria. „Du hast ein recht auf ein eigenes Leben. Sophie wird nicht gesünder und auch nicht kränker, egal, ob es dir gut oder schlecht geht.“ Damit hatte sie ausgesprochen, was sich Anna lange Zeit nicht eingestehen wollte.

Langsam veränderte sich Annas Leben ein wenig. Erst unmerklich, denn Heinrich kam nach wie vor spät und unregelmäßig von der Klinik nach Hause, war mürrisch und launisch, um dann plötzlich bei bester Laune zu sein. Man konnte sich nicht einmal auf seine Unzuverlässigkeit verlassen, denn hin und wieder war er von einer verblüffenden Hilfsbereitschaft. Das machte alles noch schwerer. Aber es schien ihr nicht mehr so viel aus zu machen. Sie stellte ihn auch diesbezüglich weniger oft zur Rede. Sie lebten mehr oder weniger zwei getrennte Leben. All das tolerierte Heinrich schweigend. Erst als Anna begann, auch am Abend manchmal nicht zu Hause zu sein, schien er sie zu vermissen. Er konnte aber auch jetzt nicht in Ruhe mit ihr darüber sprechen, was er wirklich ersehnte, sondern stellte sie böse zur Rede, was ihr einfiele nicht da zu sein, wenn er nach einem langen Arbeitstag nach Hause komme. Sie erwiderte nur, dass sein Essen immer vorbereitet wäre und da er ohnedies meistens schweigend aß, es wenig Unterschied mache, ob sie tatsächlich anwesend war oder nicht. Dann ging sie mit Bella spazieren, noch bevor ein Donnerwetter, wegen dieser frechen Bemerkung über sie ergehen konnte. Im Stiegenhaus hörte sie nur, wie Heinrich schrie: „Das wird ein Nachspiel haben!" Da war sie froh, dass Soferl tausend Kilometer entfernt weilte und all das nicht mit anhören musste.

Beschwingt wie schon lange nicht, machte sie sich mit dem Hündchen auf den Weg. Obwohl es leicht regnete, es war ein warmer, fast frühlingshafter Regen, fühlte sich Anna nicht schlecht. Sie dachte an tausenderlei Dinge und überhaupt nicht an Heinrichs Worte. Als sie nach Hause kam, stellte sie überrascht fest, wie lange sie aus gewesen war. Das Haus lag im Dunkeln, ihr Mann schien schon zu schlafen. Sie kochte sich noch leise einen Kaffee, setzte sich dann mit einem Buch ins Wohnzimmer und genoss den stillen Abend.

Sie dachte an ihre Kinder, was sie jetzt wohl trieben, an Georg besonders, wie er wohl mit seinem speziellen Problem der Kinderlosigkeit fertig werden würde. Für einen Mann war es wahrscheinlich leichter, sinnierte sie, wirklich schlimm wird es für Yvi sein. Das Leben ist ungerecht, entschied sie, sie ist eine liebe Person. Dann dachte sie an Sophie. Ob sie wohl wirklich so gut zurecht kam, wie sie ihre Mutter glauben machen wollte? Es hatte jedoch den Anschein. Genau wusste sie es aber nicht und doch machte sie sich in den letzten Wochen entschieden weniger Sorgen um ihre Jüngste. Sie sehnte sich manchmal nach ihr, aber es war anders als früher.

Plötzlich wusste sie, was sich verändert hatte. Sie konnte den Augenblick so genießen, wie er war. Sie war natürlich froh, dass es Soferl offensichtlich gut ging, aber sie sagte sich, dass dies absolut nichts mit ihrem eigenen Befinden zu tun hatte und sie ihr in entscheidenden Dingen nicht helfen konnte. Soferls Glück war plötzlich nicht mehr der Gradmesser ihrer eigenen Zufriedenheit.

Anna erkannte den Unterschied zwischen Selbstanklage und den wirklichen Fehlern, die sie gemacht hatte. Aber auch die ließen sich in der Vergangenheit nicht mehr vermeiden, nur die Zukunft würde zeigen, ob sie daraus gelernt hatte. Bei einer geeigneten Gelegenheit, wollte sie dies Soferl einmal sagen. Aber vielleicht wusste sie es ohnedies.

Sie überlegte noch einen Schritt weiter und fand sich nun nicht mehr als die Versagermutter, für die sie sich viele Jahre gehalten hatte. Es war ihr nicht mehr so wichtig, was ihre eigene Mutter und auch Heinrich von ihren Erziehungsqualitäten hielten. Einiges war eben nicht so gelaufen, wie sie es sich alle erwünschten, aber sehr vieles noch viel besser. Sie war nicht eigentlich stolz, als sie dies dachte, aber zufrieden. Sie hatte auch vor der Zukunft weniger Angst und das erste Mal seit Langem konnte sie sich vorstellen, wirklich alleine zu leben.

Einige Tage später rief Heinrich zu Mittag von der Klinik an, fragte höflich, ob seine Frau am Abend zu Hause wäre und, als sie bejahte, ob sie mit ihm Essen gehen wolle. Anna sagte ehrlich, sie freue sich. Sie fragte nicht nach dem Grund, nahm die Einladung wortlos zur Kenntnis. Später kamen ihr jedoch gewisse Zweifel, ob Heinrich seine Drohung, dass ihr Weggehen ein Nachspiel hätte, wahr machen würde. Womöglich wolle er sie um Scheidung bitten. Aber was wäre so schlimm daran? Hatten sie sich nicht schon vor Jahren getrennt, auch wenn sie in einem Haus lebten und sogar im selben Bett schliefen.

Anna betonte gerne, dass sie nur der Kinder wegen in dieser Ehe geblieben war. Wenn sie aber ehrlich war, stimmte das nicht ganz. Sie hatte sich schon als Kind geschworen, nie zu werden wie ihre Mutter. Diesen Schwur hatte sie gehalten.

Der Abend verlief dann ganz anders als sie erwartet hatte. Sie aßen gut, hatten einen schönen Tisch beim Fenster und plauderten von diesem und jenem, nicht wirklich seicht, aber immer leicht an der Oberfläche. Da beide intelligente Menschen waren, hatten sie vielfältige Themen, daher war es nicht schwer, private Dinge gänzlich auszusparen. Anna vermied provokante Antworten. Als Heinrich fragte, wie es Soferl eigentlich ginge, sagte sie nur: „Ich denke gut, sie ruft gelegentlich an.“ Es wurde ein netter Abend und sie kamen gut gelaunt nach Hause.

„Sollten wir öfter machen“, meinte Heinrich.

„Gute Idee“, stimmte ihm Anna zu.

Fast wäre sie glücklich gewesen, hätte er nicht gesagt: „Aber du bist ja nie zu Hause.“

Sie sagte dann nur „gute Nacht“, was hätte sie auch darauf antworten sollen.

Als Anna das nächste Mal mit ihrem Sohn telefonierte, bat sie ihn, auch einmal seinen Vater an zu rufen.

„Das kann ich gerne machen“, meinte Georg überrascht, „gibt es irgend einen bestimmten Grund?“ Komisch dachte die Mutter, muss es einen Grund geben, um mit seinem Vater zu sprechen.

„Nein, nein“, erwiderte sie nur, „aber vielleicht freut er sich gelegentlich von euch zu hören.“

„Sicher, kann ich machen“, stimmte er zu, „aber jetzt muss ich dir rasch etwas erzählen.“ Es klang sehr erfreut und einen kurzen Augenblick dachte Anne, dass sie vielleicht doch ein Baby bekommen würden. Aber Georg sprach rasch weiter: „Stell dir vor, wir haben eine neue Wohnung gefunden! Sie liegt sehr zentral, im 3. Arrondisment, ist riesengroß und wunderschön. Wir freuen uns riesig und Sophie ist auch begeistert, jetzt ist der Schulweg nur mehr halb so lang!“ Anna war mehr als überrascht. Sie hatte immer gedacht, die beiden würden sich in Montparnasse sehr wohl fühlen und obwohl die Wohnung nicht besonders groß war, wirkte sie ausgesprochen gemütlich, mit hohen Fenstern und weißen Läden.

„Was sagt Yvonne zu dem Umzugsplan?“

„Sie ist genau so erfreut wie ich. Vor allem die Lage ist berauschend.“ Dann erzählte er ausführlich, wie sie zu diesem Glücksfall überhaupt kamen.

„Ein entfernter Onkel, ein Cousin von Yvis verstorbener Mutter ist ins Altenheim übersiedelt und hat uns gefragt, ob wir seine Wohnung übernehmen wollen. In Paris sind die Wohnungen noch teuerer und schwerer zu bekommen als in Wien. So haben wir fast sofort zugesagt.“ Anna freute sich mit den Kindern. Das klang wirklich alles perfekt. Ob Soferls Anwesenheit jetzt ein Problem sei, wollte sie noch wissen.

„Nein, wieso, meinst du?“, fragte Georg verwundert.

„Ihr werdet jetzt viel Arbeit haben mit der Übersiedlung und dann auch noch die Kleine“, meinte sie zögernd.

„Was heißt die Kleine, sie ist kein Baby mehr, im Gegenteil, wir können ihre Hilfe gut gebrauchen.“ Als Anna nichts darauf erwiderte, sagte Georg lachend: „Du brauchst keine Angst haben, wir lassen sie das Klavier nicht alleine schleppen! Wir haben überhaupt kein Klavier!“ Er wollte witzig sein, aber seine Mutter blieb trotzdem ernst.

„Mach dir keine Sorgen, Sophie geht es wirklich gut. Ja, sicher, sie isst wie ein Vogerl, aber sie fühlt sich wohl und wenn du Sorge hast, dass sie sich überanstrengt, sei versichert, Yvi lässt sie nichts machen, was ihr schaden könnte.“

„Danke, mein Lieber, ich weiß nicht wie ich euch das je vergelten kann“, Anna war gerührt.

„Gar nicht“, sagte ihr Sohn schlicht, „das hast du schon. Sophie ist auch uns eine große Hilfe … vor allem für Yvonne.“ Anna brauchte nicht zu fragen, was er damit meinte.

Der Umzug wurde gänzlich unspektakulär. Georg übergab alles einer Speditionsfirma, die räumten in wenigen Stunden die eine Wohnung aus und die andere ein. Sophie, die sich schon auf Kisten schleppen gefreut hatte, wurde ein wenig enttäuscht, denn als sie am Abend aus der Schule heimkam, war fast die gesamte Übersiedlung erledigt.

Alle drei freuten sich riesig auf die neue Wohnung. Ein Freund sagte lachend, als er die Adresse hörte: „Da kann man gratulieren, ihr habt euch ordentlich ‚vernobelt'!"

Nur der Abschied aus der kleinen Gasse wurde ein wenig traurig. Yvonne hatte den Geschäftsleuten von ihrer geplanten Übersiedlung erzählt und als die drei an ihrem letzten Abend in Montparnasse in ihrem Lieblingslokal zu Abend essen wollten, kamen einige Anrainer und Geschäftsleute vorbei, um sich zu verabschieden. Yvi versicherte immer wieder, gelegentlich in ihren alten Geschäften einzukaufen, obwohl sie nicht sicher war, dass sie das Versprechen auch halten würde. Freudig und wehmütig zugleich, machten sie sich spät am Abend auf, um die erste Nacht in der neuen Wohnung zu verbringen.

In der Früh war Sophie als Erste auf und verkündete, eine Boulangerie zu suchen. Bald kam sie mit drei riesigen Baguettes zurück, von dem sie, ganz nach Pariser Art, einem auf dem Heimweg das Zipferl abbiss.

Als die Zwillinge von der Übersiedlung erfuhren, waren sie ebenfalls begeistert, denn sie wollten, so bald sie Zeit und, wie Chrisi nicht unrichtig betonte, das nötige Kleingeld hätten, wieder nach Paris kommen. Jetzt müssten sie nicht mehr auf einer Matratze am Boden schlafen, sondern hatten ein eigenes Zimmer.

Auch Sophie versprühte einen lange nicht mehr gekannten Enthusiasmus. Obwohl sie die kleinen Läden und Lokale, die unmittelbar neben ihrer alten Wohnung lagen, „très magnifique" fand und vor allem eine gewisse Hochachtung für den Bezirk empfand, da Degas und später auch Picasso eine Zeit lang in Montparnasse gelebt hatten, genoss sie die neue Umgebung doch sehr.

„Stell dir vor, Mami", sagte sie am Telefon, „die Wohnung liegt gleich neben dem Picasso Museum. Da kann ich jetzt jeden Tag hingehen." Das tat sie dann allerdings doch nicht, aber da der Schulweg wirklich wesentlich kürzer als bisher war, hatte sie mehr Freizeit, die sie auf mancherlei Art nützte. Gelegentlich wurde sie von einer Mitschülerin nach Hause eingeladen und sie konnten dann einen gemütlichen Nachmittag verbringen oder Sophie brachte Mädchen mit zu sich. Viele ihrer neuen Freunde wohnten nicht weit entfernt, so hatte sie, auch wenn Yvi nicht zu Hause war, viel Spaß. Es war ein wenig wie in Wien, vor einer langen, langen Zeit.

Nur Yvonne bereute hin und wieder ihren Entschluss ihre alte Wohnung aufgegeben zu haben. Sie hatte viele Jahre in Montparnasse gelebt, die Besitzer der kleinen Läden persönlich gekannt und sich dort wirklich zu Hause gefühlt. Nun war es, als ob sie ganz aus Paris weg gezogen wäre. Aber sie sah ein, dass ihr jetziges Heim um vieles schöner und repräsentativer war, als die alte kleine Wohnung. Für Georg bedeutet der Umzug auch eine wesentliche Erleichterung. Nicht nur, dass er die Redaktion nun bedeutend schneller erreichte, lag das 3. Arrondisment einfach wesentlich zentraler, mit vielen Geschäften, Cafes und Bistros. Trotzdem fuhr Yvi manches Mal in die Rue Daguerre.

Als sie das erste Mal wieder in ihre alte Buchhandlung kam, gab es ein großes Hallo. Sie wurde wie eine lange vermisste Freundin empfangen und die Besitzerin übergab den Laden ihrem jungen Gehilfen um mit Yvonne ins "La Bouquet" auf einen Kaffee zu gehen. Sie plauderten angeregt eine Weile, dann machte Yvi noch einige Besorgungen. Sie konnte nicht umhin Fische und Pasteten zu kaufen und zum Nachtisch einige „four glaces". Obwohl sie den beträchtlich schweren Sack durch halb Paris schleppen musste, genoss sie es doch sehr, wieder in ihrer alten Strasse eingekauft zu haben. Beim Nachtisch erzählte sie dann von ihrem Ausflug. Sie war ein wenig sentimental und auch Georg merkte ihr an, dass sie nicht wirklich glücklich war. Später sagte sie unumwunden zu ihrem Mann: „Es war ein Fehler, hierher zu ziehen."

„Ja, ich weiß", sagte er schlicht und drückte seine Frau fest an sich. Es war einer jener Augenblicke, wo beide spürten, wie stark die Liebe war, die sie für einander empfanden und wie groß die Enttäuschung darüber, nie ein eigenes Kind haben zu können.

Die Türen ihrer mehr als komfortablen Wohnung standen stets offen und trotzdem wurden sie nur allzu deutlich daran erinnert, wie viele überschüssige Zimmer sie hatten und wie einsam sie waren.

„Gut, dass Sophie bei uns ist", sagte Yvonne leise, „sonst wären wir ganz alleine."

Später kam sie nochmals auf das Thema vom Abend zurück.

„Wir dürfen Sophie nicht so an uns binden. Wir dürfen sie nicht einmal all zu nahe an uns heran lassen." Georg verstand sofort, was seine Frau meinte: „Du hast recht. Sie wird uns im Sommer wieder verlassen."

„Das auch, aber das meine ich nicht", entgegnete Yvonne ernst. „Wir dürfen sie nicht so beengen, nicht einmal nur in Gedanken. Sie hat jedes Recht der Welt alleine zu leben, auch wenn sie bei uns wohnt." Sie schwiegen eine Weile. Dann fuhr sie fort: „Sophie muss ihr Leben in ihre eigenen Hände nehmen. Sie hat sich ein wenig von ihren Eltern und Geschwistern in Wien abgelöst und es geht ihr mit ihrer neu gewonnen Unabhängigkeit gut. Wir dürfen sie nicht in neuerliche Abhängigkeit zwängen." Yvi hatte recht mit dem was sie da eben gesagt hatte.

„Seit sie bei uns lebt, hat deine Mutter gelernt, sich um ihr eigenes Leben zu kümmern, ohne Sophie als Mittelpunkt zu sehen. Wir dürfen sie nicht zu unserem machen." Sie hatte sehr eindringlich gesprochen. Sie umfasste ihren Mann liebevoll, küsste ihn zärtlich auf die Schulter, dann sagte sie zögernd: „Sie ist nicht unser Kind. Sie ist deine Schwester. Sie braucht sich nicht um uns zu kümmern." Darauf gab es nichts zu erwidern. Schweigend tranken sie den Rest des Weines, dann gingen sie schlafen.

Einige Abende später begleitete Sophie ihre Schwägerin zu Freunden. Ursprünglich wollte sie nicht mitgehen, aber Yvonne drängte sie immer mehr und da Georg aus beruflichen Gründen verhindert war, begleitet sie Yvi schließlich doch, mehr der Ältern zuliebe, als aus eigenem Antrieb.

Das Abendessen fand aus einem besonderen Anlass statt. Die Gastgeber erwarteten nämlich ihr erstes Kind und dies wollten sie bei einer kleinen Feier ihren Freunden mitteilen. Yvonne freute sich ehrlich mit den beiden und es wurde ein lustiger Abend. Man diskutierte über Politik, den neuen Nobelpreisträger für Literatur, dessen Bücher kaum jemand kannte, über die unerträgliche Parkplatzmisere und über die Unpünktlichkeit der Metro. Und natürlich immer wieder über das zu erwartende Baby. Plötzlich sagte eine Dame unvermittelt zu Yvonne: „Was ist mit euch? Wollt ihr keine Kinder?"

„Oh doch, aber wir können keine bekommen", erwiderte Yvonne. Augenblicklich herrschte betretenes Schweigen. Die Dame murmelte eine Entschuldigung.

„Das braucht euch nicht peinlich zu sein. Niemand hat es bis jetzt gewusst. Und bitte versucht so unbefangen zu bleiben wie bisher. Nichts ist so deprimierend, wie wenn das Thema Kinder vor einem krampfhaft vermieden wird. Georg und ich lernen damit umzugehen." Dann wechselte sie zu einem anderen Thema und ließ gar nicht zu, dass die Stimmung traurig wurde. Sophie bewunderte ihre Schwägerin sehr. Wie hatte sie so offen darüber sprechen können. Sie wusste, wie sehr sie sich ein Baby wünschte. Am meisten überraschte es sie, dass Yvi offensichtlich auch gar kein schlechtes Gewissen hatte, obwohl sie auch ihrem Mann seinen größten Wunsch versagte. Für Yvonne schien die Kinderlosigkeit ein trauriger Schicksalsschlag zu sein und hatte nichts mit Schuld zu tun. Dies war ein überraschender Aspekt für das junge Mädchen.

Noch Tage danach musste sie an den Abend und an Yvis offenes Bekenntnis denken.

Was ist, überlegte sie darauf hin immer wieder, *wenn ich auch so reagiere, sollte ich auf mein weniges Essen angesprochen werden.*

Bis jetzt war dies einmal bei einer ihrer neuen Pariser Schulfreundin passiert und da hatte sie nur erwidert, sie esse eben wenig. Von ihrer Krankheit hatte sie nichts gesagt. Was wäre so peinlich gewesen, hätte sie ihre Magersucht erwähnt, aber gleichzeitig gebeten, sie weiter so unbefangen zu behandeln wie bisher. Sie wollte sich das überlegen und beschloss ein wenig fatalistischer an ihr eigenes Problem heranzugehen.

Sie hatte jedoch kaum Zeit konkret darüber nach zu denken, denn schon einige Tage später sprach sie wirklich eine Mitschülerin auf dieses Thema an. Es war jenes Mädchen, das Sophie schon einmal auf ihr weniges Essen aufmerksam gemacht hatte.

„Ich habe dich noch nie essen sehen", sagte sie direkt zu ihr, als sie alleine in der Pausenhalle nebeneinander standen. Sophie stutzte und wollte gerade eine ihrer üblichen Ausreden vorbringen, dass sie erst kürzlich ein riesiges Brot gegessen oder sehr ausgiebig gefrühstückt hätte.

„Ich habe keinen Hunger", sagte sie stattdessen. Sie wurde jedoch auf eigenartige Weise von ihrer Mitschülerin gemustert. Das Mädchen starrt sie regelrecht an. Dann sagte sie bedächtig: „Das glaube ich dir nicht." Sophie wusste gar nicht, was sie sagen sollte. So etwas war ihr noch nie passiert. Dann antwortete das andere Kind ruhig, ohne Sarkasmus oder Spott, aber sehr bestimmt: „Du bist magersüchtig, habe ich recht?" Es war keine Frage, sondern eine simple Feststellung.

Sophie war derart perplex, dass sie spontan auf Deutsch erwiderte: „Ja, wieso weißt du das!" Dann fasste sie sich erschrocken an den Mund, das hatte sie nicht sagen wollen. So etwas hatte sie noch nie zu einer Fremden gesagt. Wenn je über die Krankheit gesprochen wurde, dann nie direkt, immer versteckt, hinter vorgehaltener Hand. Zu leidvoll hatten alle Familienmitglieder die Betroffenheit in Erinnerung, wenn sie sich quasi doch einmal outeten. Plötzlich von einer fast Fremden darauf angesprochen zu werden, überraschte sie natürlich sehr.

Sophie hatte nicht die Zeit sich zu überlegen, ob sie eine solche Direktheit, ja fast Taktlosigkeit zulassen oder sich lieber indigniert abwenden sollte. Catrin, ein kleines, etwas dickliches, nicht besonders hübsches Mädchen, das Sophie schon des Längeren durch ihre farbenfrohe, unkonventionelle Kleidung auffiel, hakte sich bei ihr unter und zog sie in eine ruhigere Ecke der Aula. Sie wollte ihr offensichtlich etwas sagen. Teils widerstrebend, teils neugierig, folgte sie der Kollegin. Wenig später sagte diese unumwunden noch einmal: „Ich glaube dir nicht, dass du nie hungrig bist." Nach einer kurzen Pause fügte sie selbstbewusst hinzu: „Ich kenne das, ich war selbst anorektisch."

Sophie war im ersten Moment fassungslos. Einem spontanen Impuls zu folge wäre sie am liebsten weggerannt. Wohin sie allerdings gelaufen wäre, wusste sie selbst nicht. In sekundenschnelle rann ihr Leben rückwärts an ihr vorbei, sie sah sich wieder auf ihrem Bett kauernd, in diversen Klos, das Gesicht gerötet, die Haare verklebt, in der Schule, bei Ärzten und immer wieder das traurige, verzweifelte Gesicht ihrer Mutter. Sie starrte die Schulkollegin mit großen Augen an, trat einen Schritt zurück und sagte zu ihrer eigenen Überraschung: „Ja, stimmt. Ich bin magersüchtig." Das hatte sie so deutlich noch nie zu irgendjemandem gesagt, nicht einmal zu ihren Geschwistern.

„Wieso weißt du das?", konnte Sophie endlich herausbringen. Es hatte ihr buchstäblich die Rede verschlagen, obwohl ihr auf der anderen Seite hundert Fragen durch den Kopf gingen. Hier stand ein Mädchen, etwa ihres Alters und hatte vielleicht all das durchgemacht, was auch Sophie durchlitt. Dieses Mädchen, würde sie unter Umständen wirklich verstehen. Gut, ihre Schwester und ihre Mutter bemühten sich auch immer alles zu begreifen und dann war da auch noch Yvi mit der sie vieles bereden konnte, aber was sie wirklich bedrückte, hatte sie sorgsam vor allen verschwiegen. Ebenso verhielt es sich mit ihren Brüdern. Sie hatten ihr immer helfen wollen, aber wirklich verstanden hatten sie doch nichts. Und plötzlich stand Catrin vor ihr, mit der sie erst ein paar Wochen zusammen in die Schule ging und sagte frisch und fröhlich, wie wenn es die natürlichste Sache er Welt wäre: „Ich war auch magersüchtig."

„Ich möchte dich nicht drängen, wenn du nicht mit mir reden willst, ist das ganz natürlich und auch in Ordnung. Ich dachte nur, vielleicht hilft es dir, wenn einmal jemand sagt, was Sache ist." Nach einer kurzen Pause fügte sie hinzu: „Ich habe es nämlich immer gehasst, wenn die Leute so beschämt taten und dann nur wegschauten, wenn ich eine halbe Tomate in hundert Teile teilte, um dann die Hälfte übrig zu lassen." „Das ist jetzt anders", fügte sie lachend hinzu.

Sophie fragte nicht, was jetzt anders wäre. Sie war einfach nur erstaunt. „Wieso weißt du es?"

„Ich sah dich nie etwas essen, wenn andere Mädchen dabei sind. Nur einmal hast du rasch von einem Croissant abgebissen, aber als jemand auf dich zukam, hast du es gleich in deine Tasche gestopft. Da habe ich mir noch nichts dabei gedacht, aber vor ein oder zwei Wochen sah ich dich einen café au lait aus einer Bol mit dem Löffel essen, anstatt ihn zu trinken. Das habe ich auch lange Zeit gemacht, auch Säfte und Wasser habe ich manchmal auf diese Weise zu mir genommen. Einmal sagte ich zu dir, du isst aber wenig, da antwortetest du, dass du eben wenig isst oder gerade gegessen hast, das weiß ich nicht mehr so genau. Aber da wusste ich, dass du magersüchtig bist. Gesunde Mädchen sagen, dass sie gerade eine Diät machen oder leicht dick werden." All das sagte sie in ruhigem, weder anklagendem noch tadelndem Ton. Bevor Sophie Zeit hatte, darauf zu erwidern, läutete es und sie mussten wieder in ihre Klasse gehen. In den darauf folgenden Stunden konnte sich Sophie nur sehr schwer auf den Lernstoff konzentrieren. Sie hatte plötzlich eine Menge Fragen. Aber an diesem Tag ergab sich keine Gelegenheit mehr, noch einmal mit Catrin alleine zu reden, denn nach der Schule wurde sie von ihrem Vater abgeholt. Sophie machte sich auch auf den Heimweg. Ursprünglich wollte sie Yvonne treffen und ein wenig im Quartier Latin bummeln, aber Yvi hatte ihr absagen müssen. Normalerweise liebte Sophie solche Bummeltouren, aber diesmal war sie froh, den Nachmittag alleine verbringen zu können.

„Kein Problem, Yvi", sagte sie zu ihrer Schwägerin am Handy, „ich fahre nach Hause und habe noch eine Menge zu lernen. Bitte eile dich nicht." Zu viele Gedanken gingen ihr durch den Kopf. Sie war wirklich froh, dass niemand zu Hause war. Ihre Geschwister sollten erst am späteren Abend kommen. Daher fand sich keine Gelegenheit mehr, dass sie von dem Gespräch mit ihrer neuen Freundin berichtet hätte.

Am Abend, als sie bereits in ihrem Bett lag, dachte sie intensiv an das Gespräch mit ihrer Mitschülerin. Würde ihr Catrin, mit der sie nicht einmal besonders befreundet war, helfen? Dann überlegte sie weiter, ob sie überhaupt Hilfe bräuchte oder auch nur wollte.

Das kann ich mir in den nächsten Tagen noch überlegen, dachte sie nicht unglücklich.

Tags darauf in der Schule erwähnte Catrin das Gespräch mit keinem Wort, auch Sophie sagte nichts, aber es herrschte keine peinliche Distanz zwischen den Mädchen und beide gingen unbefangen, fast herzlich mit einander um.

Am Abend rief Anna an und Sophie erzählte ihrer Mutter überschwänglich, dass sie sich mit einem weiteren Mädchen aus ihrer Klasse angefreundet hatte. Von dem Gespräch erwähnte sie nichts, nur: „Sie ist wie ich!" Anna fragte nicht, was sie damit meinte. Sie freute sich jedoch mit Sophie, da sie wirklich gut gelaunt schien. Als sie dann noch mit Georg plauderte, sagte sie herzlich: „Ich bin so glücklich, dass es Soferl so gut bei euch geht. Bitte sage auch Yvonne meinen Dank. Ich bin euch wirklich dankbar."

„Ich wollte nicht lauschen", meinte Yvonne, nachdem Sophie das Gespräch beendete, „aber ich hörte, du hast eine neue Freundin in der Klasse. Wenn du möchtest, lade sie doch einmal nach der Schule zu uns ein. Wenn sie weit weg wohnt, kann Georg sie am Abend dann nach Hause fahren."

„Du bist so ein Schatz", rief die Jüngere, „das mache ich gerne. Sie ist wirklich ein nettes Mädchen!"

„Der Schatz bin wohl ich", meldete sich Georg und tat beleidigt. „Ich fahre sie dann schließlich auch nach Hause."

„Ja, ja, das wissen wir!", riefen beide Frauen gleichzeitig und eine küsste ihn rechts, die andere links.

Gleich am nächsten Tag in der Schule fragte Sophie ihre neue Freundin, ob sie einmal zu Besuch kommen wolle. Bereitwillig sagte Catrin zu. Es vergingen dann aber doch noch etliche Tage bis es dazu kam, dass sie den Nachmittag zusammen verbringen konnten. Sophie hegte schon heimliche Bedenken, die andere bereue vielleicht doch so offen über ihre eigene Magersucht gesprochen zu haben und nun an einer Freundschaft nicht mehr interessiert sei. Aber diese Vermutung war gänzlich unbegründet, denn das genaue Gegenteil war der Fall. Catrin wollte Sophie nicht überrollen. Sie wusste aus leidvoller Erfahrung, wie schlimm es für die Betroffenen war, allzu deutlich auf die Krankheit hingewiesen zu werden. Sie wollte Sophie einfach ein wenig Bedenkzeit geben. Ihr Kommen sollte diese zu nichts verpflichten.

Als sie dann doch einen gemeinsamen Nachmittag fanden, wurde es überaus nett und unkompliziert.

Sie fuhren das kurze Stück zu Yvonnes Wohnung mit dem Bus, dann machten sie Aufgabe und als sie fast fertig waren, fragte Sophie, ob die Freundin etwas essen wollte.

„Ja, bitte. Ein Sandwich wäre super." Während Sophie in der Küche hantierte, saß die andere auf einem Sessel und schaute ihr zu. Bedächtig bestrich Sophie das Weißbrot, legte Salat darauf, dann Schinken und Käse. Bevor sie eine zweite Weißrotscheibe darauf klappte, fragte sie: „Willst du auch Mayonnaise dazu oder Senf?"

„Danke, gar nichts. Isst du keines?"

„Nein, ich …" Sophie wusste plötzlich nicht, was sie sagen sollte. Dann fragte sie spontan: „Darf ich dich etwas sehr Persönliches fragen?"

„Natürlich du darfst mich alles fragen, was du möchtest. Es bleibt bei mir, dir alles zu beantworten", war die schlagfertige Erwiderung. Sie hatte es lachend gesagt, aber Sophie wusste, wie sie es meinte. Catrin hatte recht, man muss nicht alles sagen, wenn man nicht will. Es liegt bei einem selbst, dachte sie. Dann sagte sie zögernd: „Eigentlich wollte ich dich fragen, wieso du so offen über die Krankheit reden kannst, aber ich weiß, dass das sehr schwer ist."

„Das ist überhaupt nicht schwer", antwortet die Andere prompt. „Ich lebte viele Jahre in der selbst gewählten Isolation und habe mit niemandem über die Anorexia gesprochen. Meine Eltern auch nicht. Die haben das Thema gemieden, wie der Teufel das Weihwasser." Beide Mädchen mussten lachen, es war ein komischer Vergleich. Dann fuhr Catrin in ruhigem Ton weiter: „Ich wünschte mir manchmal auf meine Essstörung angesprochen zu werden, aber es schien, als ob es allen immer peinlich wäre. Bald fühlte ich mich als totale Außenseiterin." Sie brauchte nicht zu betonen, dass dadurch ihr Selbstwertgefühl immer mehr sank. Nur all zu gut konnte Sophie sie verstehen. Es erging ihr nicht anders.

„Manchmal wollte ich erklären, warum ich so abweisend war", sagte Catrin emotionslos, „aber keiner hörte zu. Ich hatte auch panische Angst vor einem gemeinsamen Essen und ging daher so gut wie nie mehr aus dem Haus. Mir schien, als ob alle Menschen ständig essen. Wir, meine Familie und ich, haben viel Kraft und Energie aufgewendet, um immer wieder alles, das Erbrechen, das Hungern, das Lügen, eben wirklich alles, zu vertuschen und zu beschönigen. Wir waren darin sehr einfallsreich, aber es war eine völlig unnötige Kräftevergeudung. Ich wusste gar nicht, was mir im Laufe der Jahre alles entging." Sophie hörte stumm zu. Vieles traf auch auf sie zu.

„Am schwierigsten war die Zeit, als ich die Krankheit auch vor meinen Eltern geheim halten wollte. Aus irgendeinem Grund dachte ich, dass sie nicht merken, wie abgemagert ich bereits war. Aber eines Tages merkten sie es dann doch." Catrin hatte jetzt immer schneller gesprochen, sehr emotional. Sophie erkannte, wie nahe ihr das Gesagte noch immer ging. Sie wusste nicht, wie lange die Krankheit bei der Freundin zurücklag und vor allem seit wann sie scheinbar wieder gesund war. Vielleicht war das alles erst ein paar Monate her. Sie wollte sie aber nicht unterbrechen, daher fragte sie nicht und ließ sie ruhig weiter erzählen.

„Das ist jetzt anders und liegt bereits mehr als zwei Jahre zurück, aber wenn ich daran denke, ist es noch immer wie in einem Albtraum." Sophie wollte gerade erwidern, dass sie ihr nicht weiter zu erzählen bräuchte, wenn sie sich dazu nicht in der Lage fühle. Sie wusste über dieses Gefühl nur all zu gut Bescheid. Sie hatte auch oft darüber sprechen wollen und es dann doch nicht gekonnt. Die beiden Mädchen kannten sich noch nicht lange und Catrin hatte keine wirkliche Veranlassung, einer nahezu Fremden ihre Lebensgeschichte zu erzählen. Sie sagte jedoch herzlich: „Es ist schon in Ordnung. Es geht mir gut. Ich bin jetzt so weit, dass ich die Energie, die ich damals zum Vertuschen brauchte, verwende, um mich positiv zu motivieren. Das war für mich ein wichtiger Schritt." Sie sagte es nicht ohne Stolz und Sophie konnte fühlen, dass es sie viel Kraft gekostet hatte, dies zu erreichen.

Beide spürten, dass im Augenblick alles gesagt war, aber es war der Beginn einer Freundschaft.

Später, es war schon früher Abend, gingen sie noch ein wenig auf der Île de Seine spazieren. Sie hatten viel Spaß zusammen und kamen von einem Thema zum nächsten. Sophie erzählte von ihren Eltern, den Zwillingen und ihrem kleinen Hund, den sie manchmal ein wenig vermisste. Catrin war vor einem Jahr einige Tage in Wien gewesen, auch in Schönbrunn, wie sie stolz bemerkte und so konnte sie sich vorstellen, wo Sophie wohnte. Außerdem hatte ihr Wien sehr gut gefallen und die Mädchen machten schon lustige Zukunftspläne.

„Es würde mich nicht schaden meine Deutsch zu bessern", meinte die Pariserin und rollte ihre dunklen Augen.

„Da muss ich dir recht geben", stimmte ihr Sophie, ebenfalls auf deutsch, fröhlich zu.

Als Sophie am Abend über die Gespräche mit Catrin nochmals nachdachte, konnte sie sich eine Sache am wenigsten erklären. Ihre neue Freundin war alles andere als dünn. Nie hätte Sophie vermutet, dass sie einmal an Essstörungen im Sinne von Anorexie gelitten hatte. Wie konnte es sein, dass sie jetzt derart die Kontrolle über ihren Körper aufgegeben hatte. Das konnte Sophie beim besten Willen nicht nachvollziehen.

Nie, dachte sie, *möchte ich so dick werden. Aber,* so musste sie sich eingestehen, *sie hat ein sehr hübsches Gesicht, runde, rosige Wangen und immer warme, angenehme Hände.*

Sie überlegte noch, ob sie darüber mit Catrin je reden würde könne. Aber vielleicht war es auch ganz unwichtig. Dann schlief sie ein.

Beim Frühstück fragte Georg: „Wie war der Nachmittag mit deiner Freundin? War sie gar nicht da? Ich sollte sie doch nach Hause fahren, aber, als ich kam, hast du schon geschlafen. Ist leider etwas spät geworden", fügte er entschuldigend hinzu.

„Es war ein sehr schöner Nachmittag, wir haben uns wirklich gut verstanden", gab Sophie nur zur Antwort. Von der ehemaligen Magersucht der Freundin erwähnte sie nichts. Es wäre ihr taktlos vorgekommen.

Überraschenderweise erzählte Sophie Anna davon. Sie rief ihre Mutter sogar extra an.

„Ich habe eine neue Freundin und die war magersüchtig", sagte sie am Telefon übergangslos. Noch bevor Anna darauf etwas erwidern konnte, fuhr sie fort: „Aber sie ist jetzt gesund und sogar recht dick." Dann erzählte sie von anderen Dingen. Als sie sich verabschiedete, sagte sie noch: „Bitte erzähl das niemandem, auch nicht Georg oder Yvi, es ist Catrin vielleicht nicht recht." Anna versprach es für sich zu behalten, dann trennten sie sich sehr herzlich von einander. Anna war von einer stillen Dankbarkeit erfüllt. Sie war ihrem Kind seit vielen Wochen wieder nahe wie schon lange nicht mehr.

Überraschenderweise fragte Heinrich am Abend, wie es Soferl ginge. Das hatte er lange nicht mehr getan.

„Gut", war Annas knappe, aber nicht unfreundliche Antwort, „sie hat schon neue Freundinnen gefunden." Den Rest erzählte sie nicht, das hatte sie Soferl versprochen und sie dachte auch, dass es ihn wahrscheinlich nicht interessierte. Vielleicht hätte es ihn aber doch gefreut, aber sie kam ihm ebenso wenig entgegen, wie er ihr.

Als Sophie einige Tage später in ihre Klasse kam, lag auf ihrem Platz ein champagnerfarbenes Kuvert mit ihrem Namen, geschrieben in wunderschöner, altmodischer Handschrift. Es war eine Einladung zu Catrins Geburtstagsparty. Die Einladung selbst war auch sehr aufwendig gestaltet, es machte alles einen gediegenen, noblen Eindruck, nicht zuletzt, da es sich um echtes Büttenpapier handelte. Sophie bedankte sich überschwänglich bei ihrer Freundin, denn sie freute sich ehrlich über die Einladung. Es hatten nur wenige Mädchen eine erhalten, denn obwohl Catrin immer sehr aufgeschlossen wirkte, hatte sie dennoch nicht all zu viele Freundinnen innerhalb der Klasse.

Die Einladung, obwohl nicht eigentlich protzig, wirkte doch übertrieben für eine Party von Jugendlichen. Catrin fand dies offensichtlich auch, denn es war ihr ein wenig peinlich.

„Ihr kennt ja meine Mama, sie übertreibt immer ein bisschen", sagte sie zu den anderen Mädchen, als diese höflich dankend zusagten. Zu Sophie gewandt, meinte sie leise: „Früher hat sie alles für mich arrangiert und gestaltet, jetzt beschränkt sie sich auf Einladungen, aber damit kann ich leben." Sophie schien es unangebracht darauf etwas zu sagen, aber insgeheim dachte sie, dass diese Mutter sicher schrecklich wäre.

Doch das genaue Gegenteil war der Fall. Catrin lud Sophie ein paar Tage vor ihrem großen Fest zu sich nach Hause ein. Sie wollten zusammen noch einige Vorbereitungen treffen, aber insgeheim sollte die neue Freundin ihre Mutter kennenlernen. Sophie war vom ersten Augenblick von dieser Frau begeistert. Sie sah aus, wie eine kaum ältere Ausgabe von Catrin und in ihrer offenen, aber doch nicht distanzlosen Art wirkte sie ihrer eigen Mutter nicht unähnlich. Sophie wusste, dass sie sich mögen würden.

Die Mädchen zogen sich für eine Weile in Catrins Zimmer zurück, erst als Madame fragte, ob die Mädchen etwas essen oder trinken wollten, kamen sie zu ihr in die Küche. Sophie wollte nur Kaffee, die Freundin aß ein Stück Schokoladekuchen dazu. Sie unterhielten sich über die Schule, die bevorstehende Geburtstagsfeier und über Wien. Sophie konnte nicht erkennen, ob Catrin ihrer Mutter gegenüber etwas von ihrer eigenen Krankheit erwähnt hatte, aber es hätte sie nicht gestört. Sollte sie dies aber für sich behalten haben, war es ihr auch egal.

Als die Mädchen wieder alleine in deren Zimmer gehen wollten, sagte die Mutter freundlich: „Ich lasse euch Kuchen und Kaffee hier stehen, wenn ihr Hunger habt, dann nehmt euch."

„Danke, machen wir", antwortet Catrin für beide.

„Mama weiß, dass ich nach der Schule immer Hunger habe, ganz anders als früher." Sophie wusste, was mit früher gemeint war. Sie erwiderte nichts darauf, dachte nur, *das sieht man auch.*

„Du denkst jetzt sicher, wie kann sie essen, wo sie doch schon dick genug ist." Sophie war es furchtbar peinlich, dass ihre Freundin mehr oder weniger ihre Gedanken erraten hatte. Sie wusste nicht, was sie darauf antworten sollte, es strikt von sich weisen, erschien ihr auch nicht richtig. Catrin würde denken, sie, Sophie wäre nicht besser als all die anderen. Bevor sie darauf antworten konnte, sagte die Freundin: „Das braucht dir nicht peinlich zu sein. Ich habe oft genug gehört, dass sogenannte liebe Freunde und Verwandten sagten, dass ich früher besser aussah." Sie lachte spöttisch, während sie dies sagte und man merkte ihr ein wenig Verbitterung darüber noch immer an.

„Aber es stört mich nicht mehr wirklich", fügte sie dann überraschend heiter und selbstbewusst hinzu. „Ich identifiziere mich nicht mehr nur über mein Gewicht. Ich habe wieder dichte Haare bekommen und kräftige Nägel. Es macht mir Freude Kleider und Hosen einkaufen zu gehen, auch wenn sie jetzt zwei, vielleicht auch drei Kleidergrößen größer sind! Und ...", sie stockte kurz. Sie überlegte, ob sie dies Sophie überhaupt sagen sollte: „Ich finde es lustig mich mit Freunden in Cafés zu treffen und habe keine Angst mehr vor einem gemeinsamen Essen." Überraschenderweise glaubte ihr Sophie, was sie sagte.

„Ich fühle mich seit langer Zeit wieder wohl in meiner Haut", sagte Catrin überzeugend. „Ich weiß selber, dass ich jetzt etwas zu dick bin, aber es stört mich nicht. Am Anfang hat es mich schon belastend", gab sie ehrlich zu. Dann erzählte sie Sophie, dass sie in den ersten Wochen, nachdem sie wieder zu essen begann, einen wirklich dicken Bauch bekam, wie ein Biafrakind, fügte sie selbstironisch hinzu. Nach den langen Monaten der Kasteiung hatte sie das Maß für die richtige Menge an Essen verloren. Sie wusste einfach nicht, wann sie satt war und da sie plötzlich gerne aß, tat sie dies eben in überaus großen Mengen.

„Ich konnte mich auch überhaupt nicht einschätzen. Hatte ich mich früher ständig als dick gesehen, war jetzt genau das Gegenteil der Fall." Catrin versank kurz in der Vergangenheit. „Die richtige Menge zu bestimmen, das ist der absolute Knackpunkt bei dem Ganzen – entweder gar nichts oder viel. Das weißt du aber wahrscheinlich selbst am besten."

„Ja, das weiß ich", fügte Sophie traurig hinzu. Einen Moment lang beneidete sie die Freundin, wie sie voll Genuss in ihren Schokoladekuchen biss. Sie zerteilte ihn weder in tausend kleine Teilchen und pickte dann wie ein Vögelchen einige Brösel auf, noch schlang sie ihn gierig hinunter. Sophie hätte auch gerne gekostet, sie konnte es aber nicht.

„Weiß deine Mutter, dass ich krank bin?"

„Nein", war die spontane Antwort, „das habe ich ganz vergessen zu erzählen."

Dann sprachen sie wieder von anderen Dingen, es schien, als ob beiden das Thema zwar nahe lag, aber nicht ihr einziges Interessensgebiet war.

Das Geburtstagsfest war sensationell. Die Eltern scheuten weder Kosten noch Mühen um ihrer einzigen Tochter einen wirklich tollen Geburtstag zu bereiten. Es gab ein herrliches Buffet, Champagner, es wurde viel gelacht und später auch noch getanzt. Knapp vor Mitternacht läutete es an der Türe und ein Bote brachte ein riesiges Paket, auf dem rundherum, in riesigen roten Lettern „vorsichtig öffnen" stand und als Catrin behutsam die Verpackung löste, sprang ein winziges weißes Kätzchen heraus. Catrin fiel ihren Eltern wortlos um den Hals, sie hatte Tränen in den Augen als sie sich bedankte. Niemandem außer Sophie hörte, als die Mutter leise zu Catrin sagte: „Wir wissen jetzt, dass du Verantwortung übernehmen kannst, für andere, aber vor allem für dich."

Ob meine Mami das auch weiß, dachte Sophie.

Noch am selben Abend, eigentlich war es schon früher Morgen, denn die Party hatte lange gedauert, erzählte sie ihrem Bruder und Yvonne, dass Catrin früher magersüchtig war.

„Sie hat es geschafft", sagte sie abschließend. Bewunderung lag in ihrer Stimme.

„Sophie ist einen Schritt aus der Krankheit herausgetreten", meinte Yvi zu ihrem Mann, als sie alleine waren. „Wir dürfen sie nicht wieder hineinstoßen."

„Diese neue Freundin, Catrin, hat Sophie offensichtlich wirklich sehr geholfen", erwiderte Georg. Yvi überlegte, dann sagte sie: „Ja, natürlich hat sie ihr geholfen. Aber nur bis zu einem gewissen Grad."

„Was meinst du damit?" Georg verstand seine Frau nicht genau. Man konnte doch sehen, welch positive Auswirkung diese Freundschaft auf Sophie hatte. Da sagte Yvonne ruhig und ernst: „Am meisten hat sie sich selbst geholfen, denn sonst hätte sie deren Hilfe gar nicht annehmen können. Nur wenn man bereit ist, sich selbst zu helfen, dann ist man auch fähig wirkliche Hilfe anzunehmen. Sophie war es ganz alleine, die den Teufelskreis unterbrochen hat. Jetzt kann sie langsam beginnen in entgegengesetzte Richtung zu arbeiten."

Liebevoll umarmte er seine Frau. „Du hast so recht, ich liebe dich!" Er wollte sie küssen, aber Yvonne wich einen Schritt zurück. Sie liebte ihren Mann, aber das Thema war ihr zu wichtig, als dass sie sich unterbrechen lassen wollte: „Du hast selbst einmal gesagt, wir dürfen sie nicht zu unserem Lebensmittelpunkt machen. An das musste ich oft denken. Sophie ist jetzt an einem Punkt angekommen, wo sie für sich selbst Verantwortung übernehmen kann und das auch will. Deine Eltern und Geschwister sollten ihr dabei nicht im Wege stehen, aber ..." Sie unterbrach sich für einen Augenblick, dann sagte sie mit fester Stimme: „Wir dürfen es auch nicht."

In den nächsten Wochen hatte Sophie in der Schule viel zu tun und in ihrer kargen Freizeit ging sie ab und zu in eine der wirklich beeindruckenden Galerien. Manchmal begleitet Yvi sie, aber es störte sie auch nicht, alleine zu sein. Alle drei lebten sehr harmonisch zusammen, obwohl oder gerade weil sie sich nicht andauernd sahen.

Sophie war sich mit einem Male voll bewusst, wie sehr ihr Bruder und dessen Frau ihr in den vergangenen Monaten geholfen hatten. Sie gaben ihr immer dann Hilfe, wenn sie diese wirklich benötigte, aber sie ließen sie alleine entscheiden, wenn sie Freiheit und Selbständigkeit brauchte. Sophie begriff erst jetzt, dass sie ihr von der ersten Minute an vertrauten. Sie hatten ihr schon im Frühjahr, als Sophie mit ihrer Mutter in Paris weilte, wesentlich mehr Alleinverantwortung zugemutet, als Anna dies je geschafft hatte. Sie boten ihr immer nur Unterstützung an, die Essstörung zu lösen, aber sie versuchten nicht, sie für sie zu lösen. Natürlich halfen sie ihr, hielten gelegentlich schwierige Situationen von ihr ein wenig fern, aber heraustreten aus der Krankheit konnte nur sie selbst.

Knapp vor Schulschluss lernte Sophie einen jungen Mann kennen. Während eines Telefonates fragte Anna: „Liebst du ihn?"

„Ich glaube ja", sagte Sophie schlicht. Dann strahlte sie, ein Leuchten erschien in ihren Augen, sie wirkte mit einem Mal reifer und fraulicher. Obwohl Anna ihre Tochter nicht sah, konnte sie die Veränderung spüren, die sie durch gemacht hatte. *„Sie ist kein Kind mehr"*, dachte die Mutter.

Hin und wieder fragte Anna ihre Tochter wie es ihr gehe, aber es steckte nicht mehr die ängstliche Frage dahinter: „Wie viel wiegst du oder hast du erbrochen." Sophie konnte dann unbefangen antworten: „Danke gut", aber auch sagen, wenn es gelegentlich nicht so gut lief.

„Du musst nicht um deiner Mutter Willen gesunden", sagte Catrin einmal zu ihr, „aber sie wird auch deine Krankheit nicht länger benötigen, um ein erfülltes Leben zu haben." Sophie verstand, was ihre Freundin damit meinte. Es waren fast die gleichen Worte, die Anna einige Zeit vorher von Maria gehört hatte.

Trotzdem war es nicht immer leicht, denn sie hatte fast ihr ganzes Leben der Erziehung und Betreuung ihrer Kinder gewidmet. Jetzt hatte sie diese Aufgabe nicht mehr. Die räumliche Distanz half ihr aber den ersten Schritt in die eigene Selbstständigkeit zu wagen.

Dieses langsame und behutsame Loslassen ermöglichte Sophie wiederum eine neue Beziehung zu ihrer Mutter aufzubauen. Das symbiotische Verhältnis wurde zugunsten eines partnerschaftlichen aufgelöst. Es bedeutet eine große Entlastung für das sensible Mädchen. Wie am Anfang der Krankheit ein Teufelskreis entstanden war, formierte sich jetzt ein neuerlicher, positiver, ein sogenannter Engelskreis.

Erst als Sophie merkte, dass sie das Leben ihrer Mutter nicht reicher machte, in dem sie sich immer nach deren Wünschen richtete, sondern ihr eigenes erfülltes Dasein lebte, konnte sie einen kleinen Schritt aus ihrer Isolation machen.

Sophie war wahrlich erwachsen geworden. Noch bevor Anna nach ihren Plänen fragen konnte, meinte Sophie sehr selbstbewusst: „Wenn die Schule vorbei ist, fahre ich erst einmal heim. Aber vielleicht komme ich im Herbst wieder nach Paris." Sie hatte „heim" gesagt und heimgefunden.

Später rief sie ihre Mutter noch einmal an und sagte übergangslos: „Ich habe lange nachgedacht. Wenn ich wieder in Wien bin, mache ich eine Therapie."

Zur Autorin

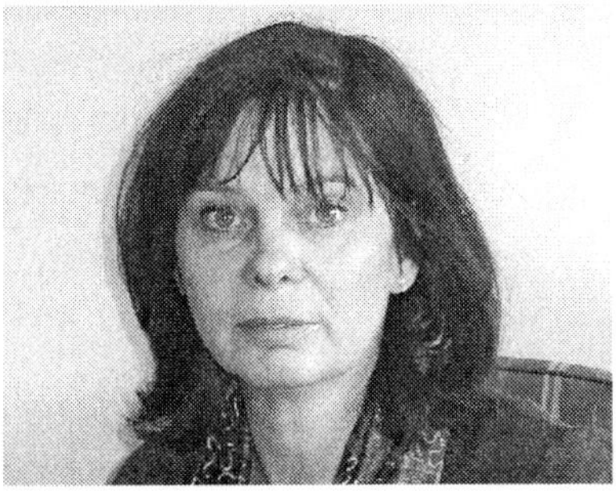

Susanna Länger ist in Wien geboren und widmet sich seit ihrer Jugend der Literatur. Neben ihrer ehrenamtlichen Tätigkeit in einer Bibliothek schreibt sie Gedichte und Kurzgeschichten.
„Die falschen Schuhe“, ihr erster Roman, wurde bei der Litera 2008 vorgestellt. Zurzeit arbeitet sie an einem weiteren Buch. Susanna Länger ist verheiratet und lebt mit ihrer Familie in Wien.

Zum Buch

Dies ist ein frei erfundener Roman und Ähnlichkeiten mit lebenden Personen sind zufällig. Trotzdem erfüllt Sophie, stellvertretend für viele Mädchen mit Essstörungen, die grundlegenden Parameter dieser heimtückischen Krankheit.

Wie im Literaturverzeichnis ersichtlich, betrieb die Autorin intensives Quellenstudium und bezieht sich auf fundierte Fachliteratur.
Daher bietet der Roman sowohl Kranken als auch deren Angehörigen Hilfe und Unterstützung.

Das Buch soll Mut machen das Thema Magersucht offen anzusprechen, aber auch dort innezuhalten, wo Abstand geboten ist.

Literaturverzeichnis

Bruch, Hilde; Der goldene Käfig,Verlag Fischer Taschenbuch, Frankfurt/Main, 2004

Gerlinghoff, Monika; Wege aus der Essstörung, Verlag Trias, Stuttgart, 1999

Schröder, Klaus Albrecht; Egon Schiele,Verlag Prestl Wien, 2006

Wardetzky, Bärbl; „Iß doch endlich mal normal!“, Verlag Kössl, München, 2006

Internetlink: Selbsthilfegruppe: www.sowhat.at

Verlagshaus Hernals

Ronnie Bresich
Im trüben Wasser – Ein Neusiedler See Krimi
€ 22,90, gebunden, 240 Seiten
ISBN 978-3-9502577-0-0

Therese Bauer
Kein Kinderspiel – Ein Krimi für Mütter
€ 19,90, gebunden, 308 Seiten
ISBN 978-3-9502577-2-4

ViktorFink
Begegnungen eines Buchhändlers
€ 19,90, gebunden, 228 Seiten
ISBN 978-3-9502577-1-7

Ronnie Bresich/Alexandra Mair
Im trüben Wasser – Ein Neusiedler See Krimi – Das Hörbuch
erscheint im Juli 2009
ISBN 978-3-9502577-5-5

Ronnie Bresich
Der Totenacker – Ein Neusiedler See Krimi
erscheint im Juli 2009
ISBN 978-3-9502577-3-1